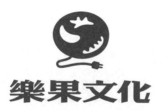

樂果文化

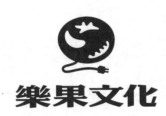

樂果文化

★ 中西醫腫瘤預防錦囊 ★

別讓癌症賴上你

[無癌**早防**，有癌**早治**]

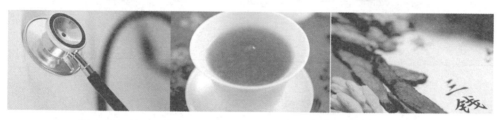

李岩、王艷玲———— 編著

序言

　　自從一九九六年首度來台灣訪問，與台灣醫界同行就腫瘤與中西醫學結合進行癌症治療項目學術交流以來，我已多次接受台灣醫界同行之邀請，來台在彰化秀傳醫院，慈濟大學中醫學系等單位，就中西醫結合癌症治療交換彼此經驗與心得，頗收教學相長之益處。

　　台灣真不愧其「寶島」之稱呼，人民相當友善、熱情、樂天知命，各地之名產小吃甚為豐富，身居寶島真有「口福」也。我數度駐台期間，除了忙碌於學術交流工作之餘，亦有幸在台灣友人陪同之下，在台灣各地走走，藉機了解台灣人樸素的生活百態，更享用各地的名產及小吃，調劑了我因工作帶來的疲憊。雖然我已年紀八旬，但仍很喜歡來台灣作學術交流，更喜歡在台灣各地串門走戶，體會台灣人的熱情。

　　近日，據台灣行政院衛生署公佈二〇一一年台灣十大死亡病因，癌症已三十年高居台灣人死亡首位，占總死亡人數之廿八％（死亡人數四萬二千五百五十九人），其中肺癌、肝癌、大腸癌分居癌症死亡前三名（分別死亡八千五百四十一人、八千零二十二人、四千九百二十一人），共死亡二萬一千四百八十四人，高居癌症死亡總人數的五〇・四八％。

　　然而癌症雖已成為世界上許多國家的第一死因，卻不是「絕症」。根據我行醫半世紀的經驗，其原則是：「無癌早防；有癌早治；治療徹底、預防復發和轉移。」

　　本系列叢書在台灣出版，希望能為台灣患者帶來實質上的幫助，並感謝樂果文化及台灣友人的辛勞。

李　岩 二〇一二年六月

作者簡介

　　李岩教授、研究員、主任醫師。一九三一年生於中國遼寧，一九五二年畢業於遼西醫校，做過 5 年外科醫生。一九六二年畢業於北京中醫學院，先後在北京中醫院、北京醫科大學腫瘤研究所從事腫瘤防治研究工作。一九八四年曾任中日友好醫院副院長、出任中國抗癌協會傳統醫學會副秘書長、國際癌症康復協會常務理事。

　　李岩教授在他五十餘年的醫學生涯中，對腫瘤病症防治研究積累了豐富的經驗，其重要的學術著重有：《腫瘤臨證備要》、《腫瘤病人自家療養》、《腫瘤預防治療保健》、《李岩腫瘤驗方選》、《新編中華中草藥致癌全集》、《腫瘤醫護錦囊》與《腫瘤心理錦囊》等，前兩本專著並有日文譯本。其合著有《中醫臨證備要》、《腫瘤病問答》、《康復醫學》、《中國傳統康復醫學》、《胃癌》及《老年醫學》。國內外發表論文五十餘篇，譯文二十餘篇。

　　共撰寫專業文稿三百餘萬言。

　　王艷玲，生於一九六五年，學生出身。一九八五年畢業於呼盟衛生學校；一九九○畢業於中國中醫研究院西醫學習中醫研究班第 31 期，前後跟隨李岩教授學習十年之久。曾在北京中日友好醫院、西苑醫院、廣安門醫院、海南省工人醫院中西醫結合腫瘤研究所及廣州中山醫大第二附屬醫院、廣東岩龍腫瘤防治研究所等進行隨診案側，總結病例，整理資料，協助導師從事腫瘤防治研究事業。參與李岩老師寫作：《李岩腫瘤驗方選》、《中華中草藥最新治癌全集》、《腫瘤醫護錦囊》及《腫瘤預防治療保健》等書。在李岩老師指導下對早年出版的《腫瘤臨症備要》、《腫瘤病人自家療養》等書再版做了協助補充修訂工作。

前言

　　腫瘤是威脅人類健康和長壽的常見病與多發病，在許多國家與地區成為第一死因。為了探索中西醫結合防治腫瘤途徑，在繼承和發揚前人研究基礎上，結合筆者的實踐經驗，總結臨床與實驗中有關預防、治療、康復資料撰寫此書。

　　本書共分上、中、下三篇。上篇為預防篇，包括第一、二章，論述腫瘤病因及癌前期病變，共介紹八種癌前病的防治；中篇為治療篇，包括第三、四章，介紹了二十三種惡性腫瘤的診斷與治療，每種腫瘤病都從發病概況、早期徵兆、易發人群、特殊檢查、分類分型、診斷、治療、辨證論治及預後隨訪加以闡述。同時介紹了腫瘤治療而產生的毒副反應及併發症的處理，對常見二十種放、化療毒副反應，分別從臨床表現、預防、治療及護理等進行介紹。下篇為康復篇，即為第五章，從腫瘤病人康復期研究復發和轉移規律，分別論述了康復期的研究內容，康復期的飲食、藥膳調理，心理康復，康復期正當忌口，康復期合理使用補藥以及康復期針灸療法、氣功療法的練功項目選擇和康復護理等。

　　腫瘤是當前醫學上的疑難重症，對其發生發展規律的認識尚且不足，我們的工作更屬有限，錯誤之處，請多指正。

目錄

第一編──上篇「預防篇」

第一章　腫瘤預防錦囊

第一節　何謂防癌三步曲

　　癌症是威脅人類身心健康的嚴重疾病。全世界每年發生惡性腫瘤病例爲 635 萬，其中中國達 100 萬，在 35～54 歲年齡組中癌症是第一位死因；在 55～74 歲年齡組中癌症占第二位。

　　世界衛生組織已明確指出，在全部惡性腫瘤中，三分之一是可以預防的；三分之一經早期診斷可以治癒；三分之一可以減輕痛苦，延長生命，提高生存質量。由此可見，腫瘤的預防是十分必要而且可能的。

　　癌症的預防可以分三步進行，簡稱防癌三步曲。

　　第一步曲（Ⅰ級預防 Primary prevention 措施），亦稱病因預防，主要是查淸病因，提高機體防癌能力，防患其未然。方法是找出內外環境中致癌因素或稱癌症基因和激發條件，改變不良生活方式（如忌煙、戒酒等），改善飲食營養（注意勿

食用發霉食物及醃製品）及化學、物理致癌物質的預防和疫苗接種。

第二步曲（Ⅱ級預防 Secondary prevention 措施）亦稱臨床前預防，主要是篩檢癌前病患或早期癌症病例，做到三早（早期發現、早期診斷、早期治療），防患於前因。其方法為篩檢普查，監測高危人群，提高早期診斷率，及時治療早期癌症。積極治療癌前病變和癌症發病有關因素如過敏性鼻炎、甲狀腺瘤、B 型肝炎、萎縮性胃炎、多發性腸息肉、乳腺增生病、卵巢良性腫瘤、重度宮頸糜爛、粘膜白斑（口腔、外陰等）、隱睾、包皮過長以及皮膚角化症、黑色素痣等良性病變。

第三步曲（Ⅲ級預防 Tertiary prevention 措施）亦稱臨床預防，即治療時要採取根治方案，或康復期預防局部復發和遠處轉移；是對已患癌症患者，減少其併發症，提高生存率、康復率，以及減輕癌腫導致的不良預後，方法為研究合理治療方案，加強後續防治，可採用中藥、針灸、氣功等保健方法，扶正培本進行綜合的康復指導。

防癌三步曲即三級預防措施，也是抗癌的三道防線，這三道防線的原則為：無癌早防；有癌早治；治療徹底、預防復發和轉移。

第二節 何謂癌症的病因

癌症的病因是指癌症發生的原始動因。它包括癌症發病的內部因素（內因）和外部因素（外因）。

內因主要來自於機體的遺傳因素、精神神經以及內分泌紊亂、機體免疫功能低下等內部發病因素；外因主要來自外部環境對人們的生活不良影響，主要指物理致癌因素、化學致癌因素和生物致癌因素（病毒、黴菌、寄生蟲）；此外，還有一些良性腫瘤和慢性疾患日久不癒，逐漸癌變，成為惡性腫瘤，也是不可忽視的因素。

癌症的發生盡管上述多種因素，但任何單純外因一般都不會引起疾病，必須通過內因才能發生作用。所以說，癌症的發病是「綜合因素」作用的結果。既有局部因素，又有全身因素。宿主的遺傳易感性是癌症的發生基礎，大約 2％的癌症有遺傳傾向性，80％～90％的癌症由內部環境因素誘發，其中35％為飲食引起，30％為吸煙所致，而 5％～15％由環境中的物理或化學致癌劑所致，還有 20％～30％原因不明。

據統計，人類惡性腫瘤致癌因素與發病器官類型有相關性，如表 1－1。

表 1－1　致病因素與發病類型

職業導致的腫癌	各器官均可發生　占 1～5%	
起因不明的腫癌	惡性淋巴瘤、白血病、肉瘤　占10～15%	
不良生活方式 導致的腫癌	與菸草有關的（肺、胰腺、膀胱、腎）占 21%	
	與飲食 有關的	硝酸鹽、亞硝酸鹽　低維生素 C、霉菌毒素（胃、肝）占 5% 高脂、低纖維、煎或烤焙食（大腸、胰腺、乳腺、前列腺、卵巢、子宮內膜）占45%
多種因素	菸與酒（口腔、食道）占 5% 菸和石棉、生產菸、石棉、鈾礦（肺、呼吸道）占 5%	
醫源性腫癌	（放射、藥物）占 1%	

第三節　哪些物理因素可致癌

物理致癌因素屬外因致癌因素，它包括放射線、紫外線和日光、石棉和玻璃絲等纖維、長期機械性刺激、灼熱、創傷、炎症、酸性刺激等。

放射線致癌已被肯定，無論哪種放射源發出的射線，只要有電離作用，即所謂的電離輻射，例如 γ 射線、X 射線等。電離輻射可引起白血病、皮膚癌、乳腺癌、骨腫瘤、肺癌、甲狀腺癌、多發性骨髓瘤及淋巴瘤。如在日本廣島原子彈爆炸區，白血病的發病率就明顯的高於其它地區。由於早期 X 射線的應用，醫務人員缺乏防護知識，結果癌症的發病率較高，以後採取了防護措施，癌症的發病率明顯降低。多年來，科學研究表明，年齡越小，射線致癌的影響就越大。放射線致癌發病原理可能有以下原因：(1)電離輻射引起了體細胞遺傳信息物質核內 DNA 結構的改變；(2)激活潛在的致癌病毒；(3)激活被抑制的腫瘤基因。

紫外線和日光照射屬於熱輻射，亦有促癌作用，其發病原因，是人類皮膚長期受到強烈的輻射熱中，暴露的皮膚經過慢性充血與炎症之後，通過其光的化學作用，使細胞內 DNA 發生突變，從而導致癌症的發生。

與石棉、玻璃絲等耐久纖維長期接觸的人，容易患肺癌或胸膜惡性腫瘤。約半數石棉肺患者易繼發肺癌。

　　反覆燙傷、燒傷易引起皮膚癌。中國華北地區患食道癌的人群中，50～73％有硬食和熱食習慣，西北地區的人喜歡把炕燒得燙熱，易患髖部的「炕癌」，體表摩擦部位易發生皮膚癌，黑痣可惡變為黑色素瘤，義齒及齲齒易引起口腔癌及唇癌，宮頸癌多發於宮頸撕裂傷及長期有慢性宮頸炎或糜爛的病人。

　　總之，物理致癌因素的潛伏期較長，致癌原因明確，如積極採取預防措施，很多癌症的發病率會顯著減少，甚至可以避免的，所以應向全社會做好宣傳教育，讓更多的人認識到這些常識，對癌症的預防會有極深遠的意義。

第四節　哪些化學因素可致癌

據有關資料表明，80％的腫瘤是化學致癌物質所引起的，已知煤油、瀝青、石蠟等物質中含有多環碳氫化合物，3，4－苯丼芘有致癌作用，香煙中也有這些化合物，一些無機物如砷化物、鉻、鎳、石棉等也有致癌作用。在醃製過的魚、肉中含有亞硝胺類化合物，可誘發消化道腫瘤，偶氮染料中的β－奈胺也有致癌作用等等，經多年的研究，將致癌的化學物質根據其化學結構可分以下幾類：

(1)烷化劑：主要是氮芥、乙烯亞胺類、硫芥類、硫酸脂類、環氧化物、內酯類、鹵醚類中的一些化合物及某些硫酸酯和亞硫酸酯。其生物學特點能引起細胞癌變、突變及畸形，烷化劑具有高度的化學反應性，在較大劑量作用時，常在直接接觸的組織導致癌變，多引起白血病、肺癌、乳腺癌等。

(2)稠環芳烴類化合物：這種化合物本身不直接致癌，而需要經過羥基化和環氧化代謝變化，產生致癌物質，主要產生於香菸、煤焦油、瀝青、重油、渣油、原油等。近年來研究發現不完全燃燒的脂肪、煤炭、石油和燻製食品，均可產生 3，4－苯丼芘致癌物，從而導致肺癌的發生。

(3)芳香胺類化合物：這種化合物主要應用於橡膠、製藥、染料、塑膠等職業，可誘發膀胱癌。

(4)氨基偶染料類：這類化合物主要應用於紡織品、食品與

飲料、染料，且需長期相當的劑量才能引起癌，多可引起肝癌和膀胱癌。

(5)亞硝胺類化合物：此類化合物在人體內有強烈的致癌作用，因它在體內活動範圍廣，既溶於水，又溶於脂肪，只要一次性給足夠量，既能致癌，也可通過胎盤影響胚胎，主要在變質的蔬菜及食品中含量較高，可致消化道系統腫瘤、腎臟、腦及鼻竇癌等。

(6)植物毒素：主要包括蘇鐵素、蕨的毒素、黃梓素、千里光等，都具有致癌作用。

(7)金屬致癌物質：如鉻、鎳、砷、鎘等。臨床資料表明，長期接觸以上金屬的人，其肺癌、前列腺癌和肉瘤的發病率較高。

(8)致癌的化學藥物：已肯定的致癌藥物有硫唑嘌呤（aza-thioprine）、白消安（myleran）、瘤可寧（chlorambucil）、甲基環己亞硝脲、環磷酰胺、甲氧呋豆素、噻嗒派、蘇消安、雌激素、乙芪酚、含有非那西汀的退熱鎮痛藥、免疫抑制劑環孢霉素、氯霉素、雄激素、氧化補骨脂素等。

第五節　哪些生物因素可致癌

　　經多年的研究結果表明，生物致癌因素包括病毒、霉菌毒素、寄生蟲因素。

　　(1)病毒因素：近年來經研究發現人類的某些病毒與腫瘤的發病有密切關係，如 EB 病毒與 Burkitt 淋巴瘤、鼻咽癌的發病有關；B 型肝炎病毒與原發性肝癌發病有關；人類 T 細胞白血病病毒Ⅰ型與成人 T 細胞血白病發病有關；乳頭狀瘤病毒與宮頸癌發病有關；人類免疫缺陷病毒（human immunodeficiency virus, HIV）與愛滋病（AIDS）有關。有人認爲愛滋病爲「二十」世紀的「超級癌症」，患愛滋病常見的惡性腫瘤爲：Kaposi 肉瘤（KS）發生率 20～30％、B 細胞淋巴瘤發生率 5～10％、口腔及肛門附近的鱗形細胞癌發生率 1～20％，其中 KS 發生率最高，也是愛滋病的早期症狀。

　　(2)霉菌毒素：現已查明某些霉菌毒素對動物有致癌和促癌作用。如黃麴霉毒素對動物有致癌和促癌作用。如黃麴霉毒素 B_1、B_2、G_1、M_1，染色麴霉毒素、白地霉菌毒素、鐮刀菌毒素、純綠青霉毒素等。黃麴霉菌往往於花生、棉子、大豆、玉米、小米以及小麥中寄生繁殖，目前主要認爲與人類肝癌發生有關，其次可誘發腎、肺、胃、皮下組織的腫瘤。其它霉素多生長於污染各種糧食及食品中。

　　(3)寄生蟲因素：某些寄生蟲與腫瘤發病有關，經動物和臨

床實驗證明，中華分枝睪吸蟲患者常發生膽管癌；埃及血吸蟲病人患膀胱癌的發病率較高；日本血吸蟲病可能與大腸癌的發病有關。

第六節　遺傳基因與癌症

　　癌細胞由正常細胞演變而來，其特點是一旦細胞癌變後能持續不變地繁殖，並將其生物學特性代代相傳。基因學說認爲腫瘤是正常細胞核因組成整套染色體的脫氧核醣核酸和蛋白質發生改變所致，這種改變必然通過突變而獲得的。

　　癌基因是指染色體中原爲正常的，但在人體發育過程中發生了某種結構或功能上的改變，因而在癌細胞演變過程中起了某種作用的基因。一些影響到細胞增殖或癌變關鍵控制點的基因變化，認爲有兩類基因直接參與腫瘤的發生，它們是癌基因和腫瘤抑制基因。癌基因的表達產物對細胞的增殖起正調節，當它們發生結構改變或表達過度，促生長的作用過強，會引起細胞的過度增生；而另一類腫瘤抑制基因的產物，則對細胞增殖起抑制作用，當它們的結構與功能改變時，失去了對細胞增殖的負調節作用，也會發生細胞增生的信息。在兩種基因中的任何一種或共同的變化下，即有可能導致腫瘤的發生。

　　基因改變的傳遞可表現於腫瘤的家族性和種族性。研究資料表明，其母或姊妹患過乳腺癌的婦女得癌的危險性比一般婦女高出二至三倍，更重要的是，事實證明其它因素（包括飲食和心理因素）和遺傳因素是相互作用的，共同決定癌症的發生。對於有癌症家族史的人可能有遺傳的危險，只要注意防止促成因素，就可減輕危險。在極少見的情況下，家族史對癌症

的遺傳起重要作用。例如：若父母患有可導致發生結腸癌的家族性息肉病，他們的兒童有百分之五十也容易患本病。然而，如果早期預防，這種遺傳性的致癌危險會明顯降低。肺癌的基因和環境相互作用最明顯。研究表明，有肺癌家族史的人不吸煙者得肺癌的危險性比無肺癌家族史的不吸煙者高四倍。至於吸煙者無論有無癌症家族史，得癌的危險性要高得多，無家族史的吸煙者高出五倍，有家族史的吸煙者高出十四倍。只要不吸煙，有家族史的人得肺癌的危險性就可從十四倍降低至四倍。這一結果表明，生活習慣與癌症有很大的關係，即使對無法控制的遺傳因素也是如此。近年來，對某些腫瘤的發病原理有了初步了解，如褐色性乾皮病經日光照射後發生皮膚癌，是由於遺傳性 DNA 酶缺陷所致。

到目前為止，在人類腫瘤中，只有視網膜母細胞瘤、結腸息肉綜合症、多發性神經纖維瘤、腎母細胞瘤、多發性脂肪瘤被認為有家族性明顯的遺傳傾向。有些家族好發一種或多種腫瘤，如乳腺癌、胃癌、結腸直腸癌、宮頸癌等，可每代或隔代發生。

種族的表現，如德國北部、北歐居民多患皮膚癌；夏威夷島的居民中，白人（撒克遜）多發生肺癌和前列腺癌。這些說明在同一自然環境中，雖然生活習慣近似，但各種族的特殊發病率並不相同。

總之，目前認識，正常細胞的惡變都涉及到遺傳物質的改變（基因水平或染色體水平組織結構上的或調節控制方面），而且已有愈來愈多的證據表明，許多常見的成人惡性腫瘤，亦往往表現出家族性和聚集現象。

綜上所述，遺傳基因在腫瘤病因學的研究中具有相當重要
意義。

第七節　內分泌與腫瘤

　　內分泌素即激素，是調節機體生長發育和新陳代謝的一些重要物質，內分泌功能紊亂，可使某些組織和細胞癌變。有致癌作用的激素都是能促使細胞生長的激素，如卵巢的雌激素，睪丸的雄性激素，垂體的促性腺激素等；調節新陳代謝的激素如胰島素、甲狀腺激素等都有致癌作用。

　　根據研究資料表明，垂體促性腺激素是產生卵巢腫瘤的原因，雌激素是乳腺癌的致病原因，同時已絕經的婦女，由於雌激素的持續作用可發生子宮體的腺瘤性增生、原位癌和腺癌，在臨床上 2/3 的子宮內膜癌可測出雌激素受體。

　　動物實驗證明，雌激素能誘發卵巢、睪丸、腦垂體、腎上腺、子宮、乳腺等器官的腫瘤，所用雌激素的量愈大誘發率也愈高。

　　內分泌一般與腫瘤發生有重要關係，另一方面又可以用來較早地發現腫瘤和治療腫瘤。惡性腫瘤能分泌某些激素或類似激素的物質，引起內分泌失調，這種現象叫異位內分泌綜合症。這就是本不屬於內分泌系統的腫瘤病人竟然出現內分泌異常症狀。如有的肺癌病也竟然出現內分泌異常症狀，例如肺癌病人會出現低血鉀、虛弱、水腫、高血壓及糖尿病等腎上腺皮質功能亢進症狀，因而具有診斷的參考意義。

　　在治療上，可以利用激素相互制約的關係來治療腫瘤，常

可獲得滿意的效果。如用睪丸酮之類的雄性激素治療乳腺癌，包括乳腺癌骨轉移的病人；孕激素治療子宮內膜癌；雌激素治療前列腺癌；應用甲狀腺素治療甲狀腺癌等，這些都說明腫瘤與內分泌素有一定關係。

第八節　精神心理因素與腫瘤

　　隨著現代生物醫學模式向生物心理社會醫學模式的改變，精神因素與癌症的關係逐漸引起人們的重視。精神情緒對癌症的發生發展有著密切的關係，已被眾人公認。醫療實踐表明，生癌與精神因素確有一定的關係，上世紀五十年代建立的心身醫學體系將癌症列爲心身疾病。精神因素不僅是致癌的重要原因，而且還影響著癌症的發展、預後、治療和康復。

　　中國醫學認爲人的情志過度的變化會導致人體生理變化而發生疾病。中醫認爲「百病皆生於氣」。七情太過或不及，能引起體內氣血運行失常及臟腑功能失調。中醫古籍認爲，某些癌瘤的發生與發展多與情志不遂有關，如李梴說：「鬱結傷脾，肌肉消薄，與外邪相搏而成肉瘤。」《醫宗金鑒》中記載：「失榮是由憂思恚怒，氣鬱血逆，與火凝結而成。」朱丹溪論乳岩（乳腺癌）說：由於「憂怒鬱悶，朝朝積累，脾氣消阻，肝氣橫逆」所致。古代《內經》就認爲食道癌爲「隔塞閉絕，上下不通……則暴憂之病也」。以上說明情緒與腫瘤的發生發展有一定的關係。

　　現代國內外大量研究資料表明，癌症的發病與精神緊張有關。精神創傷、心情抑鬱和「抑制忿怒」是癌症發病的一個重要誘因。德國海德堡癌症研究所的羅納爾德‧格羅薩特－馬帝策克博士曾用問卷調查了二千名男女的精神狀況。他分析了這

樣問卷，並預言這些人中間誰在今後 10 年裡會得癌症以及原因何在，結果令人吃驚的是，他預言的準確率高達 93％。他指出：「孤獨、喪失所愛的人、沒有希望、在家庭和工作中的氣惱以及精神緊張狀況消除不了，是癌症最常見的病因。」

在我們現實生活中也同樣可以看到精神因素對癌症病程的影響，有人報導，在精神遭受迫害的人群中，腫瘤死亡率顯著高於對照組。第二次世界大戰後 10～15 年間，某些遭受戰禍的國家，腫瘤發病率高，可能與戰爭中的緊張恐懼、家破人亡等沉重的精神負擔有關。另外在臨床實踐中也看到，許多腫瘤病人都與精神情緒有關。一九八一年在上海、北京對 398 例胃癌進行了配對調查，發現在各種致癌因素中，各地都有一個共同點，即胃癌患者都有經常生悶氣的現象，從而說明不良的精神因素可導致胃癌的發生。在這調查分析的同時，大家還發現性格開朗、精神健康的人不易患胃癌。

在動物試驗中也表明，人為地造成神經處於緊張的動物，比處於安靜環境中的動物容易患癌症。可以看出緊張會促使某些腫瘤的產生和發展。美國科學家對小鼠注射了一種引起動物乳腺癌的病毒，13 個月後受到保護免於緊張的小鼠僅有 7％致癌，在同一時期，留在不斷引起緊張環境裡的小鼠，卻有60％致癌，實驗還證實，緊張可使癌從發病部位擴散到全身。

綜上所述，精神因素對腫瘤的發生、發展及轉歸是有一定的關係，但腫瘤的發生、轉歸也是多方面綜合作用的結果。

第九節　生活方式與癌症

　　各民族都有各自的生活方式及飲食習慣，隨著國民經濟的發展和社會現代化，生活方式正在變化，生活節奏也在加快。生活方式既受到經濟水平、文化傳統的影響，又是衡量科學、文化、衛生發達程度的重要標誌。因此，倡導健康的生活方式已成爲當務之急的大事。

　　目前已有大量研究資料表明，有些癌症的發生與環境因素，特別是不良的生活方式有關，如吸菸、酗酒、長期食用煙燻、火烤食品及高脂肪食品、喜喝燙茶、喜食過熱食品等。這些對癌症的發病率大大增加。

　　近三十年來在世界範圍內胃癌和肺癌死亡率呈現出顯著的變化，以胃癌高發的日本爲例，其死亡率在 70 年代中期比 70 年代初期下降了 37％，而肺癌則增長了 40.8％，雖然胃癌的病因尚未明確，但研究分析提示胃癌發病率持續下降是與生活方式、膳食結構改變有明顯的關係，如攝入營養平衡、充分新鮮蔬菜、水果、牛乳和豆製品，以及低鹽膳食都可能是降低胃癌的保護因素。肺癌發病率的急劇上升是由於人群吸菸者日益增多所致。還有與吸菸有關的口腔癌、喉癌，與膳食、營養有關的食道癌、大腸癌、乳腺癌、宮體癌等，這些都歸納爲「生活方式癌」。正如世界衛生組織所指出，通過健康教育，普及預防保健知識，改進生活方式和醫生藥物干預，估計有三分之

一的癌症是可以預防的。

　　怎樣使生活方式符合健康的要求呢？首先應了解保健知識，改變不良的生活習慣；其次，合理膳食，注意營養平衡及經常性的體育活動，使精力充沛，身心愉快，對減少腫瘤的發生，保障人體健康是十分重要的。生活習慣致癌因素見下表 1－2。

表 1－2　生活習慣致癌因素

致癌因素和接觸方式	發生腫瘤的部位
吸菸（焦油、灼傷）	唇、舌、口腔、喉、食道、肺、膀胱
咀嚼菸草混合物（那司）	唇、舌、頰、口腔、喉、食道
咀嚼檳榔（石灰、菸草混合物）	唇、舌、口腔、頰
酗酒（污染的某些致癌物質）	口腔、喉、食道
將特殊的取暖器放在貼近腹部皮膚處或睡過熱的炕引起的灼傷	皮膚
長期食用發酵、霉變酸菜、醃菜及蒸餅等（污染霉菌素及亞硝胺等物質）	食道、肝、胃
長期食用煙燻、火烤食品（污染烴基化合物）	胃
喜喝燙茶、喜食過熱食品	食道、胃
倒吸雪茄菸（把雪茄菸點燃著火的一端置口內抽吸）	口腔
裹腰布摩擦	皮膚（腰、腹股溝部）
飲食中含脂肪過多	結、直腸、乳腺
口腔衛生不良（炎症或齲齒、壞牙對舌和頰粘膜的損傷）	口腔、舌
與宗教信仰有關的風俗習慣（包皮垢、性生活紊亂等）	陰莖、子宮頸

第十節　營養膳食與腫瘤

　　人活著就離不開飲食，沒有一個不吃食物的人，食物本身能致癌者，十分罕見，但由於加工製作及污染食物，使食物自身轉化產生致癌物質及外來加工致癌物質，則越來越重。如大氣、土壤、水體中的致癌物質，可以直接地或通過食用植物（穀物、蔬菜）間接地污染食品。尤其是工業日益發達的今天，在食品原料加工、保存過程，大都加入了添加劑，並採用煙燻、油煎、烘烤等，使食物中混入或產生致癌物質。為了延長保存期間，加入防腐劑或在保存、運輸過程中混入致癌物質等。

　　某些食物中含有潛在的致癌物，而其它一些食物的成份可能有助於防止癌的發生。目前大多數傳播媒介主要把注意力放在食物與致癌的關係上，對食物中具體成份在致癌中的作用還沒有明確的結論。

一、食物脂肪與癌症

　　許多人認為高熱量及高脂肪食物與癌症的發病有一定關係，尤其高脂肪飲食與結腸癌、乳腺癌發病關係已得到明確的證實。經實驗及臨床觀察表明，高脂肪飲食（脂肪占食物中總熱量的 40% 以上）人，其結腸癌的發病率幾乎是一般飲食

（脂肪占食物中總熱量的 30％左右）人的兩倍。

　　一九八二年，世界衛生組織統計，比較了不同國家人們平日飲食中的脂肪攝入量與乳腺癌死亡率的關係（見表 1－3）。當時中國未有具體的數字，故沒有包括中國。目前中國乳腺癌死亡率 50／10 萬／年，與菲律賓及日本相似。從表中可以看到，大多數乳腺癌高發病率的國家是經濟發達的西方國家。不同的國家除了飲食習慣不同外，還有許多方面都不一樣。或許食物中的脂肪僅僅與某些目前還沒被認識到的其它真正致癌因素有著共同的關係？一些研究提示，高脂肪飲食可以增加大約 1.5 倍的乳腺癌發病率。動物實驗結果也支持食物中的脂肪與癌的高發率有著直接關係這一論點。例如，以高脂肪飲食餵養小鼠，可誘發其乳腺癌的高發率。然而大量的調查結果卻不能證明在同一國家中，食用高脂肪飲食與癌的發病率有著直接的關係。例如，美國一項對九萬名婦女的大型研究表明，在四年中共有六百一十人患了乳腺癌，但分析這些人的飲食習慣，結果未發現乳腺癌患者與未患乳腺癌的健康者在脂肪攝入量上有明顯的區別。總之，高脂肪飲食與乳腺癌發病的潛在聯繫目前仍然不敢確定。

　　雖然一些研究結果表明高脂肪飲食與乳腺癌及結腸癌的發病有著明顯的關係，但與吸煙可以增加二十倍患肺癌的機會相比，脂肪誘發結腸癌及乳腺癌的機會小多了。一般認為高脂肪飲食可以增加某些癌的發病率，特別是結腸癌，但高脂肪飲食對其它腫瘤有無誘發因素，目前正在研究探討中。

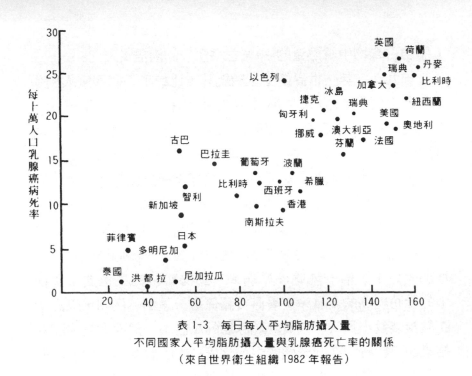

表 1-3　每日每人平均脂肪攝入量
不同國家人平均脂肪攝入量與乳腺癌死亡率的關係
（來自世界衛生組織 1982 年報告）

二、燻烤及鹽醃食物與胃癌

　　部分食品添加劑可能有致癌作用。燻烤及鹽醃食物可以增加患胃癌的危險性。如醃製的魚、油煎的醃豬肉、香腸等，含有較高的亞硝酸鹽。而動物實驗證明，將飼料中摻入 5mg／kg 的亞硝基吡咯烷就可引起腫瘤。食物中含硝酸鹽，在適宜的酸鹼度條件下有催化劑作用，亞硝胺可在體內合成，在食品製作過程中也可形成。例如加工醃肉或貯藏期間，通過氨基酸的亞硝化作用產生亞硝氨基酸，當油炸時脫羧基分解成相應的亞硝胺。在 16 人的胃液中測出 1～5 微克的亞硝胺，證明胃液 PH 值爲 1～3 時，可合成亞硝胺，亞硝胺致癌的過程，舉一例說

明：由於二甲基亞硝胺在氧化酶的作用下，會發生 α－碳羥化。這些物質性質不穩定，能分解出甲醛，甲醛又能水解為甲基亞硝胺，再轉化為甲烷和自由甲基，後者可使核酸烷化，生成 7－甲基鳥嘌呤或使鳥嘌呤 6 位氧烷化，從而突變，導致癌症。

動物實驗證明亞硝胺是很強的致癌物質。維生素 C 抑制體內亞硝基化合物的合成，這可能與它防癌作用有關。

三、黃麴霉菌與肝癌

食物本身不應有霉菌繁殖，但由於食品水分、濕度、溫度及空氣流通情況等因素，使污染在食品上的細菌繁殖生長。黃麴霉菌毒素主要污染糧油及其製品，如花生、花生油、玉米、大米、棉籽等。除了糧油外，乾果類中的胡桃、杏仁、榛子及奶製品、肝、乾鹹魚、乾辣椒也有黃麴霉毒素污染，家庭自製的發酵食品也有污染。黃麴霉毒素耐熱，一般空調加工的溫度破壞很少，在 280℃時才發生裂解，一般家庭煮飯、消毒都達不到破壞黃麴霉毒素的程度。黃麴霉毒素在水中溶解度也很低，一般水洗也難以去除。

黃麴霉毒素是致癌劑，是奶油黃（二甲基偶氮苯）致癌力的 900 倍，比二甲基亞胺（致癌物）誘發肝癌的能力大 75 倍。這些致癌劑不僅長期慢性作用可誘發癌症，也能一次性「衝擊」致癌。有人一次劑量給大鼠 7mg /kg，供給 15 隻雌鼠，26 個月內有 7 隻發生肝癌。用黃麴霉污染的花生、玉米或大米餵雄性大鼠，高劑量組相當於黃麴霉含量 390 微克 /公

斤，肝癌發生率 32 /33。低劑量組出現癌腫較晚，也同樣出現上述腫瘤。有人將 40% 污染黃麴霉毒素的花生粉餵食雄性大鼠，7～14 個月有 16 /20 發生原發性肝癌；用 50% 含黃麴霉毒素玉米摻入飼料（飼料濃度為 0.5～1.0 毫克 /公斤），10 個月出現原發性肝癌（9 /16）和肝肉瘤（3 /16）。

據流行病學調查，凡食物中黃麴霉毒素污染嚴重的地區，肝癌的發病率較高。假若每人每天每公斤體重攝入黃麴霉素為 45～77 毫微克，肝癌死亡率每年為 6 /10 萬；每人每天每公斤體重攝入 5～8 毫微克，肝癌死亡率每年為 2 /10 萬。菲律賓有一地區習慣吃自製花生醬，肝癌發病率較一般地區高出 7 倍以上。中國南方許多地區調查食用口糧種類與肝癌發病有關，玉米吃得過多的地方，肝癌發病率也就越高。如南通地區，食用玉米占總食用糧 10% 以下，肝癌死亡率為 12.15 /10 萬；大於 50% 的地區肝癌死亡率為 53.3 /10 萬。亞洲和非洲的研究結果表明，常食用黃麴霉毒素污染的食物，患肝癌的機會可能增高 5 倍以上。中國江蘇省啟東縣肝癌高發率就是一個例子。故飲食中注意黃麴霉菌的攝入，對肝癌的預防是十分必要的。

四、食物中含有其它潛在致癌物質

雖然還有許多其它的食物成分對動物有致癌作用，但這些物質對人類還未表現出明顯的致癌作用。其中的一個例子就是糖精。動物實驗已表明，大劑量的糖精可以誘發大鼠患膀胱癌，但誘發這些癌所需的糖精量比人們平常食用的量要高到一

百到一千倍。對人群的研究還沒發現食用糖精與膀胱癌發病有
直接關係。這樣看來，雖然糖精是一種潛在的食物致癌劑，但
一般量的使用並沒有致癌的危險性。與食物有關的其它潛在致
癌物包括色素、殺蟲劑、烹調過程中產生的致癌物（特別是燻
烤肉類）以及植物中的各種自然致癌物。但目前還無證據肯定
這些物質就有致癌作用。

五、從飲食中預防癌症

高熱量飲食及高脂肪的食物有增加癌症的發病率，經實驗
及臨床研究證明，一些食物也可能減少癌的發病率，如食物纖
維素；一些維生素、硒以及一些蔬菜中含有的某些成分可減低
患癌的危險性。

1.食物纖維素

自 70 年代以來，已對食物中纖維素的防癌作用進行了大
量的研究，結果表明含高纖維素飲食（蔬菜、水果、豆類以及
穀類）可以降低結腸癌的發病危險性兩倍左右。目前還不清楚
是否含高纖維素飲食的防癌作用是由於纖維素本身還是由於蔬
菜中的其它成分。多數人認為，高纖維素食物可以減少患結腸
癌的危險性，但這種保護性作用可能是由於纖維素可以減少食
物中致癌物質接觸的時間。

2.維生素 A

廣義的維生素 A 包括：視黃醇（狹義的維生素）、胡蘿
蔔素、類視黃醇和類胡蘿蔔素四種物質。

動物實驗表明，維生素 A 及 β－胡蘿蔔素有預防各種上皮

細胞癌的作用，常食用含維生素 A 的食物和富含胡蘿蔔素的綠、黃色蔬菜及水果的人群，肺癌、胃癌和食道癌、皮膚癌發病率都較低。例如，對美國芝加哥的長期調查發現：常食用富含胡蘿蔔素等蔬菜、水果的人群比不常食用這類食物的人群，肺癌的發病率要低 7 倍。血中維生素 A 含量的前瞻性研究表明：早先抽血化驗血中維生素 A 水平低的人，後來發生癌症的危險性爲血中維生素 A 水平高者的 6 倍。一些藥物防癌實驗表明，維生素 A 醛可以減少頭頸部癌（口腔、咽及喉癌）患者發生第二個腫瘤的機會，動物及人體實驗都證明了這一結論。

維生素 A 的抗癌作用主要有：

(1)維生素 A 能控制上皮細胞的分化，使它能正常發育成熟。大多數（約占 80％）的惡性腫瘤源生於上皮組織，叫做「上皮癌」，維生素 A 對「上皮癌」有預防作用。

(2)胡蘿蔔素也是抗氧化劑，它可以清除氧自由基，抑制氧自由基對細胞的傷害。

(3)維生素 A 可以阻止致癌物同細胞核中控制細胞生長遺傳的「密碼」脫氧核醣核酸（DNA）的緊密結合，阻斷癌變。

(4)維生素 A 能重建細胞裂隙的連接，抑制細胞互相接觸後還繼續生長，阻止細胞無限增加繁殖。

(5)維生素 A 還能促進機體的免疫力。

富含維生素 A 或胡蘿蔔素的食物爲：

富含維生素 A 的食物主要有：動物肝臟、蛋黃、奶、肉等。

　　富含胡蘿蔔素較多的食物主要有：深綠色和黃橙色的蔬菜、水果和穀物。

　　烹調注意事項：維生素 A 是脂溶性的，食用蔬菜或水果的同時，最好食用一定量的脂肪。油炒胡蘿蔔比白水煮後食用，維生素 A 更易吸收。

　　3.維生素 C

　　維生素 C 很早是以防治壞血病而聞名於世。70 年代醫學界研究它對感冒有防治作用，待 80 年代又轉向研究它的防治癌症的效能。著名生物化學家兩次諾貝爾獎金獲得者萊納斯·波林是服用維生素 C 健身和防治癌症的探索和倡導者。他還認為，攝入大量的維生素 C 可使人類的壽命延長。因此，當今醫界對維生素 C 有預防癌症的作用很少有懷疑了。

　　維生素 C 防癌的依據：大量的研究資料表明，多食用含維生素 C 的食物人群中，胃癌和食道癌的發病率明顯下降。研究發現：凡是癌症病人，他們體內的維生素的含量都很低。

　　維生素 C 的抑癌作用機理：

　　⑴維生素 C 能在人體內阻斷致癌物亞硝胺的合成。中國食道癌高發區河南省林縣，居民尿中亞硝胺的含量極高，而維生素 C 含量極低。讓他們每天口服維生素 C 900mg 後，尿中亞硝胺含量下降了 60％，證明了維生素 C 能阻斷亞硝胺的合成。動物實驗也證明大劑量的維生素 C 可以完全阻斷亞硝胺的形成。

　　⑵維生素 C 又有強力的抗氧化劑，能阻斷脂類的過氧化，遏止氧自由基的產生。

　　⑶維生素 C 能提高人體免疫系統的活性。它能激發免疫

主力軍吞噬細胞、T 細胞和 B 細胞的活性，並能刺激機體產生干擾素。

⑷維生素 C 還能增強細胞間的膠原纖維，阻止癌細胞的侵入，增加機體「包圍」癌細胞的能力。

⑸維生素 C 又是一種解毒劑，能解除體內有毒物質，包括某些致癌物的毒性。

含有維生素 C 的蔬菜、水果主要有：刺梨、鮮棗、彌猴桃、紅辣椒、綠茶、沙田柚、蒜苗、芥菜、山楂、莧菜、菜花、苦瓜、桂圓、柿子、韭菜、檸檬等。

烹調注意：維生素 C 易被氧化，遇光、受熱、遇鹼都會被破壞，又易溶於水。所以新鮮的蔬菜、水果貯存的時間越短越好，而且要貯存在陰涼地方。烹調前不要切得太細，煮、炒時間盡量要短。

4.維生素 E 及硒

維生素 E 攝入不足常伴有硒的不足，可能會增加患癌的危險性。硒是來自土壤中的一種微量元素，已發現生活在缺少硒的地區的人群其癌症的發病率較高，血液中硒的含量較低的人，比正常人患癌的危險性高兩倍左右。大量的實驗研究表明，硒有防癌作用。維生素 E 為脂溶性的，它們都有氧化的功能，有消除自由基的能力，並能提高機體的免疫功能。維生素 E 還能提高細胞的壽命，有抗衰老作用。

富含維生素 E 的食物有：深綠色葉菜、全穀食物和麥芽、核桃、花生、芝麻、植物油、肝臟等。

硒抗癌的根據：

美國學者收集了世界上 27 個國家和美國 19 個州的資

料，發現凡是食物中含硒量高和血中含硒水平高的地區，乳腺癌、結腸癌、直腸癌、前列腺癌以及白血病等發病率都很低。

中國學者發現肺癌低發區的血中含硒水平爲高發區的 1.4 倍。對江蘇省啟東縣肝癌高發區的調查研究也表明，肝癌的死亡率與發病人群中的血中含硒水平成相反關係。啟東縣自 1982 年起進了行了補硒預防肝病的試驗，證明了補硒確實能降低人和鴨的肝病和肝癌的發病率。

大量的動物試驗都證實了硒能抑制動物的人爲誘發的肝腫瘤、腸癌、乳腺癌、肺癌和肉瘤，抑制率多在 50％左右。

微量元素硒的抗癌機理：

(1)硒也是很好的抗氧化劑，它能清除體內的各種自由基，保護細胞避免發生癌變。

(2)硒能增強人體免疫系統的功能。它能幫助 β－細胞和抗體提高體液免疫能力，幫助淋巴細胞和巨噬細胞消滅細菌和癌細胞。

(3)硒有解金屬等毒物的作用，能消除汞、鎘、砷等的毒性。能把這類致癌物轉化爲惰性化合物，隨尿排出體外。

(4)硒能抑制致癌物的活力，並加速解毒。

(5)硒能刺激體內環腺苷酸（C－AMP）的積累，這種物質能抑制癌細胞的分裂和生長。

含硒的食物：魚類，主要是沙丁魚中；肉類，尤其肝、腎中含量較多；海產品；植物類：蘆筍、蘑菇、大蒜、芝麻、中藥黃芪以及穀類。

5.防癌礦物質－有機鍺

有機鍺可能是一種很有潛力的抗癌微量元素。鍺和硒都是

半導體材料。

　　自從日本學者合成有機鍺－132 後，近年來發現有機鍺－132 能增進、調節機體的免疫功能，誘生干擾素和白細胞介素－2；並能阻斷黃麴霉菌毒素的致癌作用；與硒類似，它能解除某些金屬的毒性；抗脂質過氧化；還有調節血壓、抗輻射、保肝、防老年骨質疏鬆等作用，因而是一種良好的抗腫瘤及抗衰老的藥物。含鍺的食物有：多孔菌科的食用菌如靈芝、茯苓、猴頭菇等；中藥中鍺含最高的是野山人參，其次是朝鮮參、靈芝、枸杞子和元參。

　　其它，還有鈣、鎂、碘、鉬、錳、鋅、銅對防癌也有一定作用，都在進一步的探討中。

第十一節　癌症與年齡、性別的關係

　　任何年齡都可能發生癌症，就大多數惡性腫瘤來說，隨著年齡的增長，發生癌症的危險性就越大。但對於嬰幼兒時期則例外，出生後5年以內的癌瘤發病率高於以後的 10 年時期，這主要是白血病及中樞神經系統癌瘤發病率較高的原因。

　　癌症的發病率與年齡增長之間的關係十分密切。人口中年齡結構變化對於癌症的相對重要性顯然會有很大的影響，如中國解放初期很少聽說過癌症，當時患癌症的病人確實很少，因為當時人口壽命期較低。現在由於生活安定，營養狀況的改善，人的平均壽命期延長形成老齡化，所以腫瘤發病率就會相對地增高。根據國際抗癌聯盟主編《臨床腫瘤學》一書介紹，一個國家人口壽命低於 50 歲，那裡相對的較少發生癌症；另一個國家人口壽命超過 70 歲，腫瘤發病率就會高得多。一般年齡增長與癌瘤發病率增高在男女性別中表現是不同的。在 10 歲以下，瘤癌在男性中發病率較高，在 20～60 歲則女性發病率較高，特別是 35～50 歲年齡組，因為這一時期子宮頸癌及乳腺癌發病顯著增在。在 60 歲以後，男性的發病率顯然較高。在實體腫瘤中，口腔、咽部、食道、肺等處癌瘤男性發病要常見的多，胃、肝、直腸、淋巴瘤、造血系統腫瘤的發病率男性是女性的兩倍多。膽囊癌、甲狀腺癌女性較常見。女性生殖系統的腫瘤及乳腺癌較男性生殖系統癌發病率高得多。故性

別和年齡與癌症的發生有密切的關係，又有一定的規律性，也是診斷癌症的可參考依據。

第十二節　癌症與種族、家族的關係

　　癌症的遺傳是以典型的孟德爾式顯性或隱性單基因遺傳方式進行的。除了這些明顯的癌易感遺傳因素外，其它的遺傳因素如種族及家族患癌的危險因素與癌症發病的關係也十分重要。

一、癌症與種族的關係

　　有關種族遺傳差異在癌症發病方面的影響的典型例子是黑色素瘤發病率的種族差異性。白種人的黑色素瘤的發病率是黑種人的十倍以上。白人與黑人之間在黑色素瘤發病率上的不同可能反映了黑人皮膚中含有大量的色素，從而保護皮膚免受日光紫外線照射的致癌作用。對某個人來說，其是否會患黑色素瘤取決於兩個因素的聯合影響，一是遺傳易感性（皮膚色素的多少），二是環境致癌物的接觸（日光照射）。其它一些癌的發病在種族差異上的表現可能也與遺傳因素有關，如 EB 病毒感染在中國南方一些地區造成的鼻咽癌高發率以及黑人極少患睪丸癌及尤文氏肉瘤（一種骨肉瘤）等都是例子。對於移民人群的研究表明，不同種族對不同腫瘤的易感性主要是由環境因素，而不是遺傳因素造成的。

二、家族與癌症的關係

　　上述種族遺傳差異對癌症的發病有一定的影響，家族性遺傳因素對某些常見癌的發病也受到影響。目前發現有一些還不太清楚的家族遺傳因素影響到對幾種常見癌的易感性，包括乳腺癌、肺癌及結腸癌。具體的講，如果一個人的直系親屬（父母）或兄弟姐妹，患過這幾種癌中的一種，那麼該人患同種癌的機會要比一般人群高 2～3 倍。但這種家族性患癌危險性比那種直接遺傳癌的危險性小多了，例如：遺傳性腺瘤樣息肉在患者發生結腸癌的機會比一般人群高一千多倍。因此，家族性患癌危險因素在增加其成員對這些常見癌的易感性方面的影響不大。但從另一角度上講，如果考慮到家族性患癌危險因素影響到的是數量極大的常見癌發病率，那麼它們在社會上的作用還是不容忽視的。

　　目前，對家族性患癌危險因素的機制及遺傳方式還不清楚，一些因素可能涉及到對某些致癌物的家族敏感性。例如：經科學研究表明，對煙草所含的致癌物的代謝能力低下的遺傳，使其家族成員患肺癌的危險性增高 5～10 倍。由這種遺傳特性所造成的肺癌占全部肺癌發病率的百分之二十左右。據估計，大約有百分之十至百分之二十的人群攜帶與乳腺癌及結腸癌發病有關的家族性危險因素。可以說，相當一部分成人常見癌的發病與家族性危險因素有關。

第十三節　職業與癌症

　　隨著現代科學技術的發展，各種工礦企業越來越多，從事這些職業的人員，由於工作過程接觸化學或物理的致癌因素而發生癌症，稱職業性癌。如皮膚接觸石油、石蠟、煤煙、焦油、瀝青、蒽類等，可引起皮膚癌；吸入焦油氣體、石棉、芥子氣、羥基鎳、鉻和砷化物等，可引起肺癌；全身受到大劑量的 X 光照射，可引起白血病；較多的放射性碘、釷和鈾，進入體內，積蓄在甲狀腺和骨內，可引起甲狀腺癌和骨肉瘤；β－萘胺、聯苯胺、4－氨基聯苯等多經尿排到膀胱，易引起膀胱癌；按觸氧化鎘的老年工人，前列腺癌也較多見。近年來石油化學工業發展帶來了許多合成材料（如肼類、氨基及重氮化合物、硝基化合物及亞硝胺類）及其副產品，已有相當比例動物實驗證明具有致癌性。據文獻報告，對一千多種化學物質進行了實驗研究，發現其中一百多種在動物身上有致癌作用，目前已知對人有致癌作用的化學物質大約有三十多種。

　　職業性癌之所以被人們所忽視，是由於患這類癌症需長期與致癌物質接觸，並經歷相當長的「潛伏期」之後才發生。如接觸煤油約二十二年、石棉約十八年、鉻約十五年、鎳約二十二年之後才發病。故接觸致癌物的有關人員必須提高警惕，採取有效措施。

　　職業癌的誘發原理及預防：

　　這些化學物質能夠誘發癌症，其原理十分複雜，綜合分析，有以下幾種可能：第一，這些致癌物引起體內正常細胞的突變；第二，激活了處於抑制狀態的惡變細胞轉化爲癌細胞；第三，損傷了身體的「免疫監視」功能，而使惡變細胞的抑制得到解除；第四，激活了潛伏的有致癌作用的病毒；第五，引起基因的改變。與癌變相關聯的基因有兩組：一組是惡變表達基因（簡稱基因 E），另一組是惡變抑制基因（簡稱基因 S）。它們位於不同的染色體上。從體細胞第八、九和十一對染色體上攜帶基因 S，對癌變有抑制作用。故這些染色體的遺傳基因受到致癌物的損傷時，就會發生癌症。

　　職業性癌是可以預防的，應採取以下措施：

　　1.改革生產工藝　主要是不斷提高生產工藝的自動化、機械化、密閉化的程度，盡量避免或減少接觸已知的致癌因素。

　　2.加強個人防護　針對生產環境和勞動條件，採取各種具體措施進行防護，減少接觸，並使生產現場環境中的有害物質濃度降低到規定的允許量以下。

　　3.定期體檢　對經常接觸致癌物的人群應定期體檢，以便及時發現和治療癌前病變。如出現慢性皮炎、皮膚疣狀贅生和老年性皮膚角化症等，一旦發現癌前病變，就應與致癌因素隔離，並積極治療。

　　4.加強衛生宣教，普及防癌知識　特別是對從事致癌因素工作的廠礦企業單位，應經常開展衛生宣傳教育，提倡常洗澡，保持皮膚清潔，防止皮炎，這對預防皮膚癌有一定作用。

　　5.嚴格執行有關環境保護法規　職業性癌固然主要涉及廠礦企業，但隨著工業化的發展，「三廢」（廢氣、廢液、廢

渣）的處理不恰當，環境污染嚴重，致癌物便可進入空氣、水源、土壤，繼而進入食物循環。這時，化學致癌物的危害對象，就不僅僅是從事某種職業的工人，而是廣大的社會人群和整個自然環境了。所以，必須制定嚴格的環境保護法規，健全執行各種制度，監督檢查，獎罰分明，才能卓有成效。

　　事實證明，許多早年發生過的職業性癌由於知道了誘因，就減少了發病。如長期接觸放射線的工作人員，過去的皮膚癌和白血病的發病率比一般人高十倍以上，當查明了原因而採取防護之後，這些癌症的發病率有所降低，值得注意的是，接觸以上物質的人，不一定都患癌症。但是，由於過多的接觸，超強刺激，致成慢性疾病，有些病便演變成癌前病變，所以積極預防癌前病變，不是無益的。

第十四節　癌症與地域的關係

　　各種癌症的發病在世界各個國家都很不一致，就是一個國家不同地區的發病也有很大差別；有關癌症發病與地域的關係的主要證據來自於世界上不同國家的癌發病率的比較。研究發現，某些特殊種類的癌症在不同國家人群中的發病率有著顯著的不同，可達到幾十倍甚至一百倍以上的差異。表 1-4 列舉了 1989 年世界衛生組織公布的一些癌症發病率最高及最低國家的比較。從表中可看出，中國是肝癌發病率最高的國家，每年每 10 萬人口中約有 34 人發病，而加拿大是肝癌發病率最低的國家，每年每 10 萬人口中還不到 1 人，中國與加拿大在肝癌發病率上的差別近 50 倍；日本是胃癌發病率最高的國家，每年每 10 萬人口中約有 82 人發病，而科威特是胃癌發病率最低的國家，每年每 10 萬人口中約有 3.7 人發病，日本與科威特在胃癌發病率上差別約 22 倍；再拿結腸癌來說，發病率最高的是美國（每年每 10 萬人口中有 34 人發病），而發病率最低的國家是印度（每年每 10 萬人口有 1.8 人發病），這兩個國家的結腸癌發病率有 19 倍之差。不同的國家之間各種癌症的發病率的差別從大約 5 倍（加拿大和印度在白血病發病率上之差）到 150 倍（澳大利亞與日本在黑色素瘤發病率上之差）。

　　中國不同癌症有一些高發地區，如胃癌發病率最高的是甘

肅省武威地區；原發性肝癌發病率最高縣是江蘇啟東縣，食道癌發病率最高縣是河南林縣；鼻咽癌最高的是廣東省中山市。因此認爲癌症的發病與地域的關係十分密切。

　　環境中包括了與人相互作用的任何因素：如飲食習慣、個人嗜好、自然環境、醫療輻射、工業場所的暴露、生活方式以及存在於空氣、水及土壤的各種物質。以下重點闡述地域（地理環境）引起癌症的情況。在環境因素中，自然條件對人群癌瘤的發生與流行也有密切關係。自然條件如氣象、氣候、土壤、地理、地質、水源、地球化學、微量元素和動、植物學的生態環境等。如食道癌高發於旱、半乾旱的山區和丘陵地區。另外，癌症的發生與土壤的酸鹼度、降雨量、自然植被與人工植被等有密切關係。如肝癌以熱帶、亞熱帶及沿海潮濕地區帶多發；非洲的伯基特氏淋巴瘤多見於年平均氣溫不低於16℃的某些谷地；胃癌的發病與土壤中鎂的含量呈負相關性；同時還發現居住在泥炭土壤地帶的人比住河地或粘土地帶的胃癌死亡率爲高；土壤中鋅銅含量的比例與胃癌的發病率高低也有關係，鋅減少或銅增高胃癌發病率就越高。生活在煤礦或石棉礦區的居民，其肝癌和肺癌發病率顯著增高。所以人們應注意保護生態環境，防止空氣污染，改造飲水條件，對預防和減少癌症的發生是十分重要的。以上都說明，不同的地理環境各種癌症的發生也截然不同。

表 1-4　不同國家一些癌的發病率的比較

癌類	高發率國家及地區 （每 10 萬人口發生率）		低發率國家 （每 10 萬人口發生率）		比率
黑色素瘤	澳大利亞	31	日本	0.2	155
前列腺癌	美國	91	中國	1.3	70
肝癌	中國	34	加拿大	0.7	49
子宮頸癌	巴西	83	以色列	3.0	28
胃癌	日本	82	科威特	3.7	22
肺癌	美國	110	印度	5.8	19
結腸癌	美國	34	印度	1.8	19
腦瘤	紐西蘭	9.7	印度	1.1	9
乳腺癌	夏威夷	94	以色列	14	7
白血病	加拿大	11.6	印度	2.2	5

第十五節　病毒與癌症

　　環境中的致癌因素除了化學物質及放射線外，還包括病毒。病毒與癌症的關係十分密切，這個問題，正在深入研究之中。現在已發現有 150 多種病毒能引起動物腫瘤，與人類腫瘤有關的病毒有：B 型肝炎病毒與肝癌有關；人類乳頭瘤病毒與宮頸癌、皮膚鱗狀細胞癌及其它肛門生殖器癌有關；EB 病毒與鼻咽癌、伯吉特淋巴瘤及其它 B 淋巴細胞淋巴瘤有關；人類 T 淋巴細胞病毒（HTLV）與成人 T 淋巴細胞白血病有關；人類免疫缺陷病毒（HIV）與淋巴瘤、卡波西氏肉瘤及肛門生殖器癌、膀胱癌有關。

　　總之，有相當一部分癌症是由病毒引起的，就全世界來說，百分之八十的癌是由環境因素造成的，這些癌中的四分之一又是由病毒引起的。見表 1－5 與人類惡性腫瘤發病有關的病毒。

表 1-5　與人類惡性腫瘤發病有關的病毒

病毒	癌的種類
B 型肝炎病毒	肝癌
人類乳頭瘤病毒	皮膚鱗狀細胞癌、子宮頸癌及其它肛門生殖器癌
EB 病毒	鼻咽癌、伯吉特淋巴瘤及其它 B 淋巴細胞淋巴瘤
人類 T 淋巴細胞病毒（HTLV）	成人 T 淋巴細胞白血病
人類免疫缺陷病毒（HIV）	淋巴瘤、卡波西氏肉瘤及肛門生殖器癌

一、B 型肝炎病毒與肝癌

　　肝癌是亞洲和非洲最常見的惡性腫瘤，而在歐、美西方國家則相對少見。中國是世界上肝癌發病率最高的國家，平均每年 34 人 /10 萬患肝癌。而肝癌發病率最低的國家是加拿大，每年每十萬人口中的肝癌發病率不到一人，可見中國是加拿大肝癌發病率的 50 倍。據統計，全世界每年的肝癌發病率達 25 ～100 萬。因此，肝癌是最常見的惡性腫瘤，它造成的死亡率占全部癌症死亡率的 10％ 左右。B 型肝炎病毒是肝癌發病的主要危險因素及原因，長期攜帶 B 型肝炎病毒而感染者，給患者帶來了患肝癌的危險性。B 型肝炎病毒可以誘發肝癌的主要證據來自於流行病學的調查。在各個不同的國家，B 型肝炎病毒感染率與肝癌發病率關係十分密切。例如，在中國幾乎所有的成年人都感染過 B 型肝炎病毒，其中大約有 10～15％ 是長期病毒攜帶者；而在美國大約只有 10％ 的成年人感染過 B 型肝炎病毒，其中只有不到 1％ 的人為長期病毒攜帶者。B 型

肝炎病毒感染率在中國與美國之間的這種巨大區別，也直接反映在中國有著比美國高 9 倍的肝癌發病率。如果將同一個國家內的長期 B 型肝炎病毒攜帶者與無病毒攜帶者的肝癌發病率進行比較，就會更進一步支持 B 型肝炎病毒感染與肝癌發病有著密切關係的論點。又如，在對中國兩萬以上人群一項調查研究中發現，長期 B 型肝炎病毒攜帶者其肝癌的發病率比非病毒攜帶者高 200 倍。此外，發現在肝癌組織中總是可以找到 B 型肝炎病毒，也證實感染 B 型肝炎病毒可以將正常細胞轉變為癌細胞。

　　流行病學調查及動物實驗都證實了 B 型肝炎病毒在肝癌發病中的作用。其它一些與肝癌發病有關的如酒精、黃麴霉毒素等，但 B 型肝炎病毒感染依然是主要原因之一，全世界目前有二億五千萬人口是長期 B 型肝炎病毒攜帶者，患肝癌的危險性比正常人高 200 倍左右。因此，積極預防 B 型肝炎病毒感染，是減少肝癌發病率的重要途徑。

二、人類乳頭瘤病毒與子宮頸癌

　　乳頭瘤病毒與癌發病的關係是由於發現了乳頭瘤病毒感染與子宮癌的發病有關。多年來，流行病學認為宮頸癌是一種性交傳播的疾病。例如，在尼姑及修女中，很少人患子宮頸癌，而在妓女中該病則較常見。此外也發現，如果一個男子的前妻患過子宮頸癌，那麼他後來的妻子患此病的機會也很大。這些發現提示，子宮頸癌是由一種經性交傳播的，很可能是病毒。

　　1983 年，引起子宮頸癌的病因才被發現，那就是在當時

首次從子宮頸癌手術標本中分離出來的第 16 型人類乳頭瘤病毒（HPV－16）。其後在對一些肛門及生殖器官的癌瘤中也鑑定出一些特異的乳頭瘤病毒，其中包括外陰、陰莖及肛周的癌瘤。在這些癌中，HPV－16 是最常被檢出的病毒，在大約一半的這些癌瘤中可以檢出該病毒，20％的癌瘤中可以發現 HPV－18，10％的病毒感染有 HPV－33 以及 10％的癌瘤中檢出其它乳頭瘤病毒。可以看出，以上加在一起總共大約有90％的肛門生殖器的癌症與乳頭瘤病毒感染有關。但不同種類的乳頭瘤病毒往往引起不同病理性質的腫瘤。例如 HPV－6、HPV－11 兩種病毒引起生殖器良性疣，而 HPV－16、HPV－18 兩型多致生殖器的惡性腫瘤。

　　乳頭瘤病毒與生殖器官腫瘤關係十分密切，在最初感染乳頭瘤病毒與癌的發病之間往往有 20～30 年左右的潛伏期。所以，若降低該病的死亡率，主要是定期使婦女接受宮頸抹片檢查，從而使癌症能夠得到早期發現、早期診斷、早期治療。

三、EB 病毒與鼻咽癌

　　EB 病毒可以引起鼻咽癌。鼻咽癌在中國南方廣東地區最常見，其發病率為 10 人 /10 萬人口，是美國鼻咽癌發病率的100 倍。幾乎所有的鼻咽癌手術標本中都可發現 EB 病毒的存在。中國的流行病學調查研究表明，鼻咽癌發病與 EB 病毒感染有著密切關係。

四、EB 病毒與伯吉特氏（Burkitt's）淋巴瘤

　　伯吉特氏淋巴瘤是一種兒童的惡性腫瘤。雖然它在世界的大多數地區不常見，但它是非洲兒童最常見的惡性腫瘤，在一些地區每年每十萬人口中該病的發病率可高達十人。在這些高發區，EB 病毒感染明顯地與伯吉特氏淋巴瘤的發病有關。其證據為，在所有的非洲兒童的伯吉特氏淋巴瘤標本中都發現了 EB 病毒。此外，對烏干達的四萬名兒童的一項調查研究也表明了 EB 病毒感染與伯吉特氏淋巴瘤的發病有密切關係，其潛伏期只有幾年。動物實驗結果也支持這些流行病學研究的結果，許多實驗已證實了 EB 病毒的致癌能力。

　　雖然全世界有 90％以上的人群感染過 EB 病毒，但是伯吉特氏淋巴瘤只在非洲常見。可能與瘧疾病有關，因瘧疾病在非洲這些伯吉特氏淋巴瘤高發區也是很流行的，可能是瘧疾影響了機體免疫系統的正常功能而促進腫瘤的發生。非洲以外地區的人們感染 EB 病毒通常不引起任何疾病或只引起單核細胞增多症，而不是癌症。當人們由於遺傳上的異常、醫療（器官移植病人使用免疫抑制劑抗排斥反應）或感染（如愛滋病）而喪失了正常免疫功能的病人，當感染了 EB 病毒後很容易患淋巴瘤。因此，EB 病毒感染正常人引起的是單核細胞增多症，這時感染的淋巴細胞的分裂繁殖受到機體正常免疫功能的限制。但在缺乏正常免疫功能的情況下，同樣是 EB 病毒感染，卻可以導致淋巴細胞無限制地繁殖而最終成為惡性腫瘤。

五、T淋巴細胞病毒與成人T淋巴細胞白血病

　　人類T淋巴細胞病毒（HTLV）屬於逆轉錄病毒類的一組，逆轉錄病毒包括一大類病毒，它們可以在不同的動物種類身上誘發多種癌的形成。自從一九〇八年首次在雞的實驗中發現逆轉錄病毒的致癌性以來，對它們的致癌作用進行了大量的動物實驗研究。僅僅在最近十年以來，人們才發現引起人類癌症的逆轉錄病毒。

　　目前已發現兩種人類T淋巴細胞病毒，一種稱為一型人類T淋巴細胞病毒（HTLV－1），它可以引起成人T淋巴細胞白血病。該病在歐美並不常見，但在非洲、拉丁美洲加勒比海地區以及日本的某些地區則很常見。最初從該病患者身上分離出了HTLV－1，後來的流行病學研究也證實了成人T淋巴細胞白血病是由HTLV－1所引起的。調查研究發現在該病高發地區，那裡的HTLV－1感染也很流行。例如，在日本西南的兩個島嶼（四國及九州），成人T淋巴細胞白血病發病率很高，在這兩個島上生活的人們中，只有12％的人沒有感染過HTLV－1，而所有患T淋巴細胞白血病的病人都感染了該病毒。與此形成鮮明對照的是，該病在日本的其它地區則很少見，僅有1～2％的人感染與成人T淋巴細胞白血病的發病有明顯的關係。實驗研究也反覆地發現成人T淋巴細胞白血病的腫瘤細胞中含有HTLV－1，並很容易地證明該病毒的致癌能力。另一種有關的病毒稱為二型人類T淋巴細胞病毒（HTLV－2），也與人類T淋巴細胞白血病發病有

關。研究人員已從兩例罕見的白血病（稱爲毛狀 T 淋巴細胞白血病）的腫瘤細胞中分離出了 HTLV－2。與 HTLV－1 相似，HTLV－2 在動物身上已表現出致癌能力。但在流行病學方面還沒有顯示出 HTLV－2 與白血病發病的關係。因此，它在該病中的作用目前還不十分清楚。

六、人類免疫缺陷病毒（HIV）與愛滋病

愛滋病（AIDS）又稱獲得性免疫缺陷綜合症。該病是由另外一種稱做人類免疫缺陷病毒（HIV）所引起的。愛滋病本身並不是癌症，HIV 感染也不會直接將正常的細胞轉變爲癌細胞。但愛滋病病人很容易患幾種惡性腫瘤，特別是卡波西氏肉瘤及淋巴瘤。這些惡性腫瘤的發生與病人的免疫能力缺陷有關，因此代表了一種 HIV 感染後的繼發性影響。

1.卡波西氏（Kaposi's）肉瘤

愛滋病病人最常患的腫瘤就是卡波西氏肉瘤，該病是一種主要累及皮膚多處部位、有轉移性的惡性腫瘤，它也可以侵犯內臟器官。一般人群很少患卡波西氏肉瘤，大約 15% 的愛滋病病人可患這種腫瘤，這個發病率比一般人群高 2 萬倍。腫瘤常常發生在肢體的遠端，如腳或腳趾，表現爲多發性的粉紅色或棕色的結節或瘤體。愛滋病病人有如此高的發病率可能是由於兩個因素造成的：一個是 HIV 造成的免疫抑制；第二個因素可能是病毒感染的 T_4 淋巴細胞產生某些生物因子刺激卡波西氏肉瘤的生長。

2.淋巴瘤及其它腫瘤

　　淋巴瘤是愛滋病的第二種最常見的腫瘤，大約有 10％的愛滋病病人可患淋巴瘤。與其它免疫抑制病人的發病率相似。愛滋病患者的淋巴瘤主要是由 EB 病毒感染所引起的，這些病人常患肛門及生殖器癌，這些癌是由乳頭瘤病毒感染所引起的。因此，很大一部分愛滋病患者患有癌症，特別是那些與病毒感染有關的癌症。愛滋病患者易患這些腫瘤並不是 HIV 直接作用於癌細胞，而是由於 HIV 的感染造成機體免疫功能缺陷的結果。

第二章 腫瘤癌前防治錦囊

第一節 何爲癌前狀態和癌前病變

　　癌症在發展到臨床明顯之前，往往先經過一個相當長的演變階段，即所謂「癌前期」。癌症很少直接從正常細胞發生，即多數發生於粘膜或其他部位的細胞原來已有病理變化的基礎上，即癌前變化。

　　癌前變化的一般過程是在癌前疾病的基礎上，通過致癌促癌物質的反覆作用，隨後發生化生→增生→不典型增生→原位癌的一系列演變。癌前變化包括癌前狀態（高危狀態）和癌前病變。

　　癌前狀態含義較廣泛，一般指癌前疾病，尤其是發生增生性病變時。所謂癌前疾病是指某些疾病有較多的機會發展爲癌，而殘胃亦屬於癌前狀態；鼻咽癌高發區，一些血中存在的EB病毒高滴定度抗體亦被稱爲癌前狀態。

　　癌前病變是指已具有易發生癌變的病理組織學變化。一般

在增生性病變基礎上，增生的細胞出現異型性，即異型增生（不典型增生）。它既可以出現在上述癌前狀態的基礎上，又並非一定存在。

「癌前」這個概念含義在於，由之衍生為癌的危險性很高而已，決非必然要發展成癌。各種癌前疾病的癌變率有很大的差別，有些是否列為癌前狀態還有爭議，有些則應高度重視。各種癌前變化癌變的時間也長短不一，要經過一些複雜的階段才會轉為癌症。

第二節　癌前病變是防癌的第二步曲

　　癌前病變是防癌的第二道防線，即第二步曲，又稱Ⅱ級預防。Ⅱ級預防也稱作「三早」（早發現、早診斷、早治療）預防。

　　對個人來說，又可以分為兩個階段，即「癌前病變」和「早期癌前階段」。對「癌前病變」可以及早採取措施，阻止它向癌變發展。早在 40 年代，國外有人應用乙狀結腸鏡對腸癌前病變息肉患者進行息肉切除，25 年內在9萬人次接受檢查治療的人們中，大腸癌發病率比預期減少 85％。

　　如果個人屬於某種癌症的「高危人群」之一，也可以採取對待「癌前病變」的類似措施，重點防衛。幾年前上海、江蘇等地區在肝癌普查後，對甲胎蛋白弱陽性可疑肝癌者，進行中醫中藥和免疫干預等預防性治療，肝癌的發病率比沒有參加監護的降低 4 倍左右。又如上海楊浦腫瘤防治院和上海市腫瘤研究所聯合對防癌普查發現的「高危對象」進行隨訪，發現凡是接受「監護」者，若積極採取預防性手術切除，對機體進行藥物調理，便能阻止向癌症方面轉化，最後未發展成癌症患者。

　　因此，加強Ⅱ級預防，積極控制癌前病變及慢性病，對癌症的預防有決定性的作用。

第三節　定期檢查在防癌中的意義

　　防癌的方法較多，但最容易做到的是每年接受定期腫瘤專科醫生的檢查。堅持定期檢查可以早期發現某些癌症，使之早期得到治療，而早期癌絕大多數治癒率在 90％以上。盡管人們對預防癌症有各種不同的看法，但是癌症預防的潛力是巨大的。國外醫學家曾建議，要把醫學研究的重點從治療轉向預防。

　　預防癌症的最佳方法是普及癌症知識，使人們掌握預防癌症的辦法。如果能夠做好這一點，有 30％癌症是可以預防的。要定期、自覺地接受防癌查體。對某些人來說，即使當時沒有癌症的徵象，也可在防癌查體中學會自我檢查癌症的方法，學到防癌的知識，增加防癌的意識，消除恐懼心理，保持良好的精神狀態。

　　查體時，只要向醫生主訴體內某部位的報警信號，即可通過詳細的檢查手段分辨出是否患有惡性腫瘤。此時發現的癌腫治癒的希望是很大的。如果不能定期接受防癌檢查，不熟悉癌症發生的信號，則會耽誤病情，對今後的治療有很大的障礙。

第四節　常見癌前病變有哪些

　　哪些良性病變可列為癌前病變，目前尚未有統一的認識。共識的有：顱內良性腫瘤、鼻咽粘膜增生性病變、老年性皮膚角化症、粘膜白斑（常發生口腔、食道、外陰、陰道、宮頸、陰莖等處）、胃潰瘍、萎縮性胃炎、胃腸道單發或多發腺瘤樣息肉久治不癒者、生長在易受摩擦部位的色素痣、乳腺導管內乳頭狀瘤、乳腺囊性小葉增生病、乳腺良性腫瘤、慢性炎症（慢性皮膚潰瘍、慢性骨髓炎、慢性膽囊炎或膽石症、慢性宮頸炎）、疤痕（尤為燒傷和化學傷疤痕癌變為常見）、放射性皮膚反應、B 型肝炎及肝硬化、宮頸重度糜爛和息肉、甲狀腺腺瘤、卵巢囊腫、葡萄胎、陰莖包皮過長或包莖、隱睪症、神經纖維瘤病變及有可能惡變的其它皮膚良性疾病。

第五節　如何監護癌前病變避免轉化爲癌症——常見「癌前病變」的防治

人體中許多病變，本身不是癌，可是在它的基礎上較容易產生癌症，通常將這些病變稱之爲「癌前病變」。當然不是所有的癌前病變都會癌變，但比正常情況下發展成癌症的危險性要大得多。

對癌前病變的監護，包括對它的積極治療、定期檢查、密切觀察它的癌變趨向，必要時採取超前的、預防性的手術等治療手段，阻止它向癌症方面發展。

一、皮膚粘膜白色病變

(一)發病概況

白色病變是指皮膚粘膜發生斑塊或增厚，爲皮膚粘膜退行性變的疾病。多見於口腔、咽部、食道、外陰、陰道、宮頸等部位。表現角化亢進，彈力減低，表面發乾，粗糙不平或菲薄而脆，漸漸變白。在顯微鏡下表現爲上皮過度角化，包括角化上皮增厚、角化不全和顆粒層細胞增殖。其發病原因尚不十分清楚，可能由於皮膚粘膜慢性炎症和長期物理刺激而造成局部神經血管營養障礙，代謝失調，產生本病。本病其病理變化比較複雜，大體可分爲萎縮型、增生型和混合型。因三型病變不

同，惡變機會也不一樣。相對比較增生型惡變機會較多，有人統計有 10～20％癌變率。外陰癌的病人約 70～80％曾有外陰白斑病史。20～30％的口腔粘膜白斑有惡變的可能，越來越多的資料證實皮膚粘膜白斑為癌前病變。因此，積極防治「白斑」病變，對預防癌症的發生有一定作用。

(二)臨床症狀及檢查

臨床表現以麻木、乾燥、皺裂、瘙癢為主要症狀，可見皮膚粘膜白色斑塊，由於奇癢或表面乾燥，患者常失眠、煩燥、憂鬱，有時磨擦破裂、感染、灼痛、極少潰瘍。根據其上述臨床表現均可作出診斷，若懷疑有惡變可能者，取活檢進一步作病理切片以明確診斷。

(三)臨床分型及防治

1.血枯萎縮型：局部皮膚，粘膜變薄，乾枯而脆，白斑生在口腔，自覺麻木，口乾舌燥，生在女陰，感覺發癢，萎縮嚴重者，容易破裂出血，疼痛或燒灼感，磨擦感，月經量少，脈沉細，舌質乾。證屬：陰傷血枯，津液虧損；治宜：滋陰養血，止渴生津，調榮養衛，活血化瘀。方藥：滋陰丸、大補陰丸、知柏地黃丸、人參養榮丸、大黃蟅蟲丸、化瘀丸。穴位注射：3～6％胎盤組織漿、川椒注射液穴位注射，藥液要稀釋一倍，再行穴位注射，穴位可選三陰交、陰陵泉、心俞、脾俞，每穴注入 0.5c.c.，隔日一次，10 次為一療程，休息一週，繼續用藥。3 個療程之後，即可見效。外用藥：外用 0.5～10％丙酸睪丸酮軟膏，也有一定療效。花椒、艾葉煎水熱浴能促進恢復。口腔粘膜白斑可含漱。

2.血熱增生型：皮膚粘膜肥厚變乾，質地粗糙，中心發

白，周邊粉白，相間相灰。生在口腔，自覺發熱；生在女陰，感覺奇癢，夜間更甚，搔破流水，難以癒合，繼發感染，可見腫脹疼痛，伴月經不調，白帶過多，綿綿不斷，小便亦黃，常伴尿痛、尿頻、尿急等尿路感染症狀。舌質紫紅，苔白膩或黃膩，脈滑數。證屬：肝風脾濕，腎虛血熱；治宜：清肝健脾，益腎涼血，利濕止癢。方藥：清風散、丹梔逍遙散。外用：蛇床子散或濕癢湯（鶴虱、苦參、威靈仙、歸尾、蛇床子、狼牙草）熏洗。可針刺肝俞、脾俞、腎俞、陰廉、五里、曲泉、曲骨、足三里等穴，採用強刺激長時間留針，起針避免興奮抑制手法。

　　3.血燥混合型：皮膚粘膜病變發白，局部可以同時相間出現萎縮與增生病變，菲薄與粗糙夾雜而生，表面隆陷不平，顏色灰白不均，周圍邊緣基底發紅而燥，甚至搔破脫屑，呈現魚鱗樣皮損。生在口腔內可見花斑樣病變，生在女陰，可有萎縮粘連同時又有角化增厚的斑片。病人自覺癢痛不止，精神煩躁，失眠多夢，甚至腰酸腿軟，舌質暗，脈弦數，苔厚膩。證屬：脾濕腎虛，冲任失調，肝鬱血燥。治宜：健脾利濕，疏肝補腎，養血潤燥。方藥：龍膽瀉肝湯、滋燥養榮湯、生血潤膚飲。外用：口腔白斑灼痛者，用 5％白礬水含漱；癢癢者用 5％花椒水含漱；女陰白斑增生肥厚，癢痛難忍可用膚輕松軟膏及地塞米松軟膏外用，用粗糙顆粒時可用黑豆餾油軟膏外塗，奇癢停止改用 20％魚肝油軟膏或 920 軟膏，改善局部營養狀況，使其恢復。耳針療法：取神門、內分泌、皮質下和生殖或心、肝、脾、腎區。體針療法：取三陰交、足三里、內關、合谷、曲池等，採用平補平瀉調理手法。

　　以上治法，爲以中醫辨證論治湯劑爲主，結合局部外用治療，一般是局部（含漱或清洗）之後，再敷以軟膏，每日一次。適當配合針灸療法，體針、耳針、穴位注射交替使用，隔日 1 次，休息 7 天，再行治療，效果較好。

二、萎縮性胃炎

㈠發病概況

　　萎縮性胃炎目前被認爲是胃癌的癌前病變，尤其在與胃息肉（胃腺瘤）同時存在時，發展爲胃癌的可能性較大。萎縮性胃炎是慢性胃炎中的一種類型，約占慢性胃炎的 10～30％。國內人群調查表明，在成人中患病率爲 2％，35 歲以上患病率爲 5～8％。胃鏡檢查病例中檢出率爲 6.42 ～ 12.42 ％。

　　人們對胃癌與胃炎問題關係的研究已有近百年歷史。臨床醫生們早就發現在胃癌手術及屍檢的胃標本中，大多數都有炎症。全面大數量的人群調查結果表明，萎縮性胃炎與胃癌的關係十分密切。近年來，越來越多的臨床的觀察顯示，萎縮性胃炎病人胃癌發病率明顯高於對照組。國外 Siurala 等對 367 例病人隨訪 22 至 26 年，發現 116 例原患慢性萎縮性胃炎的病人中有 10 例發生癌變， 93 例慢性淺表性胃炎病人中有 1 例發展成爲萎縮性胃炎，又過 10 年，該患者發生胃癌。而 108 例原來胃粘膜正常的對照組中無 1 例發生胃癌。又 Cheli 報告 105 例萎縮性胃炎，隨訪 11 至 18 年，發生胃癌九例（8.6％）。北京市腫瘤防治研究所對胃鏡和病理活檢診斷爲萎縮性胃炎 33 例，淺表性胃炎 27 例，隨訪 10 至 13 年，萎

縮性胃炎組發生胃癌 2 例（6.1%），淺表性胃炎組未發現胃癌變者。全國胃癌合作組在高發區檢出萎縮性胃炎 151 例，經 2 至 4 年隨訪，發現胃癌 7 例（4.3%）。

從以上國內外報告隨訪的結果看出，隨訪追蹤觀察年限的增長，胃癌的發生率也增加。一般統計，萎縮性胃炎隨訪 15 年以上，可有 10% 左右發生胃癌。不難看出，萎縮性胃炎可能就是胃癌的癌前病變之一。因此，積極預防和治療萎縮性胃炎，對防止胃癌的發生具有非常重要的意義。

(二)臨床症狀及檢查

臨床表現常有食欲不振、胃部飽悶、貧血、消瘦、胃痛，且飯後加重等症狀。胃液分析，其游離酸減少或缺乏。血中抗胃壁細胞抗體（PCA）的檢測，慢性萎縮性胃炎中，約 16.3% PCA 為陽性。根據實驗材料統計分析，PCA 陽性患者中，約 10% 發生癌變。纖維胃鏡下可見粘膜呈灰白、灰黃或灰綠色，早期可出現粘膜內小血管，後期可見粘膜下大血管。取活檢時可見腺體減少，嚴重者可見假幽門腺化生和腸上皮化生。部分病例可出現不典型性增生。必要時可取活檢以確診。

(三)臨床分型及防治

1.脾胃虛弱型：胃脘隱痛，喜暖惡寒，稍進冷食，疼痛尤甚，神疲無力，四肢不溫，面色青暗，大便溏薄，小便清長，舌淡苔白，脈象沉弱。證屬：脾胃虛弱，中陽不振。治宜：健脾益胃，溫中補氣。方藥：黃芪建中湯或香砂六君子湯加減。

2.胃陰虧損型：胃脘嘈雜，食後疼痛，口乾舌燥，喜食酸物，五心煩熱，心悸失眠，尿少便秘，舌乾少苔，脈象沉細。證屬：胃陰不足，虛熱內擾。方藥：益胃湯加味（沙參 20

克、生地 20 克、麥冬 10 克、玉竹 30 克、冰糖 30 克、炒山楂 30 克、烏梅 20 克）。

　　3.肝胃不和型：胃脘脹痛，竄及兩脇，胸脇痞滿，噯氣，呃逆，失眠多夢，多暈目眩，情緒憂鬱，胃痛加重，食欲不振，消化不良，舌苔白，脈沈數。證屬：肝鬱氣滯，肝胃不和。治宜：舒肝理氣，和胃健脾。方藥：逍遙散合二陳湯加減。

　　4.胃絡瘀阻型：胃脘刺痛，痛有定處，按之加重，噯氣呃逆，憂鬱煩怒，性情急躁，有時吐血、便黑，舌質暗紫或有瘀斑，脈沉弦或沈澀。證屬：肝鬱氣滯，胃絡瘀阻。治宜：舒肝和胃，活絡化瘀。方藥：失笑散合旋復代赭湯加減（五靈脂 10 克、蒲黃 10 克、丹參 20 克、代赭石 30 克、旋復花 10 克、陳皮 10 克、竹茹 10 克）。

　　根據臨床觀察萎縮性胃炎以脾胃虛弱及胃陰虧損型為多，治宜溫補脾胃，酸甘化陰，以黃芪建中湯及益胃湯效果較好。經胃鏡複查，有些病例胃粘膜得以恢復，見到可逆現象。

　　中醫認為桂枝湯倍用芍藥為表裡皆治的良方。文獻記載張仲景當年曾用此方加黃芪（黃芪建中湯）治療胃寒虛冷取得寶貴經驗，尤其倍用白芍有養血斂陰，柔肝和胃之功效，藥理實驗芍藥貳具有鎮痛、鎮靜、解痙等中樞抑制作用，並能使平滑肌鬆弛和血管擴張等作用；配伍甘草，張仲景常用止腹痛，緩攣急有名的芍藥甘草湯，目前臨床上用其止腹痛取得顯著療效。近年來國外用甘草針劑治療胃、十二指腸潰瘍確有肯定的療效。並共認甘草的衍生物如生胃酮鈉為治療潰瘍的有效成份，有人認為甘草中含的甘草次酸有腫瘤細胞逆轉的可能。配

用生地可使消化道粘膜重度增生的細胞得以恢復，從而有防止癌變的可能。黃芪、大棗健脾安神，補中益氣，實驗證明有增強網狀內皮吞噬功能，提高機體非特異性免疫作用。桂枝、生薑辛溫助陽，補氣健脾，和胃止嘔，爲表裡聖藥。萎縮性胃炎中有半數病人大便泄瀉或消化不良等脾胃虛寒表現，桂枝配芍藥且有調整植物神經的作用。

　　萎縮性胃炎有時合併胃粘膜糜爛而出血。輕者嘔出少許血絲或血塊，重者大口吐血數百毫升。中醫治療時本著急則治標，緩則治本的原則，應先治療出血，臨床辨證認爲脾虛生濕，濕熱內蘊，化熱傷絡而動胃絡，血熱妄行則出血。或屬素有胃燥津虧，飲食不節，痰火內生，胃中積熱，熱傷胃絡也可出血，臨床常用溫脾止血法，如黃土湯或涼血止血的十灰散，或活血止血藥（三七、丹參、赤芍），必要時用收斂止血藥（白芨、烏賊骨、黛蛤散）。

　　萎縮性胃炎可與淺表性胃炎同時存在，胃鏡檢查時常在胃的下部看到淺表性胃炎，而在胃的上部爲萎縮性病變，故亦稱爲淺表萎縮性胃炎。在病理學方面，淺表性胃炎與萎縮性胃炎無相似之處，但在臨床上常認爲前者是後者的前期病變。淺表性胃炎可以完全治癒，但也可能轉變爲萎縮性胃炎。因此，要積極治療淺表性胃炎，制止轉爲萎縮性胃炎以致癌變。

三、多發性胃腸息肉

(一)發病概況

胃腸息肉是指任何隆起於胃、腸粘膜表面的良性病變的總

稱。從病理組織學上可分爲腺瘤性息肉、炎性息肉、錯構瘤型
息肉和增生性息肉等類型。其中腺瘤又可分爲管狀腺瘤，絨毛
狀腺瘤及混合腺瘤。發病部位以胃和大腸爲多見，尤以直腸和
乙狀結腸爲甚。息肉可單發、散在或多發。大小可自直徑數毫
米或數厘米不等，有蒂或無蒂。發病年齡 20 歲以下少見，隨
著年齡的增長而逐漸增多，男性稍多於女性。國內胃鏡和結腸
鏡息肉檢出率約爲 0.77％～8.75％。日本約爲 5％。根據臨
床表現和病理報告發現，炎症性息肉、錯構瘤型息肉、增生性
息肉癌變率較低，腺瘤性息肉癌變率較高，其中又以絨毛狀腺
瘤最易發生癌變。據統計，胃炎性息肉惡變率爲 0～5％，腺
瘤性息肉癌變率爲 25％～50％，最高可達 66.5％。而腸腺瘤
性息肉惡變率高達 56％以上。

美國明尼蘇達大學癌症檢查中心對 18158 名 45 歲以上的
人群每年做一次乙狀結腸鏡檢查，發現腺瘤即予以摘除， 25
年以後，該組人群中乙狀結腸鏡檢查可及範圍的低位腸癌發生
率比當地一般人群減少 85％。其研究表明，檢查發現腺癌並
予以摘除‧可以有效的預防大多數腸癌的發生。另外，中國有
人綜合 9659 個切除的管狀腺瘤，其浸潤癌的發生率爲
3.98％，其中 6.5％已有淋巴轉移。而綜合 1049 個切除的絨
毛狀腺瘤，浸潤癌發生率爲 30％，混合性腺瘤癌變界於管狀
腺癌與絨毛狀腺瘤之間。

腺瘤癌變與其組織學類型、大小及其與腸粘膜的關係、外
型有關。菜花型，直徑大於 2cm 的絨毛狀息肉其癌變率高，
而直徑小於 1cm 的有蒂息肉的癌變率小於1％。

以上事實說明，胃腸道息肉可爲其癌前病變，積極治療胃

腸道息肉，對防止胃癌、腸癌的發生有非常重要的意義。

（二）臨床症狀及檢查

胃腸道息肉大多數無明顯自覺症狀，僅在鏡檢、鋇餐或鋇灌腸或屍體解剖中偶然發現，少數病人有黑便或便血，大便有粘液，偶有腹痛或大便後腫塊脫出肛門等表現。多發性息肉者，可在嘴唇、口腔粘膜、口旁、皮膚或手指等處有散在的腫黑斑，女性病人外陰可見黑斑，併發宮頸息肉等。檢查無明顯的陽性體徵。有時腹部有輕微壓痛。X光鋇餐或鋇灌腸可顯示鋇劑充盈缺損，當鋇劑排除後，息肉表面仍可有薄層的鋇劑殘留，攝片可見息肉界限以及病變部位。鋇劑空氣灌腸造影，則息肉顯示為蜂窩狀存在。胃鏡、腸鏡檢查可見到息肉形態、大小及相關者情況，對疑有惡變息肉可取活檢做病理檢查。

（三）臨床分型及防治

1.濕熱下注型：腹痛腹瀉，便血膿血，肛門灼熱，口苦咽乾，胃脘脹滿，食欲不振，時時泛嘔，小便黃赤，脈象滑數，舌苔黃膩。證屬：濕熱蘊結，腸澼下痢。治宜：清熱利濕，健脾化滯。方藥：白頭翁湯合槐花散加馬齒莧。

2.腸風下血型：大便下血，血色鮮紅，血量較多，下墜灼痛，重者頭暈目眩，心悸口乾，小便短赤，大便偏乾，脈細數，舌尖紅。證屬：大腸積熱，迫血妄行。治宜：清熱涼血，解毒化積。方藥：槐花散，蒼朮地榆湯（蒼朮、地榆炭）、赤小豆當歸散（赤小豆、當歸）加三七粉。

3.脾虛瀉痢型：脘腹脹痛，大便溏泄，便下黃赤黑白相雜，經久不癒，時發時止，輕者大便混血，重者五色痢下，頻數不止，甚至滑脫不禁，四肢無力，腰酸腿軟，下肢畏寒，四

末不溫，心悸氣短，舌苔白、脈沉細。證屬：脾虛氣滯，寒熱挾雜下出。治宜：溫陽健脾，補腎固澀。方藥：眞人養臟湯、大斷下湯。

隨症加減：

下血不止：三七粉、血餘炭、仙鶴草。

瀉泄不停：葛根、升麻、米殼、黃芪。

腹痛不減：元胡、白屈菜、杭芍、甘草。

腹脹不消：沉香、木香、烏藥、萊菔子。

多發性胃腸息肉發病率較高，且有一定危害性，有人主張息肉直徑超過2厘米者，應稱胃腸腺瘤，這種腺瘤久久不癒者，容易惡變爲癌。因此，必須積極防治。

四、食管粘膜增生病

(一)發病概況

食管粘膜增生病包括腐蝕性食道灼傷、賁門失弛緩症、食管憩室等病變。腐蝕性食管灼傷常因誤服強酸、強鹼而致蛋白凝固性壞死或嚴重的溶解性壞死，以致瘢痕形成，食道彈性減弱，出現瘢痕狹窄。賁門失弛緩症又稱賁門痙攣，病因迄今尚未完全明瞭，多數病人食管壁肌層間神經節發生變性或數目減少，膽鹼性神經功能減退，食管蠕動減弱或消失，賁門不能鬆弛，以致食物瘀積，食管擴張及肥厚，粘膜充血、發炎，形成潰瘍。食管憩室多見於年齡較大者，根據其解剖位置又可分爲咽食道憩室、食道中段憩室和膈上憩室，多由於食道壁缺少肌纖維或因鄰近組織瘢痕收縮牽拉而形成。食道在有上述病變

後，由於受長期進食等慢性刺激或有致癌因素的作用，可使病變部位上皮細胞增生活躍，核分裂象增多，出現細胞不典型增生，最後發展成為癌。上述疾患作為食道癌的致病因素之一，已得到了越來越多人的承認，臨床及組織病理學報告亦屢見不鮮。因此，積極治療上述疾患，阻止其發生發展，對預防食道癌的發生將起到一定的作用。

(二)臨床症狀及檢查

腐蝕性食道灼傷者常有誤服強酸強鹼史。賁門失弛緩症和食道憩室常為吞咽不暢，或伴有嘔吐，胸骨後悶脹不適，食物反流等表現。X 光鋇餐檢查可見食管擴張或呈 S 型，鋇劑通過受阻。食道鏡檢查，並取活檢可以確診。

(三)臨床分型及防治

1.肝鬱氣滯，肝胃不和型：呃逆噯氣，吞咽有澀滯感或胸骨後不適，生氣發怒時加重，口乾舌燥且苦，大便乾燥，舌質紅，脈弦細。治宜：疏肝理氣，降逆和胃。方藥：逍遙散加減（醋柴胡 10 克、全當歸 10 克、炒白芍 30 克、炙甘草 10 克、半夏 10 克、云苓 12 克、厚朴 10 克、旋復花 10 克、生薑三片、大棗五枚、雞內金 10 克）。

2.痰瘀內結型：吞咽困難，胸骨後進食時疼痛，口乾不欲飲水，大便乾燥，面色晦暗，舌質紅有瘀斑，苔膩，脈弦。治宜：消瘀化痰。方藥：導痰湯合通幽湯加減（陳皮 15 克、半夏 10 克、枳實 10 克、制南星 10 克、桃仁 10 克、紅花 10 克、生地 15 克、當歸 10 克、雞內金 10 克、丁香 10 克）。

3.氣陰兩虛型：病情較重，食道糜爛出血或食管狹窄而飲食難下，或食而復吐，消瘦，貧血，舌淡紅，苔薄白，脈細

數。治宜：益氣養陰。方藥生脈飲加味（太子參 15 克、二冬各 10 克、五味子 6 克、枸杞子 10 克、大生地 15 克、首烏 10 克、炙杷葉 15 克、三七粉 3 克沖、雞內金 10 克、苡米 30 克、川楝子 10 克）。

食道的防護比治療更為重要，主要防護措施為：⑴不偏食過熱過燙飲食，飲食過熱會燙傷食道壁上皮細胞，在修復燙傷的過程中細胞增殖加快，再遇到菸、酒、霉變不潔之食物等致癌物會惡變為癌。⑵進食時要細嚼慢咽，不可快進粗糙食物，否則損傷食道粘膜發生炎症，致粘膜上皮細胞脫落，再復發，長期反覆刺激細胞增生、突變而成癌。⑶忌食菸酒、發霉食物，霉變食物中有白地、菸中有尼古丁以及酒中酒精都證明是促癌因素，再加上強烈的刺激使粘膜發生炎症，致細胞中的 DNA 直接破壞而癌變。⑷注意勞逸結合保持精神飽滿，增加抗病能力，注意心情愉快。

五、乳腺增生病

㈠發病概況

乳腺增生病是乳腺癌的主要危險因素之一，發病率較高，文獻報告乳腺增生的婦女有 58～90％，在發達國家有三分之一的婦女患乳腺瘤，以 21～40 歲為多見。 1989 年世界衛生組織公布了 13 個國家調查結果，發現聯合口服避孕藥與乳腺癌的發生有充分肯定的證據。而乙烯雌酚無論在人類或在動物實驗中均屬有充分證據證明是致癌性極強的化學因素。在我們臨床實踐中發現，服用避孕藥和乙烯雌酚的婦女最早出現癌前

期病是乳腺增生。乳腺癌的高發病率和連續應用或聯合應用避孕藥導致乳腺增生的癌前期病變——乳腺增生症呈正相關的關係。

乳腺增生病的發病機理是由於雌激素水平過高、孕激素分泌過少，兩者之間比例失調所致。也有人認為雌激素水平不一定增多，而可能是這些患者乳腺上皮細胞受體對內分泌激素具有增高敏感性或雌激素濃度相對增高，導致乳腺組織的不同程度增生，末梢腺管或腺胞有囊腫形成。乳腺癌的雌激素和孕激素受體分化比例的失衡與上述情況相似。已有的研究結果發現雌激素（ER）和孕激素（PgR）受體的存在與否，對乳腺增生病的治療具有重要意義。同樣在乳腺癌的病因干預上也具有不同凡響的作用。中醫藥從生物反應調節雌激素分泌水平出發，而不是以直接治療囊性增生為目的，取得了較滿意的效果。

中醫藥學對本病在病因學上強調了憂、怒、鬱悶、肝氣橫逆的內因作用，在發病學上動態的觀察了由良性轉惡性變化過程，在治療上指出始生之際、消釋病根、早治為好的經驗，也提到了本病晚期是不可治的嚴重後果，在預防上強調了「心清神安」是有效的方法。由於條件所限，不能作細胞學和病理學的對照，而採取了辨證論治方法，實踐中取得了寶貴經驗。

本病類型較複雜，名目繁多，古人有「隱核」、「嬭乳」、「乳癖」之稱，現代文獻也有「慢性囊性乳腺炎」、「慢性囊性乳腺病」、「乳腺囊性增生病」等命名，現僅就其臨床特點及組織學改變分為三型，即乳腺腺病增生型、乳腺纖維增生型、乳腺囊性增生型，待㈢臨床分型與防治中加入論

述。

（二）臨床症狀及檢查

乳房腫塊是乳房腫瘤共有的現象，根據其病變性質的不同又有所差異。在良性乳腺腫瘤中，以乳腺小葉增生較常見，好發於 20～50 歲的女性，以小葉數目增加、小葉內管泡增多、小葉增大為主。纖維腺瘤好發年齡為 15～39 歲，多在乳房外上象限，75％為單發，也有多發者。乳腺內乳頭狀瘤平均發病年齡為 40 歲，沒有明顯的腫塊，常伴有乳頭血性溢液。乳腺囊性增生病則好發於 40 歲以後的婦女，腫塊常為多發性，呈大小不一的結節狀，質韌而不硬，可伴有乳頭黃綠色或棕色及血性溢液。

乳腺增生病根據其臨床表現，大多數可以做出診斷，必要時可行 X 光攝片以輔助檢查或取病理活檢、局部穿刺進行細胞脫落學檢查、方可確診。

（三）臨床分型及防治

1.乳腺腺病增生型：多見於 25～35 歲婦女，自覺乳房脹痛，局部痞滿，月經期前加重，甚至壓痛過敏，不敢觸及。月經過後，自行緩解，苔薄黃，脈弦數。其病變主要是小葉數目增加、小葉內管泡增多、小葉增大。形狀不規則，並有融合傾向，纖維組織輕度增生，周圍無淋巴結浸潤，此種為可逆性變化，有「乳痛症」之稱。若疼痛不甚者，毋須處理，2～3 年後自行消退。也有些患者，妊娠、哺乳之後，疼痛自行消失，但此階段，如果小葉繼續增生，導管隨之擴張，腺泡逐漸萎縮，纖維組織增生，則轉化為纖維化期病變。臨床常用乳痛片治療（柴胡 10 克、白芍 15 克、赤芍 15 克、瓜蔞 15 克、瓜

絡 10 克、元胡 10 克、丹參 15 克，按此分量煎湯濃縮製成片劑，為 1 日藥量）。

2.乳腺纖維增生型：多發於 30～50 歲婦女，可能與內分泌紊亂有關，在經前及排卵期雙乳脹痛不適，可涉及胸背牽引痛。放射至腋下及上臂竄痛，觸診時可捫及雙乳外上象限有大小不等的米飯團樣結節、質地稍硬、界限不清，也有的形成索條狀或片狀腫物。脈弦滑，舌質暗。剖檢腫塊無包膜，切面堅實致密，質地為均勻的白色組織。主要病變為纖維化，腺泡萎縮，小葉的輪廓有時存在、有時消失。最後腺泡大部或全部消失，殘存一些萎縮的導管。晚期稱為乳腺小葉纖維增生硬化期。臨床常用化瘀丸、乳塊消、散結靈、小金丹等。

3.乳腺囊性增生型：常發生在 40 歲以上婦女，絕經後較少見。發病機制多因內分泌紊亂，黃體素分泌減少、雌激素相對增多，二者失卻平衡，產生乳腺囊性增生病變。主要症狀為乳腺一側或雙側出現大小不等、軟硬不一、邊緣不清的囊性結節，並有乳頭黃色或血性溢液。腋前可觸及小顆粒散在片狀肥厚組織，但腋下淋巴結不腫大。平時輕度刺痛，經前脹痛，行經期間常有腫塊增大、經後縮小，病情進展數年之久，月經前後即無明顯差異。脈沉，苔白。此型癌變機會較多，也可與癌瘤並存，據統計有 20％的乳腺癌，併發囊性增生病變。腫瘤剖檢，常見大小不等的白色或淡藍色結節。切面上囊腫內有粉紅色分泌液，病變境界不清，邊緣不規則，無明顯包膜。有的病例乳腺腺病增生、纖維增生與囊性增生同時並存。也有少數病例發生癌變。應當予以足夠重視，臨床要動態觀察，以便早期診斷，早期治療。現代醫學對本病多對症治療。10％碘化鉀

5c.c.，每日 3 次。丙酸睪丸酮 25c.c.，肌肉注射，每日 1 次，每月在經期前 1 周內用 4 天，連用 3 個月。以便軟化結節，減輕疼痛，控制發展。若腫塊局限，逐漸變硬，可做局部切除，或行乳腺單純切除術。以圖消除痛苦，防止癌變。常用抗增片（炒麥芽 30 克、炒山楂 15 克、青皮 10 克、山藥 15 克、石蓮子 15 克、女貞子 30 克、旱蓮草 15 克、公英 15 克、瓜蔞 15 克、椿皮 15 克、益母草 15 克，按此份量煎湯濃縮成片劑，為 1 日量）或用越鞠保和丸，每日 2 次，每次 10 克，進行治療。

乳腺增生病的防護：因其上皮組織重度異型增生者可有 75％以上發生癌變，所以積極治療十分重要，要每隔 3～6 月複查一次，並隔半月自查乳腺；要經常保持心情舒暢，解除精神負擔，注意勞逸結合，適當鍛練身體，參加社會公益活動，忌食辛辣刺激飲食，不要生悶氣，性格開朗。

六、病毒性肝炎及肝硬化

㈠發病概況

病毒性肝炎是一類嚴重危害人類健康的常見傳染病。據有關資料報導，中國至少三分之一人口有過肝炎感染史，十分之一人口感染過 B 肝病毒。還有 C 型、D 型或 E 型肝炎在中國的發病也不低。

病毒性肝炎僅有 10％發展成為慢性活動性肝炎，而慢性活動性肝炎中又有 25％可發展為肝硬化，其中以 B 型肝炎為主，其次為 C 型肝炎。據統計，原發性肝癌患者中，約三分

之一有慢性肝炎史，及 90％的肝細胞肝癌患者有肝炎病毒感染。實驗材料證明：B 型肝炎表面抗原陽性者患肝細胞癌的危險性爲陰性人群的 40 倍。據中國高發區人群既往調查資料證實，肝癌多，肝炎亦多，肝硬化也多。從臨床方面觀察，肝炎、肝硬化病人出現肝癌的相對危險性爲對照組的 10.76 倍。肝癌病人手術標本顯示，肝硬化比例爲 77.9％。而有不同程度肝炎的病變達到 94.1％。

以上事實提示，病毒性肝炎、肝硬化與肝癌的密切關係，從而說明病毒性肝炎致肝硬化再轉變爲肝癌這一途徑的可能性。因此，預防和治療病毒性肝炎、肝硬化，對於防治肝癌具有極其重要的意義。

(二)臨床症狀及檢查

本病的臨床症狀早期見食欲不振，腹脹，疲倦無力，體重減輕，噁心，腹脹腹瀉，上腹隱痛，頭暈，失眠等，中晚期各症狀加重，並有腹部疼痛，皮膚粘膜、鼻腔、口腔、齒齦、直腸粘膜出血，晚期肝功能衰竭累及腎功能時出現腹水、電解質紊亂、肝性腦病。查體：見面部、手掌紋理、皮膚皺折處色素沈著，肝掌及皮膚蜘蛛痣，晚期可有發熱，黃疸，腹水，出現腹壁靜脈曲張，一般脾臟腫大併發上消化道出血時縮小。肝臟早期正常大小或腫大，表面光滑，質地中等硬；晚期肝臟小，質堅硬，有結節，併發肝炎時有壓痛。實驗室檢查：肝功能不同程度的異常，AFP 爲陽性者應注意其惡變。B 超、CT 等影像檢查具有輔助診斷意義，必要時可進行肝穿活檢及剖腹探查等，以明確診斷。

㈢臨床分型及防治

中醫藥學認為 B 型肝炎屬於「肝胃不和」、「氣滯血瘀」、「濕熱蘊結」等病機變化。

1.肝胃不和型：右脇隱痛，頭暈失眠，脘腹作脹，四肢乏力，脈弦，苔白。治宜：平肝和胃。方藥：舒肝和胃散、逍遙丸，藥用柴胡、黃芩、鬱金、當歸、三芍、茯苓、白朮、甘草、丹皮。

2.氣滯血瘀型：肝區刺痛，累及後背，腹脹如鼓，屎氣得快，脈弦苔黃。治宜：活血化瘀。方藥：膈下逐瘀湯加減，藥用桃仁、紅花、赤芍、烏藥、香附、元胡、川芎、當歸、川棟子。

3.濕熱蘊結型：一身面目皆黃，皮膚搔癢，噁心嘔吐，厭油膩，納差，腹脹便溏，疲乏困倦，小便深黃，甚則發燒，脈滑數，苔黃膩。治宜：清利濕熱。方藥：茵陳蒿湯合藿香正氣丸加減，藥用茵陳、梔子、大黃、草河車、龍膽草、藿香、佩蘭、車前子、茯苓。

B 型肝炎轉變為肝硬化者，中醫認為肝腎陰虛、脾濕不化、癥瘕積聚三種類型各有特點互相轉化。病情進展有快有慢，如果得不到合理治療，機體功能失調，可能惡變成癌。必須進行積極防治。治法如下：

1.肝腎陰虛型：臨床表現肝區墜痛，腰酸腿軟，精神疲倦，全身乏力，陰虛盜汗，五心煩熱，齒齦出血，皮下瘀斑，失眠多夢，月經失調，舌紅少苔，脈象沉細。治宜：滋補肝腎。方藥：六味地黃湯加味，藥用生地、山萸肉、丹皮、丹參、山藥、澤瀉、澤蘭、肉蓯蓉、女貞子等。

2.脾濕不化型：納差泛噁，胃脘脹滿，腹脹腹水，便溏溲短，尿色深黃，四肢沉重，脈象沈濡，舌苔白厚，甚則黃疸發熱。治宜：健脾化濕。方藥：三仁湯加減，藥用：生苡米、瓜蔞仁、桃仁、白朮、豬苓、車前子、六一散、大腹皮子、龍葵等。

3.癥瘕積聚型：脇下巨塊，胸悶墜痛，定痛刺痛，胃脘痞悶，食少納差，面色晦暗，皮膚甲錯，兩側硃砂掌，散在蜘蛛痣，常有皮下出血點，可見紫斑，腹壁靜脈怒張，舌質紫暗，兩側瘀片，脈沉弦兼細緩。治宜：補氣活血，解毒化瘀，以防惡變。方藥：參赭培氣湯合大黃蟅蟲丸，藥用黨參、代赭石、丹參、黃芪、土鱉蟲、鬱金、桃仁、紅花、莪朮、鱉甲等。

隨症加減：

熱重於濕者：證見口渴發熱，煩躁不安，便乾溲赤，脈滑數，舌紅苔黃。可在原方基礎上加生石膏、知母、黃柏、銀花。

濕重於熱者：證見脘腹脹滿，不思飲食，體倦身困，大便溏薄，脈滑稍數，舌苔白膩。可加藿香、生苡米、草蔻、川朴。

黃疸重者：重用鬱金、茵陳、金錢草、水紅花子。

口乾舌苦者：可加黃連、石斛、生石膏、花粉。

兩脇脹痛者：可加枳殼、元胡、木瓜、川楝子（金鈴子）、絲瓜絡。

噁心嘔吐者：可加代赭石、旋復花、陳皮、竹茹、清半夏。

嘈雜反酸者：可加烏賊骨、川貝、刀豆子、生瓦楞。

食少納差者：可加香稻芽、砂仁、神曲、菖蒲。

厭油泛噁者：可加炒山楂、蔻仁、雞內金、澤瀉。

腹脹不減者：可加大腹皮子、川朴、木香。

五心煩熱者：可加梔子、生地、女貞子、旱蓮草。

低燒不退者：可加地骨皮、丹皮、青蒿、銀紫胡。

自汗盜汗者：可加生龍牡、浮小麥、烏梅、生芪。

齦衄者：可加小薊、茅根、阿膠、槐花、三七。

肝脾腫大者：可重用丹參、三七、穿山甲、鱉甲、土貝母。

高燒昏迷者：可加牛黃清熱散、抗熱牛黃散。

血氨偏高者：可加安宮牛黃丸、局方至寶丹、紫雪散。

谷丙轉氨酶不降者：可加五味子粉、垂盆草、雞骨草、田基黃、紫草、石見穿、草河車、靈芝片。

絮濁反應不降者：可加當歸丸、九轉黃精丸、烏雞白鳳丸、六味地黃丸。

球蛋白偏高者：用胎盤糖衣片、強力九二七注射液、鵝血片、全鹿丸、鹿胎膏，骨膠粒。

單偏驗方：

肝功能異常者可選用益肝靈、複方木雞沖劑、雲芝肝泰、當歸片、烏雞白鳳丸等。

肝區疼痛重者可選用元胡止痛片、舒肝止痛丸、舒肝丸、逍遙丸、平肝舒絡丸。

肝硬變纖維化者，選用大黃蟅蟲丸、葫蘆素、白蛇六味丸、甲基斑蝥酸鈉、依爾康等保肝抗癌藥。

肝大伴有結節者長期服用鱉甲煎丸有效。

　　預防病毒性肝炎、肝硬化比治療更爲重要，首先避免導致
肝硬化因素，飲食科學合理，禁忌菸、酒、辛辣刺激飲食，包
括燻炙、發酵食物。注意勞逸結合，保持心情樂觀。勿生氣鬱
怒。

七、子宮頸不典型增生症

(一)發病概況

　　隨著細胞學技術的不斷進展，長期研究對子宮頸癌的發展
過程有更進一步的了解。子宮頸在發生癌變前都經歷一段癌前
階段，即宮頸不典型增生或叫鱗狀上皮不典型增生及宮頸上皮
瘤樣病變（CIN），是指宮頸上皮細胞全部或大部分發生異形
和不典型分化。其發生部位見於子宮頸外口或移行帶或頸管內
膜，偶爾發生於宮頸腺體內。與子宮頸原位癌僅是增生異型程
度不同。不典型增生是由鱗狀上皮的未成熟的基底細胞增生或
柱狀上皮的儲備細胞所產生的新細胞發生「質變」的轉化過
程。這個過程在以後的發展中可以有三種不同的轉歸或結局。
第一種停止發生，恢復正常的生長和分化成熟程度，將不典型
細胞逐漸推到淺表層而脫落。第二種保持原狀，生長、成長和
脫落速度達到平衡，不典型增生細胞一方面不斷形成，一方面
又不斷分化成熟並脫落。第三種繼續發生擴張，不典型細胞不
斷增生與增加，把正常上皮向上推移，正常上皮漸漸脫落後，
不典型增生細胞占據上皮全層，進而發生癌變。據統計，如不
治療 10～15％輕、中度和 75％重度不典型增生將轉變爲癌。
據上海醫科大婦科醫院報導：1974 ～ 1983 年子宮頸不典型

增生 601 例其中有 195 例未經治療者，年轉常率 12%，年轉癌率 0.5%。

　　子宮頸糜爛，鱗柱交界移行至子宮頸陰部道，糜爛表面柱狀上皮即受陰道酸性的影響，又在炎症的刺激下，柱狀上皮下面的儲備細胞就逐漸增生。增生活躍的儲備細胞不但具有分化為柱狀細胞和鱗狀細胞的雙向分化能力，也可向不典型鱗狀細胞增生。不典型增生的鱗狀細胞在某些外來致癌物質刺激下或誘發因素繼續存在時，有可能繼續發展為癌，大量調查資料表明，患子宮頸糜爛婦女子宮頸癌發病率比無子宮頸糜爛者高二至七倍。子宮頸重度糜爛者的子宮頸癌發病率比中度糜爛高九倍。另一統計數據說明，子宮頸癌病人患有中度或重度子宮頸糜爛者占 62%，而健康人只有12%。因此，積極治療子宮頸糜爛，防治向子宮頸不典型增生轉變，至發展成子宮頸癌有重要作用。

　　㈡臨床症狀及檢查

　　CIN 無特性表現，臨床症狀與慢性子宮頸炎相似，見白帶增多或白帶有血，性接觸後陰道有少量出血。婦科檢查可見子宮頸光滑無炎症表現，部分子宮頸充血糜爛，觸之易出血，此時應做特殊檢查，以便早發現微小癌灶。據病情行子宮頸脫落細胞塗片、碘試驗、陰道鏡檢查及宮頸活體組織檢查便可明顯診斷及早期發現 CIN。

　　㈢臨床分型及防治

　　1.脾虛濕停型：面色萎黃，神疲倦怠，納少便溏，白帶增多，綿綿不斷，白色粘稠無味，苔白膩，脈緩弱或沉細滑。治宜：健脾利濕法。方藥：完帶湯加減，藥物：太子參、陳皮、

半夏、雲苓、蒼白朮各 10 克，山藥 15 克、苡仁米 30 克、黑芥穗 10 克、炒白芍 15 克、車前子 20 克、龍牡各 30 克。

2.脾腎陽虛型：面色無華，腰脊酸楚，四肢欠溫，怕冷，大便溏，小便清長，白帶冷清無味，久下不止，舌淡紅，苔白，脈沉遲。此為脾腎陽虛，任帶脈失固，治宜益腎固精，健脾調理沖任法則。方藥：鹿角補澀丸加減，藥物：鹿角霜 10克，菟絲子 10 克、杜仲 15 克、白朮、蓮肉、芡實、白果各10 克、龍牡各 20 克、沙苑蒺藜 10 克。

3.濕熱下注型：胸悶口苦，少腹墜脹，大便不暢，小便澀痛，帶下色黃粘稠，腥臭伴有陰部灼熱瘙癢，舌紅苔黃膩，脈滑數。治宜：清熱利濕。方藥：龍膽瀉肝湯合黃連解毒湯，藥物：龍膽草、黃蓮、知母、黃柏、赤芍各 10 克、牛膝 6 克、車前子 20 克、苦參 10 克、茜草 10 克、地骨皮 12 克、蒼朮10 克。

隨症加減：

少腹疼痛者，加川楝子、元胡各 10 克。

帶中有血者，加地榆炭、荊芥炭。

白帶多，綿綿不斷者，加山藥 15 克、薏苡仁 20 克、龍牡各 20 克。

腹脹納差者，加川朴 10 克、陳皮 10 克。

月經多有血塊加乳香、沒藥各 10 克、三七粉 3 克（沖服）。

外用藥對控制炎症有一定作用，重度增生可選用腐蝕、收斂、生肌、清熱解毒之外用藥，研粉外用：雄黃 3 克、松香 6克、龍骨 2 克、黃柏 10 克，煅爐甘石 20 克、枯礬 6 克、煅

石膏 20 克、月石 10 克、輕粉 1 克、四季青適量，冰片 3 克，共研細末煉蜜爲栓劑。用法：月經後三天始塞入子宮頸然後用帶線棉球塞阻，24 小時後取出棉球，每周 1～2 次，3～5 次爲一療程，治療期間禁止同房。也可採用單偏驗方治療，如二黃攻毒散（白礬 30 克、白砒 3 克）。、三黃治爛散（黃柏、生軍、黃連各 10 克，煅爐甘石 20 克、枯礬 10 克，煅石膏 20 克、冰片 3 克）等外用治療，均收到較好的療效。

　　對於子宮頸不典型增生症防護是十分重要的，首先要保持陰部清潔衛生，防止經產、性生活的不衛生而產生感染，避免刺激性液體洗浴外陰，以免破壞陰道酸度降低防護作用。醫護人員在進行婦科檢查或作人工流產手術操作時要嚴格消毒、動作輕柔，防止機械性損傷及交叉感染。積極開展婦科普查，早期發現、早期診斷、早期治療，預防惡變。

八、老年性皮膚角化病

(一)發病概況

　　老年性皮膚角化病又稱日光（光線）性角化病或稱皮膚角化病。是皮膚長期受日照會引起皮損、表皮角化過度或不全、皮膚萎縮。雖然發生鱗狀細胞癌，但時間漫長。大約日光的 UVB 在 290～320mm 光譜，經過 7～30 年才可發生癌變。其組織病理可分爲肥厚型、萎縮型、原位癌樣型。肥厚型爲表皮明顯角化過度，部分有角化不全，棘層肥厚與萎縮交替，整個棘細胞層排列紊亂，並有典型細胞核分裂象較多見，且不典型。萎縮型表現爲表皮增厚，表皮和眞皮界限清楚，表皮細胞

排列紊亂，並有不典型細胞，但不累及末端毛囊和毛囊漏斗外毛根鞘。本病常見於皮膚白皙的中老年人，好發於男性，多發生於面部、手背及前臂等曝光部位。據臨床觀察大約 90％的皮膚癌發生在頭部、頸部、面部、手背、腳踝等暴露處，且常繼發於老年性角化病、慢性潰瘍及疤痕等基礎上。淺膚色的老年人，長期受日光照射，可發生日光性皮炎，皮膚萎縮而且乾燥，出現色素沉著，角化過度的斑塊。這種病人多可發生皮膚癌，且大多數爲基底細胞癌。由此可以看出，長時間的日光曝曬可致皮膚角化病，而角化病既爲皮膚癌的癌前病變。此病約有 12～13％不加治療的皮損可以發展成局灶型侵襲性鱗狀細胞癌，但發生轉移機會少，然而粘膜部損傷癌變後較易發生轉移。個別皮膚不經治療可自然消失。因此，積極預防角化病的發生和發展，對皮膚癌的預防有著重要意義。

(二)臨床症狀及檢查

本病多發於中年以上男性，常發生在頭、面、頸、手背、腳踝等長期暴露接觸日光的部位。主要表現爲針頭到黃豆大小的紅斑或斑塊，復以粘著甚緊的棕黃或帶黑色鱗屑，不易剝離，如用刀去除容易出血，病程較慢，無自覺症狀，若損害迅速擴大呈疣狀或結節狀甚至破潰產生潰瘍等，則提示有惡變爲鱗癌的可能。必要時取活檢進行病理檢驗，以明確診斷。

(三)臨床分型及防治

中醫認爲本病是由於風毒燥熱之邪久羈留戀，內耗陰血，奪精灼液；肝血枯燥，難榮於外；肺氣失調，皮毛不潤，以及濕毒不化，結於皮膚而致。治以疏風散瘀，活血潤燥；清熱涼血，祛濕解毒以及滋補肝腎、調營養衛等法則。常用四物湯合

六味地黃湯加減內服。兼有血瘀者，加桃仁、紅花；兼有風熱者，加山梔、丹皮、野菊花；兼痰凝結塊者，加夏枯草、海藻、貝母；兼血虛肝旺者，加石決明、牡蠣；兼陰虛內熱者，加知母、黃柏、龜板等。

單偏驗方：

蛇床止養湯（蛇床子 40 克、苦參 30 克、花椒 5 克、地膚子 30 克、黃柏 15 克、當歸 20 克、甘草 10 克、白蘚皮 30 克）具有清熱解毒，除濕止癢，化瘀防癌之功效。

消風潤膚湯（防風 10 克、生地 10 克、熟地 15 克、當歸 15 克、天冬 10 克、麥冬 10 克、制首烏 15 克、黃精 10 克、山藥 15 克、蟬衣 6 克、炙甘草 6 克）具有補血滋陰，祛風潤膚之功效。

長卿抗角湯（徐長卿 40 克、地膚子 20 克、鬼箭羽 30 克、地榆 20 克、槐花 20 克、黃芪 30 克、生地 30 克、熟地 30 克、生苡米 30 克、當歸 20 克）具有除濕解毒，活血化瘀，止癢防癌之功效。

本病外用藥常用：青黛膏、瘋油膏、雄黃膏等，對浸潤較重的皮損可外塗細胞毒劑藥，如 5% 的 5－Fu（5－氟脲嘧啶）霜或含有 1% 5－Fu 丙二醇洗劑。

對於老年性皮膚角化症的預防十分重要，首先避免長期日光照射，特別是皮膚白皙的中老年人。外出日曬不要超過 30 分鐘，外出可塗防曬霜和穿適合的防護衣，多食含胡蘿蔔素的食物，少用四環素之類增加皮膚過敏性的藥物。

第二編——中篇「治療篇」

第三章　常見癌症治療錦囊

第一節　眼部惡性腫瘤

一、發病概況

　　眼部腫瘤有內眼和外眼之分，臨床常見外眼惡性腫瘤以眼瞼癌較多見，占眼部所有腫瘤大約半數以上，約占皮膚癌的2.5％～16.8％。其次是眼球表面腫瘤和眼眶腫瘤，眼球內腫瘤最少。眼瞼腫瘤為面部皮膚癌的好發部位，下眼瞼最多，病理檢查基底細胞癌較多見，約占 70％～85％，鱗狀細胞癌次之，約占 7％～12％，少數是腺樣囊性癌，也有眼瞼緣及兩眥的皮膚粘膜移行部的色素痣變成惡性黑色素瘤。

　　內眼惡性腫瘤最常見為視網膜母細胞瘤，是兒童胚胎瘤常見的惡性腫瘤之一，約占兒童惡性腫瘤的 26.7％，占眼科惡性腫瘤的 32.5％。本病有一定的家族性，約占 20％，且顯示以隔代遺傳為突出表現，雙眼發病患者中，有家族史的可達75％。發病年齡越早惡性度越高。據統計有 2／3 在 3 歲以內，有 9／10 在 4 歲以內發病，可見本病是一種惡性度甚高、轉移較早、預後極差的幼兒惡性腫瘤。

　　本病的發病原因與接觸有毒化學物質、油煙及局部損傷、接觸放射線等有關，某些眼部腫瘤如視網膜母細胞瘤與先天遺傳有關。

　　中醫藥學認為眼瞼惡性腫瘤與「胞生痰核」類似，又稱「脾生痰核、胞瞼腫核、目疣」等，多因外感風、熱、濕邪，內有脾虛濕困，水濕運化失常，水濕鬱久，化熱生痰，痰濁阻滯脈絡，致胞生痰核。濕熱積聚，日久潰破。眼球內惡性腫瘤與中醫所述「雲霧移睛」、「視瞻昏渺」、「視物顯小症」、「暴盲」、「綠風內障」、「雷頭風內障」等類似。腫物發展後期，眼球突出，中醫屬突起睛高範疇，稱「鶻眼凝睛症」、「球突出眼症」、「旋螺泛起症」。多與先天腎陰不足有關，又有肝風內動，筋失所養導致目視不明。

二、早期徵兆

　　1.眼瞼惡生腫瘤：初起在眼瞼部長微小透明結，表現多樣，結節外有血管圍繞，表面有痂皮覆蓋，緩慢增大，損傷後形成淺在潰瘍，可發展成較大腫塊。若有感染可出血並有奇臭。眼瞼瞼板腺癌早期在眼瞼深部可及小結，質地堅硬，邊界清楚，病發處皮膚萎縮、睫毛脫落，有癌腫從瞼板腺開口處穿出。

　　2.眼球表面惡性腫瘤：最多見於角膜緣，其次為球結膜。角膜常發原位癌，可見灰白色腫塊，表面呈乳頭樣或顆粒樣，多數向外增長，形成腫塊，少數表現為結膜潰瘍。

　　3.眼球內腫瘤：視網膜母細胞瘤占眼內惡性腫瘤的 90％

以上，好發於兒童，1 歲～7 歲兒童占 85％。單眼發病者占 70％，雙眼發病者占 25％，家族性發病率占 3.4％。早期見到白瞳、斜視、貓眼、瞳孔大小不等或虹膜異常等，病情發展可併發白內障、眼球震顫、單側牛眼等症狀。

三、易發人群

1.眼瞼局部損傷和刺激者。
2.眼瞼部長期感染形成麥粒腫、霰粒腫病史者。
3.眼瞼部長期紫外線及放射線照射者。
4.有家族性遺傳病史者。
5.眼球表面外傷及反覆感染不癒者。

四、特殊檢查

1.活體組織學檢查
對於眼瞼及眼球表面癌可直接取病變組織進行病理分析，可獲得明確診斷。

2.前房穿刺：穿刺抽取前房液，可獲得癌細胞，對視網膜母細胞瘤診斷提供依據。

3.X 光檢查：在大量壞死和變性的瘤組織內，常有大小不等和形狀不規則的鈣質沉著，2／3 病例可見到鈣化點，甚至在檢查眼底時也可發現，是臨床診斷的重要依據之一。

4.B 超檢查：可發現鈣化點和腫瘤的異常超音波，對眼球內腫瘤的診斷有一定價值。

5.螢光素血管造影：有相當的診斷價值，在螢光素血管造影的早期，即動脈期時，腫瘤即顯螢光。

6.CT 及 MRI 檢查：對於明確腫瘤範圍，是否已侵犯顱內意義重大。

五、分型

1.眼瞼惡性腫瘤

前五位分別為：基底細胞癌、瞼板腺癌、鱗形細胞癌、惡性黑色素瘤及未分化癌。

其它眼瞼惡性腫瘤為：未分化腺癌、惡性淋巴瘤、皮膚附件癌、汗腺癌、Zeis 腺癌、未分化肉瘤、嗜酸性肉芽腫、副淚腺腺癌、網織細胞肉瘤、粘液表皮樣癌、間葉肉瘤、粘液腺癌、原位癌、Moll 腺癌等，均較少見。

2.眼球表面惡性腫瘤

分別為：鱗形細胞癌、黑色素瘤、原位癌，較少見為有梭形細胞癌、惡性淋巴瘤、皮脂腺癌、脂肪肉瘤、惡性纖維組織細胞瘤、粘液表皮樣癌、纖維肉瘤、葡萄簇肉瘤及漿細胞肉瘤。

3.眼球內腫瘤

可分為：視網膜母細胞瘤、葡萄膜惡性黑色素瘤。

葡萄膜惡性黑色素瘤從病理類型上分五型：梭形細胞型、束狀型、上皮樣細胞型、混合型、壞死型。其中梭型細胞型預後最好，上皮樣細胞型惡性程度最高。

六、治療

㈠外眼腫瘤的治療原則：早期可局部手術切除。基底細胞癌適於放射治療，放療時盡力保護眼球及淚腺。手術或放療後伍用中藥及免疫治療。

中醫中藥辨證論治：

1.心肝火旺，目瘀濕毒型：證見眼部紅腫脹痛，流淚羞明，視物模糊，口苦耳聾，頭暈頭痛，失眠多夢，性情急躁，便乾溲黃，脈弦苔厚。

治宜：降火瀉肝，化瘀利濕。

方劑：龍膽瀉肝湯加減。

藥物：龍膽草 10 克、黃連 3 克、黃芩 12 克、梔子 10 克、柴胡 6 克、木通 10 克、生地 12 克、車前子 15 克、山豆根 10 克、夏枯草 20 克、野菊花 30 克、七葉一枝花 20 克。

2.脾虛肝熱，眼瞼鬱毒型：證見眼部腫脹發癢，眼瞼腫物，累及下垂，破潰滲液，涓涓不息，全身乏力，脈滑苔白者。

治宜：健脾解毒，清肝化瘀。

方劑：逍遙散加減。

藥物：白朮 12 克、茯苓 15 克、當歸 10 克、柴胡 6 克、赤芍 12 克、薄荷 6 克、丹皮 20 克、女貞子 30 克、枸杞子 30 克、青葙子 30 克、木賊草 10 克、密蒙花 10 克。

單偏驗方：

1.藤梨根狗肉（或豬肉）湯：藤梨根 250 克、狗肉 500

克，燉熟，吃肉喝湯，隔日一劑，連服 3 劑。以後藤梨根 100
克加豬肉 200 克燉熟，吃肉喝湯，隔日一劑，連服 3 劑為一
小療程。休息 7 天，再服下方 30 劑為一大療程。休息 30 天
之後，可以重覆以上治療。

　　驗方為；藤梨根 50 克、山豆根 20 克、敗醬草 10 克、白
茅根 30 克、仙鶴草 20 克、木賊草 10 克、夏枯草 20 克、七
葉一枝花 20 克、野菊花 20 克、密蒙花 10 克、月季花 10
克、綠萼花 10 克。

　　㈡內眼腫瘤的治療原則：早期手術治療，可行眼球摘除術
及眶內容物摘除術；晚期也採用化學藥物治療，但效果均不理
想。但本病（視網膜母細胞瘤）對放射線治療極為敏感。腫瘤
若能完全消退，復發者甚少。若病變僅限於視網膜，且在視網
膜面積 1/3 以內者，用放射治療效果甚佳。在手術切除不徹
底者，也可補加放射等綜合治療。對於家族性患者，健側預防
照射，容易繼發白內障、青光眼或損害視力，宜同時配用中藥
杞菊地黃丸、明目地黃丸、石斛夜光丸、黃連清肝丸、熊膽膠
囊等，以保護眼睛。

　　中醫中藥辨證論治：

　　1.肝腎陰虛，毒火上炎型：證見幼兒注目斜視，出現「對
眼」，進而發展至瞳孔擴大，由黑變黃，俗稱「貓眼」，視力
減退，甚至失明。當腫瘤侵透鞏膜而達眼眶時，可見眼球外
突，以至破潰感染，疼痛劇烈，煩躁不安，出現飲食減少，貧
血消瘦，舌苔白舌質暗，脈弦細。

　　治宜：滋養肝腎，解毒降火。

　　方法：杞菊地黃湯合鉤藤熄風飲。

藥物：生地 15 克、山萸 10 克、菊花 10 克、枸杞子 10 克、鉤藤 15 克、僵蠶 10 克、全蠍 3 克、銀花 20 克、薄荷 6 克、連翹 10 克、藤梨根 20 克。

單偏驗方：

1.牛膝 15 克、川貝 10 克、茯苓 10 克、元參 10 克、綠豆 20 克、桔梗 10 克、防風 6 克、元胡 10 克、車前子 30 克、黃芩 10 克、木通 10 克、茺蔚子 15 克、鬱金 10 克、川軍 6 克。

2.白蛇蛻一條、生綠豆 30 克、白糖 120 克。先將蛇蛻剪碎，香油炸黃存性爲末，綠豆炒香爲末，加白糖，用水調勻，放鍋內蒸熟，內服。每次 1～2 克，每日 2 次。服完一付藥物之後，休息 3 天，可以繼續服。

3.當歸 10 克、龍膽草 3 克、炒梔子 3 克、黃連 3 克、黃芩 6 克、黃柏 6 克、八月扎 6 克。

4.麝香、牛黃、三七、乳香、沒藥、熊膽、白晒參各等份配成膠囊服用。用於眼球惡性腫瘤後期餘毒未盡者。

七、預防

1.避免接觸有毒化學物質、油煙及局部損傷、接觸放射線。

2.積極治療眼瞼及眼球慢性炎症。

八、預後

眼瞼的基底細胞癌預後最佳，治癒率在 95％以上。眼瞼鱗形細胞癌預後也較好。瞼板腺癌的預後較差。

視網膜母細胞瘤有報導手術和放射綜合治療的 5 年生存率分別為 58％和 52％。國外文獻報導治癒率高達 90％以上。有極少視網膜母細胞瘤患者會發生自發退行。

葡萄膜黑素瘤的預後較皮膚黑素瘤為好，前者死亡率為 50％，而後者約為 80％。術後 5 年內死於肝轉移者約為 30％～40％，也有報導 16％左右；其次轉移至肺和皮下組織。腫瘤局限在眼內時轉移率為 30％～40％。轉移的發生率與腫瘤的細胞類型，以上皮樣細胞型最高，梭形細胞型最低。

九、隨診

眼部惡性腫瘤一般在治療後 3 個月～6 個月複查一次，以後改為一年隨訪一次，若有症狀及時複查。

第二節　口腔癌

一、發病概況

口腔癌（Carcinoma of oral cavity）主要指發生在口腔粘膜的上皮癌。根據所發生部位的不同分爲舌癌、頰粘膜癌、牙齦癌、口底癌、硬顎癌和涎腺癌。口腔癌是頭頸部較常見的惡性腫瘤之一，據中國文獻報導，發病率爲 1.06～1.69 /10 萬人口，占全身惡性腫瘤的 1.9%～3.5%，占頭頸部惡性腫瘤的 4.7%～20.3%，居頭頸部腫瘤的第二位，據國外報導，印度、東南亞的高發區，口腔癌占全身腫瘤的 35%～45%；在北美，占全身腫瘤的 10%；在美國，口腔癌占全身腫瘤的 3.2%。本病 90% 以上發生於 45 歲以上患者，男性多於女性，大約是女生的 2 倍，其好發依次爲舌、頰粘膜、齒齦、唇、顎、口底。多數爲鱗狀細胞癌。

口腔癌的病因至今尚不十分清楚，可能與以下因素有關：長期吸菸、飲酒，異物長期刺激，營養不良，癌前病變及非特異性感染有關。

中醫藥學對口腔癌的記述較多，以症狀描述來看，唇癌類似於「繭唇」；關於舌癌的記載，類似於舌岩、舌菌、舌蕈、舌疳等；硬顎腫瘤近似於中醫「上顎痛」；對涎腺腫瘤的描述

中醫稱「上石疽」；還有「類瘤」、「類疽」等症的描述，與
唾液腺腫瘤相似。

二、早期徵兆

1.口腔粘膜慢性潰瘍。
2.口腔粘膜局部增厚或腫塊。
3.口腔粘膜持續不退的紅色或白色斑點等。

三、易發人群

1.口腔癌患者 80％有吸菸病史，故長期吸菸者易發，也
是重要的危險因素。
2.過量飲酒，口腔衛生不良、齦齒、假牙磨擦者。
3.婦女患有缺鐵、吞咽困難綜合症即普文二氏綜合症者。

四、癌前期病變

口腔粘膜白斑爲癌前病變。初期無症狀、無異常感覺。白
斑可以發生在粘膜上任何部位，以頰粘膜、口角處、舌尖、舌
緣處爲多見。隨病情發展，在粘膜上凸起白色斑塊，似雲霧
狀，境界清楚，表面粗糙，有時併發潰瘍，如顏色變白，表面
變糙，出現皸裂、潰瘍等現象則提示有癌變可能。

五、特殊檢查

1.活體組織學檢查

⑴行局部病灶組織進行活檢，以示病理明確診斷。

⑵頸部淋巴結活檢，以獲病理證實。

2.影像學檢查

⑴X 光、CT 及 MRI 檢查：明確是否有骨質破壞及轉移。

六、治療

口腔癌首選治療爲手術與放療綜合治療，全身化療應用較少，局部動脈灌注化療效果較好。配合中醫藥辨證論治，也可提高療效。

中醫中藥辨證論治：

1.鬱火上攻型：證見心煩口渴，口舌生瘡、糜爛、疼痛，小便短赤，舌尖紅，苔黃，脈弦數。

治宜：清心降火，解毒化鬱。

方劑：瀉心導赤散加減。

藥物：生地 20 克、竹葉 10 克、木通 10 克、甘草 10克、黃連 6 克、丹皮 20 克、山豆根 30 克、草河車 20 克、丹參 30 克、梔子 10 克、公英 20 克、鬱金 10 克、藤梨根 30克。

2.胃熱毒聚型：證見唇生小節，初起如豆，漸如蠶繭，堅

硬疼痛，妨礙飲食，或爲潰瘍，漸漸變硬，經久不癒。舌質暗，苔黃厚，脈弦滑。

治宜：清解胃經之熱，祛口唇之毒。

方劑：清胃散加減。

藥物：黃連 6 克、生石膏 30 克、生地 20 克、丹皮 20 克、神曲 10 克、防風 10 克、山栀子 6 克、全蠍 3 克、蜈蚣 3 克、僵蠶 6 克、半枝蓮 20 克。

3.肝膽毒熱型：證見舌側緣生瘡、糜爛、疼痛、潰瘍，甚者影響進食及語言。病者煩躁，易怒，口苦發臭，舌質紫暗，苔黃，脈弦數。

治宜：解毒消腫，清瀉肝膽。

方劑：龍膽瀉肝湯加減。

藥物：龍膽草 20 克、栀子 10 克、柴胡 10 克、黃芩 6 克、元參 24 克、生地 15 克、金銀花 15 克、地丁 30 克、白花蛇舌草 30 克、白茅根 20 克、青皮 10 克、花粉 10 克。

單偏驗方：

1.外用北庭丹：《醫宗金鑒》引《清溪秘傳》方，方中有硇砂，人中白、瓦松、瓦上青苔、青雞矢、麝香、冰片。

2.外敷水澄膏：《醫宗金鑒》方，方中有水飛硃砂、白芨、白薟、五倍子、鬱金、雄黃、乳香適量，共研細末，米醋調敷，用於轉移性淋巴結破潰者，外用。

3.土茯苓 30 克、土貝母 30 克，水煎內服，每日二次。

4.蓮子芯 20 克、青木香 15 克，水煎內服，每日二次。

5.半夏 10 克、黃連 10 克、刀豆子 60 克、赤小豆 60 克，水煎內服，每日二次。

6.生苡米 60～120 克，煎服。

7.貓爪草 60～120 克，煎水冲黄酒 60 克，煎服。

8.牛蒡子 30 克、重樓 30 克、半枝蓮 60 克，煎服。

9.八角蓮 30 克、山豆根 30 克、青黛 60 克、雄黄 6 克，共爲細末，蜂蜜調和外敷。

10.巴蠟丸，每日 2～3 次，每次 5～6 粒，口服。

七、預防

1.戒菸、忌酒，少食乾炸零食以減少不良的刺激。

2.加倍口腔衛生，養成良好的衛生習慣。

3.積極治療慢口腔疾患（如齲齒、慢性牙齦炎等）。

4.糾正不正的牙齒咬合，拔除殘根牙及畸形牙，更換不合適的義齒，以減少對口腔粘膜的慢性刺激。

5.對口腔粘膜白斑要密切觀察，積極治療，增加維生素 A、B、C 的攝入。

八、預後

唇癌：預後較好，五年生存率爲 80％～90％；口底癌預後差，五年生存率爲 30％～50％；頰癌平均五年生存率爲 50％；牙齦癌五年生存率爲 60％以上；上頜牙齦癌累及上頜竇預後差，五年生存率爲 30％～40％；舌癌的預後與原發灶大小、腫瘤生長形成、發病部位、病理分級、有無淋巴結轉移都有密切關係。五年生存率約爲 63％，其中 I 期爲 93.3％、

Ⅱ期為 38.3%、Ⅲ期為 26%；硬齶癌五年生存率為 60%；小涎腺腫瘤——腺樣囊性癌術後，原發灶易復發，沿神經、血管擴散，併血行轉移至肺。惡性混合瘤、粘液表皮樣癌預後較差。

九、隨診

口腔癌術後第一年要求病人每月複查一次，術後第二年每二個月複查一次，以後每三個月至半年複查。在複查期間若發現腫瘤局部復發和轉移，多數病人仍可以得到滿意的治療。

第三節　喉癌

一、發病概況

喉癌（Carcinoma of larynx）是發生在喉的原發性惡性腫瘤。多發生於中年以上的男性，男女發病之比為 4～6：1。喉癌在中國的發病率占全身腫瘤的 1%～5%，占頭頸部惡性腫瘤的 3.3%～8.1%，居第一、二位。發病年齡多在 40～70 歲之間。其發病率中國東北部地區較南方地區高。

喉癌的病因，目前尚未十分清楚，但與吸菸關係密切，也為目前公認的病因之一。據統計，喉癌患者中，吸菸者占 80%～90%，吸菸者的發病年齡比不吸菸者低 10 歲左右。其次，放射因素、長期飲酒、石棉粉塵及性激素如睪丸酮有關。

中醫藥學認為喉司呼吸屬肺，為音之府。肝、腎經絡循行所過。具體分析辨證論治，潰瘍型喉癌有的表現像「煩喉風」，結節型喉癌像「纏喉風」，晚期失音、嘶啞又像「喉痹」。多屬於「喉菌」、「鎖喉瘡」、「喉百葉」的範疇。治療法則多以降火化痰，清咽利喉；清熱利濕解毒為主。

二、早期徵兆

1.進行性聲音嘶啞或發音困難（爲聲門癌的首發症狀）。

2.不明原因的吞咽痛，咽部異物感、吞咽不適。

3.刺激性乾咳、痰中帶血絲，同時頭部及耳部反射性的疼痛等是重要的初期表現。

三、易發人群

1.大量的吸菸和過量飲酒者。

2.口腔衛生不良者。

3.長期接觸石棉等礦物質的職業人員。

4.患有慢性喉部病變長期不癒者。

四、癌前期病變

喉癌的癌前期病變爲：喉乳頭瘤、喉角化症、喉白斑等癌前期病變。

五、特殊檢查

對於年齡在 40 歲以上，有慢性喉部疾患或長期吸菸及大量飲酒者出現進行性的聲音嘶啞、咽喉異物感、咳痰中帶血，可作下列檢查。

1.喉鏡檢查：採用間接喉鏡觀察喉部的變化及聲帶、會厭等活動情況，局部有無新生物、潰瘍等，必要時塗片或取活檢，進行細胞學檢查。隨著科學發展，纖維喉鏡、顯微喉鏡問世，對喉癌的早期診斷提供了方便。

2.X 光檢查：利用喉部的正、側位片，可觀察病變的範圍、部位、大小、形態及其局部軟骨受累的情況。

3.CT 檢查：可清楚地了解腫瘤的大小以及與周圍組織的關係。

4.DNA 定量的測定：對喉癌的早期診斷、惡性程度估計和預後判斷有一定價值。

六、分型

1.大體型態分四型

(1)菜花型：腫物突起、粘膜表面呈顆粒狀如菜花樣。

(2)結節型：腫物隆起，粘膜表面尚光滑或有完整的包膜。

(3)浸潤型：多見於聲門下區，病變區彌漫腫脹，腔道狹窄。

(4)潰瘍型：腫瘤組織稍高出粘膜表面，中央可見向深層浸潤的潰瘍。

2.組織形態為三型

(1)原位癌：多見於聲帶或室帶部，因原位癌常與浸潤癌並存，需做病理檢查確診。

(2)鱗狀細胞癌：約占喉癌的 90％ 以上，臨床上表現的菜花型、浸潤型、潰瘍型。多見於聲門區和聲門上區。

⑶腺癌：包括粘液表皮樣癌、腺樣癌及其他腺癌。

七、治療

喉癌主要採用手術、放療或二者結合。爲了保持發音功能，應採用放射治療配合中藥。聲門下部癌，生長較慢，分化較完整，況且常與環狀軟骨粘著，放射又不敏感，故以手術治療爲宜。局部血卟啉光動力學治療，操作簡單無後遺症，無發音障礙，有人認爲優於常規治療。

中醫中藥辨證論治：

1.肺胃積熱，火動痰生型：證見聲音嘶啞，吞嚥不利，咳嗽黃痰，痰中帶血，甚則咽喉出血，腫脹疼痛，呼吸困難，惡寒發熱，頸部及下頜受累，結節壓痛，噁心厭食，二便秘澀，舌絳苔黃，脈沉數。

治宜：降火化痰，清咽利喉。

方劑：清咽利膈湯加減。

藥物：連翹 10 克、山梔 10 克、黃芩 10 克、黃連 10 克、元參 15 克、桔梗 10 克、生軍 6 克、元明粉 10 克、銀花 15 克、山豆根 20 克、錦燈籠 15 克、甘草 10 克、七葉一枝花 20 克。

外敷喉症異功散：斑蝥 2 克、乳香 2 克、沒藥 2 克、全蠍 2 克、元參 2 克、血竭 2 克、麝香 1 克、冰片 1 克，研細末，取藥少許撒在解毒膏上貼在頸部、項部、對著腫物、半天揭去。連用十天，爲一療程。

2.腎虛內熱，濕毒蘊結型：證見聲音疲倦，嘶啞失音，咳

嗽喉痛，痰涎壅盛，喉部潰爛，口臭噁心，飲食難下，形體消瘦，五心煩熱，胸悶氣短，舌苔厚膩，脈沉數。

治宜：清熱利濕解毒。

方劑：龍蛇羊泉湯加減。

藥物：龍葵 30 克、蛇莓 30 克、蜀羊泉 30 克、七葉一枝花 30 克、山豆根 20 克、開金鎖 15 克、錦燈籠 10 克、蒲公英30克、半枝蓮 20 克、元參 20 克、生地 10 克、牛蒡子 10克。

單偏驗方：

1.吹喉消腫散：山西硼砂 3 克、玉丹 0.2 克、黃柏 0.1克、明腰黃 1 克、蒲黃 0.1 克、白芷 0.1 克、冰片 1 克、甘草 0.5 克、薄荷 0.2 克，製法：先將腰黃研細，加入玉丹、白芷、研至無聲，再入月石共研，再加入黃柏、蒲黃、甘草、薄荷，最後入梅片、研至無聲。（玉丹方：明礬 150 克、槍硝 45 克、硼砂 45 克、牛黃 1 克）吹喉用。

2.紫雪散，未破者吹於患處。

3.八寶珍珠散已破者吹於患處。

4.內服粉劑：紫雪散 30 克、犀角 30 克、羚羊 30 克、生石膏 30 克、寒水石 30 克、升麻 30 克、元參 60 克、甘草 20克、沉香 15 克、木香 15 克，共爲細末，每次 3 克，每日 2次。

5.豆干湯：山豆根 9 克、射干 9 克、蜂房 9 克、蟬蛻 9克、全蠍 9 克、桔梗 9 克、石斛 9 克、麥冬 15 克、北沙參 30克、玄參 18 克、生甘草 3 克。

6.六神丸（成藥）：研末、吹噴於腫瘤腫痛、潰破之處。

7.雙料喉風散：外用噴於患處，每日三次。

八、預防

1.戒菸，避免過量飲酒。
2.加強勞動保護，保護口腔衛生。
3.積極治療喉部慢性疾病及癌前病變。

九、預後

目前早期喉癌放療，不但可達根治目的，還能保持喉功能，治癒率為 90％。中、晚期則以手術聯合放療為好，治癒率為 50％～60％。

十、隨訪

手術或放療後每三個月複診一次，應用喉鏡檢查喉部情況及 X 光喉部正、側位片或 CT 檢查等。一年後每半年複診一次。

第四節　鼻咽癌

一、發病概況

　　鼻咽癌（Carcinoma of nasopharynx）是指發生在鼻咽部的惡性腫瘤。是一種較常見的惡性腫瘤。其發病率因地區、種族、年齡的不同而異。鼻咽癌最多發於中國南方五省（廣東、廣西、湖南、福建、江西）及東南亞一些國家，其中發病率最高的地區是廣東省的四會市，年發病率為 29.04 /10 萬人口，移居國外的中國人，其鼻咽癌的發病率，均高於當地居民。在性別上，不論高發區和低發區，男性發病率均為女性的 2～3 倍。在年齡方面，鼻咽癌發病率在 20 歲開始上升，50 歲～60 歲為發病高峰。在中國鼻咽癌標化死亡率全國平均為：男性 20.49 /10 萬人口，女性為 10.27 /10 萬人口。

　　本病的發病原因尚不十分清楚，可能與 EB 病毒感染、遺傳因素、化學因素（如鎳、亞硝胺類化合物、芳香烴類等）、維生素 A 缺乏有關。

　　中醫藥學認為，鼻咽癌屬「真頭痛」、「血衄」、「上石疽」、「瘰癧」、「失榮」、「腦崩」、「腦砂」等範疇，是由於熱毒之邪，上犯顱顬，灼津成痰，熱毒與痰搏結，日久而變生之惡肉。

二、早期徵兆

1.回吸性血涕占首發症狀 26.4％；

2.出現耳鳴、耳悶、聽力減退至耳聾；

3.偏頭痛，臨床 I 期病人頭痛占 60％；

4.頸淋巴結腫大、面部麻痺、複視等（30～40％首發症狀為頸淋巴結腫大）。

三、易發人群

中國南方發病率較高。發病率依次為：廣東、廣西、雲南、福建、上海、香港的居民；東南亞華僑發病率也較高。對中國南方各省高發區 30～59 歲人員普查，進行 EB 病毒抗原的抗體 VCA－IgA（結構抗原的抗體）、EA－IgA（早期抗原的抗體）以及 EB 病毒 DNA 酶抗體進行測定，如果：(1) VCA－IgA 滴度≧1：40；(2)三項中有二項陽性；(3)任何一項指標持續上升。屬三者之一者均應考慮為高危信號，進一步行光纖鏡下檢查及易發部位活檢，可提高 T_0 或 T_1 期鼻咽癌患者的早期發現率。

四、癌前期病變

鼻咽上皮增生性病變，特別是不典型增生和異型化生物屬鼻咽癌的癌前期病變；經檢驗血清中高滴度的 EBV 早期抗原

EA、殼抗原 VCA 的血清抗體，即 VCA－IgA、EA－IgA 陽性，考慮可能爲癌前狀態。

五、特殊檢查

1.實驗室檢查：

⑴EB 病毒 VCA－IgA：正常人該抗體滴度呈陰性或≦1：10，滴度≧1：10時定爲陽性，該抗體的檢測，對鼻咽癌具有早期發現和早期診斷的價值。⑵EB 病毒 EA－IgA：正常人該抗體呈陰性。在鼻咽癌患者中，該抗體的陽性率和滴度值，均較 VCA－IgA 低，但特異性更高。⑶EB 病毒 DNA 抗體：正常人滴度爲陰性，中和率＜30％，當滴度呈陽性、中和率≧30％時，臨床意義與 VCA－IgA 相同。

2.影像學檢查

⑴鼻咽側位片：正常鼻腔充滿空氣，在 X 光側位片中，其頂壁、頂後壁和後側的表面呈一邊緣光滑、凹面向下的弧線。當腫瘤突入鼻咽腔或彌漫增厚時，以上各壁的厚度增加、弧度改變。用鋇膠漿塗布鼻咽腔後再作鼻咽側位攝片，可更清晰顯示鼻咽腔的形態改變。

⑵顱底頦枕位片：腫瘤破壞顱底骨質時，可出現孔道擴大，邊緣不規則等影像（一般指卵圓孔、棘孔、喋骨大翼、翼突、岩尖、枕骨斜坡等）。

⑶CT 掃描：進一步顯示鼻咽腔、鼻咽各壁、鼻咽旁組織及脂肪間隙、顱底骨質及顱底諸孔的形態。當鼻咽有腫物時，該形態即發生變化。

(4)核磁共振（MRI）：對鼻咽深部血管瘤與粘膜下型的鼻咽癌有良好的鑑別效果。

　3.活體組織活檢

(1)鼻咽部活檢：通過間接鼻咽鏡或纖維鼻咽鏡並確定腫瘤的位置後，用鼻咽活檢鉗鉗取，取活檢組織，進行病理診斷。

(2)頸部淋巴結活檢或穿刺：取頸部腫大之淋巴結或細針穿刺抽吸法作細胞學檢查，獲病理診斷。

六、分型

據鼻咽鏡和肉眼所見，鼻咽癌的大體形態可分為四型：浸潤型、菜花型、結節型、潰瘍型。

鏡下常見分型有：未分化癌（多型細胞屬此類）、低分化癌（泡狀核細胞癌、梭形細胞癌、鱗狀上皮癌Ⅲ級亦稱低分化鱗癌）、較高分化癌（包括鱗狀上皮癌Ⅰ、Ⅱ級、基底細胞癌、柱狀上皮癌又稱腺癌）。

臨床分類：

(1)顱神經型（上行型）：以顱神經受損的體徵或顱底骨質破壞引起的頭痛作為臨床表現，但未發現淋巴結轉移。

(2)淋巴結轉移型（下行型）：以頸部出現腫大的轉移性淋巴結為臨床表現，無顱神經損傷症，亦無顱底骨質破壞症。

(3)混合型（上下行型）：同時存在顱神經型和淋巴結轉移型的症狀和體徵。

七、治療

　　放射治療是鼻咽癌首選及有效治療手段。放射治療後可輔
以化學治療、中醫中藥辨證治療及免疫治療。手術可用於高分
化鱗癌以及其它對放療不敏感的腫瘤，或特殊部位的Ⅰ期病例
的原發灶切除，也適用於放療後鼻咽局部復發，以及作爲某些
放療的輔助治療。

　　中醫中藥辨證論治：

　　1.肝鬱犯肺，氣血凝聚型：證見鼻涕帶血，耳內脹悶，頭
痛眩暈，自覺煩熱，胸脇脹痛，大便秘結，舌質暗或紫斑，舌
苔黃或白，脈弦或澀。鼻咽粘膜充血，腫物表面粗糙，成爲潰
瘍，觸之易出血。

　　治宜：疏肝解鬱，消腫散結。

　　方劑：丹梔逍遙散加減。

　　藥物：丹皮 30 克、黑梔子 10 克、柴胡 6 克、赤芍 15
克、龍膽草 10 克、夏枯草 20 克、丹參 30 克、茅根 30 克、
仙鶴草 30 克、鬱金 10 克、蒼耳子 10 克、白花蛇舌草 30
克。

　　2.脾肺有熱，痰濁不化型：證見鼻涕帶血絲，鼻塞不通，
咳嗽有痰，胸悶氣短，頭重頭痛，心悸噁心，胃納差，大便
溏，舌質青，苔厚膩，脈弦滑。鼻咽腫物色淡，表面光滑，頸
部淋巴結腫大。

　　治宜：清肺化濁，健脾消痰。

　　方劑：清氣化痰丸加減。

藥物：陳皮 10 克、青皮 10 克、杏仁 10 克、黃芩 12 克、瓜蔞仁 20 克、膽南星 10 克、制半夏 10 克、豬苓 30 克、土茯苓 30 克、土貝母 30 克、小薊 30 克、鉤藤 15 克、石上柏 30 克、辛夷 10 克。

3.風熱毒邪，瘀阻肺絡型：證見頭痛頭暈，視物模糊，甚而面癱，鼻塞鼻衄，口苦咽乾，心煩失眠，咳嗽痰稠，顴部潮紅，舌質紅絳，脈弦滑數，腫物多呈潰瘍或菜花型者。

治宜：熄風涼血，解毒通絡。

方劑：羚羊鉤藤湯加減。

藥物：羚羊片 10 克、桑葉 10 克、川貝 10 克、生地 15 克、鉤藤 20 克、菊花 10 克、白芍 15 克、淡竹茹 10 克、茯神 15 克、夏枯草 20 克、丹參 30 克、梔子 10 克、半枝蓮 20 克、仙鶴草 25 克。

4.氣血虧虛型：證見面色晦暗，四肢無力，畏寒肢冷，形削體弱，腰酸骨痛，舌質暗淡，舌苔白，脈沉細。腫瘤晚期廣泛轉移，或放、化療之後，正氣衰敗。

治宜：補益氣血，溫腎固本。

方劑：人參養榮湯加減。

藥物：人參 10 克、黨參 10 克、茯苓 30 克、甘草 10 克、當歸 15 克、杭芍 20 克、熟地 10 克、生芪 30 克、女貞子 20 克、桑寄生 30 克、仙靈脾 20 克、五味子 10 克、白花蛇舌草 20 克。

隨症加減：

口乾咽燥者，可加西洋參、北沙參、生地、麥冬、天花粉、玄參、石斛、鮮荸薺、鮮梨汁、鮮葛根等。

口咽灼痛者，可加板蘭根、崗梅根、射乾、山豆根、馬勃等。

口咽粘膜糜爛者，加寒水石、生石膏、龍膽草、黃連、馬勃、薄荷（後下）煎水含漱，含漱後用雙料喉風散或珍珠末撒在口腔粘膜破損處。

噁心嘔吐者，加赭石、旋覆花、陳皮、竹茹、法夏、砂仁等。

咳嗽咳痰者，加北杏仁、貝母、北沙參、枇杷葉、桔梗、紫苑、冬花等。

食欲不振者，加麥谷芽、山楂、雞內金、黨參、淮山藥、白朮、砂仁等。

口眼歪斜者，加蜈蚣、全蠍、僵蠶、守宮、地龍、防風。

發熱者，加地骨皮、青蒿、生石膏、知母、銀柴胡等。

單偏驗方：

(1)大蒜注射液靜脈滴注，每日一次，每次 75c.c.加 10％葡萄糖 500c.c.，連用 15 天為一療程。休息 10 天，可以再用。

(2)耿鑒庭老大夫經驗方

內服：龍葵 30 克、山豆根 20 克、山慈菇 20 克、白花蛇舌草 20 克、土貝母 20 克、半枝蓮 20 克、七葉一枝花 10 克、木芙蓉 10 克、薜荔果 10 克。

外用：山豆根、冰片 1 克，共為細粉。

(3)紫草根 30 克，水煎服，每日一副。

(4)麝香 1 克、牛黃 1 克、猴棗 1 克、白蠟 0.5 克、珍珠 2 克、鳳凰衣 3 克、辰砂 3 克，共細末，每日 3 次，每次 0.5 克，沖服。

⑸石上柏煎（石上柏 30 克、蒼耳子 10 克、草河車 15 克、射干 10 克、山慈菇 15 克、白茅根 30 克、山豆根 10 克、瓜蔞 20 克、茜草根 10 克、膽南星 10 克、半夏 10 克、白芷 10 克），每日一劑，分二次，水煎內服。早、晚各一次。

⑹瓜礬散（瓜蒂 10 克、枯白礬 12 克、螺殼灰 2 克、草烏尖 2 克、甘遂 3 克）。將上藥共研細末，麻油調爲丸，如鼻孔大，每日一次，塗於鼻內病灶處。

八、預防

1.避免環境污染、煙塵刺激和接觸有害物質。

2.少食醃製或霉變的食物，如鹹魚、鹹菜、醃肉等；不要吸菸，避免攝入有害物質。

3.積極治療鼻咽部的癌前病變及副鼻竇炎等慢性疾病，阻止向鼻咽癌方向發展。

4.在不可避免地暴露於致癌物後進行化學預防，控制和阻斷癌的發生。

5.針對 EBV 的免疫預防。目前國外已開始將 EBV 免疫疫苗試用於臨床。

6.有鼻咽癌家族史者，要提高警惕，注意觀察鼻咽的異常現象，定期檢查鼻咽部。

九、預後

鼻咽癌的自然生存時間平均爲 18.7 個月，IV 期者自然生存時間爲 7～9 個月。經放療後的綜合治療五年生存率爲 50％～70％。其預後與腫瘤細胞的病理類型、臨床分型、臨床分期有關。見表 3－1。死亡原因主要有：全身轉移（以骨、肺、肝多見）、顱內侵犯、放射病（放射性腦病、放射性脊髓損傷）等。

表 3－1　**鼻咽癌預後**

分型及分期	五年生存率（％）
病理類型	鱗癌 I 級爲 50％、鱗癌 II 級爲 42.3％～70％、腺癌爲 41％、鱗癌 III 級爲 37.6％～42.4％、大圓細胞癌爲 60.2％、梭形細胞癌爲 52.7％、淋巴上皮癌爲 43％。
臨床分型	病灶局限於鼻咽者預後較好，五年生存率達 76.9％，上行型（顱內侵犯型）或下行型（頸淋巴結轉移）爲 30％左右。上下行型者（混合型）爲 17.1％～22.2％。
臨床分期	I 期爲 76.9％、II 期爲 56％、III 期爲 38.4％、IV 期爲 16.4％。

十、控制策略及隨診

控制策略：進一步研究本病的病因，針對性探索預防措施。在鼻咽癌高發區進行人群普查，發現高危家族，對癌前病變和有遺傳易感性者進行隨訪，以便早期發現，研究鼻咽癌不同病期有效治療方法，加強治療後隨訪。

隨訪：放療後 3～6 個月定期複查。

第五節　甲狀腺癌

一、發病概況

　　甲狀腺癌（Carcinoma of thyroid）是發生在甲狀腺的一種惡性腫瘤。其發病率在全部惡性腫瘤中所占比例不到 1%，在頭頸部惡性腫瘤中占首位。女性發病率高於男性，30～40 歲為發病高峰年齡，50 歲以後發病明顯下降。其預後根據不同的病理及不同的發病年齡、生長速度等有明顯的不同。

　　甲狀腺癌的發病原因，目前尚不清楚，以流行病學調查和腫瘤的實驗研究發現可能與下列因素有關：放射線損傷、缺碘與高碘、內分泌紊亂、甲狀腺良性疾病長期不癒及遺傳因素有關。

　　中醫藥學認為甲狀腺瘤屬於「癭瘤」的範疇。多因氣血留滯，逐漸長大，又如纓絡之狀，即稱「癭瘤」之名。《釋名》謂；「癭，嬰也，去頸嬰喉也。」說明癭瘤是甲狀腺腫瘤。遠在公元 1174 年陳無擇著《三因方》對癭瘤就有分類記載：「堅攻不移者，名曰石癭；皮色不變，即名肉癭；筋脈露結者，名筋癭；赤脈復絡者，名血癭；隨憂愁消長者，名氣癭。五癭皆不可妄決破，決破則膿血崩潰，多致夭枉。」五癭中其預後差的是石癭，《外台秘要》中曾有「石癭不可治」的記

載。

二、早期徵兆

1.短期內增長迅速的甲狀腺腫塊。

2.甲狀腺腫物，伴有頸部腫大的淋巴結者。

3.進食嗆噎，聲音嘶啞或疼痛。

4.甲狀腺結節伴有陣發性面部潮紅，頻繁腹瀉，或有陣發性高血壓。

三、易發人群

1.既往甲狀腺接受過放射治療者。

2.生活環境有放射污染或屬於缺碘區域者。

3.某種內分泌疾病而致垂體後葉釋放的促甲狀腺素（TSH）增高者。

4.有甲狀腺癌家族史者（部分甲狀腺髓樣癌有較強的家族遺傳傾向）。

5.患有良性甲狀腺腺瘤者。

四、癌前期病變

甲狀腺不典型增生、甲狀腺腺瘤、甲狀腺結節為甲狀腺癌的癌前期病變。

五、特殊檢查

1.實驗室檢查

甲狀腺球蛋白（TGB）測定，有助於監測甲狀腺癌術後有無復發或轉移；血清降鈣素（CT）測定，其增高對診斷甲狀腺髓樣癌有一定意義。

2.影像學檢查

(1)放射性核素檢查：約 50％的甲狀腺冷、涼結節爲甲狀腺癌。4％～7％的功能自主熱結節可能是甲狀腺濾泡癌。^{99M}Tc 作爲顯影劑，利用 SPECT 不僅可提高對甲狀腺癌的診斷率，並能提示身體其它部位有無轉移灶。

(2)X 光檢查：X 光頸部平片示甲狀腺腫物內有架狀或泥沙樣鈣化提示甲狀腺癌可能性大；氣管有無受壓、移位；食道鋇餐造影了解食道與腫物關係。

(3)CT 或 MRI 檢查：詳細地了解甲狀腺腫瘤與周圍組織、器官的關係，淋巴結有無轉移。

(4)B 超檢查：甲狀腺癌在超聲圖像中表現低回聲結節；或在無回聲的囊性腫物中有低回聲占位，甲狀腺腫瘤中有強回聲鈣化灶；頸部有腫大淋巴結。

3.活體組織學檢查

可對甲狀腺結節進行針吸活檢或頸部有腫大淋巴結的情況，淋巴結切除活檢。

六、分型

病理形態分四型：

⑴乳頭狀癌：約占甲狀腺癌的 59.9％～89％，是甲狀腺癌中最多見的一種。其特點是生長緩慢，屬低度惡性，多在頸部淋巴結轉移。

⑵濾泡癌：約占甲狀腺癌的 20％。此型發展較迅速，屬中度惡性，主要轉移途徑是經血液到達肺和骨。

⑶髓樣癌：是發生於甲狀腺濾泡旁細胞（C 細胞）的惡性腫瘤。臨床較少見，生長緩慢、惡性程度中等。容易出現區域性淋巴結轉移，且可血行遠處轉移。

⑷未分化癌：臨床上包括巨細胞癌和小細胞癌及其他類型的惡性度較高的癌（鱗狀細胞癌、腺樣囊性癌、粘液腺癌以及分化不良的乳頭狀癌及濾泡癌）。較分化良好的甲狀腺癌為少見，其發展迅速，高度惡性。發病早期即可發生局部淋巴結轉移，或侵犯喉返神經、氣管或食道，並常經血流轉移至肺、骨等處。

七、治療

甲狀腺癌主要以手術切除治療為主。放療用於手術後復發不能再次手術切除者，或不能手術治療而為緩解壓迫而施行。化療僅對不能手術或放療的病例，多用於未分化癌、低分化癌有效。中醫辨證論治、免疫治療、內分泌治療也有一定療效。

中醫中藥辨證論治：

1.痰凝毒聚，癭瘤叢生型：證見頸前腫物，質地堅硬，逐漸增大，較為固定，形如覆杯，有時發脹作痛，咳嗽多痰，或有頸部兩側瘰癧叢生，舌質灰暗，舌苔厚膩，大便乾，脈弦滑。

治宜：化痰軟堅，消癭解毒。

方劑：海藻玉壺湯加減。

藥物：海藻 15 克、海帶 15 克、昆布 15 克、川貝 10 克、陳皮 10 克、半夏 12 克、青皮 12 克、川芎 10 克、貓爪草 15 克、夏枯草 20 克、葎草 30 克、黃藥子 15 克。上藥煎湯送服消癭氣瘰丸。

2.肝鬱氣滯，痰鬱氣結型：證見頸前腫物，堅硬如石，脹痛壓痛，推之不動，胸悶氣憋，妨礙呼吸及吞嚥，心煩易怒，頭痛目眩，舌質紫暗，脈弦數。

治宜：舒肝理氣，化痰破結。

方劑：通氣散堅丸加減。

藥物：當歸 15 克、川芎 10 克、黃芩 10 克、花粉 20 克、莪朮 10 克、膽南星 10 克、海藻 15 克、穿山甲 10 克、夏枯草 20 克、丹參 30 克、乾蟾皮 15 克、白英 20 克、龍葵 30 克。上藥煎湯加服散結靈。

3.肝火鬱滯，毒熱蘊結型：證見頸前腫物凹凸不平，發展較快，灼熱作痛，頭痛頸痛，咳嗽黃痰，聲音嘶啞，呼吸吞嚥困難，有時噁心，大便乾，小便黃，舌質絳，舌苔黃，脈滑數。

治宜：清肝解鬱，散結化毒。

方劑：清肝蘆薈丸加減加蟾蜍酒。

藥物：黛蛤散 30 克、蘆薈 10 克、青皮 10 克、象皂 10 克、草河車 20 克、山豆根 20 克、魚腥草 20 克、白花蛇舌草 20 克、瓜蔞 20 克、花粉 20 克、野菊花 20 克、赭石 30 克、旋復花 10 克。

4.心腎陰虛，毒熱未淨型：證見甲狀腺腫物術後或放療後復發者出現正虛邪實徵象，心悸氣短，全身乏力，自汗盜汗，精神遲鈍，萎靡不振，頭暈目眩，飲食減少，二便失調，舌質暗淡少苔，脈沉細弱無力，或有腫物，轉移與復發者。

治宜：養心腎之陰，清餘熱之毒。

方劑：生脈散、二至丸加味。

藥物：沙參 30 克、黨參 20 克、黃精 20 克、麥冬 10 克、五味子 10 克、女貞子 30 克、旱蓮草 10 克、花粉 20 克、黃芪 30 克、仙靈脾 15 克、生地 15 克、海藻 15 克、生石決 30 克、鈎藤 15 克、菖蒲 15 克、白花蛇舌草 20 克。

單偏驗方：

1.五海丸：海螺 20 克、海藻 15 克、海蛤粉 20 克、海螵蛸 15 克、昆布 10 克、龍膽草 10 克、青木香 10 克，共研細末，蜂蜜為丸，每丸 6 克，每次 2 丸，每日 3 次。

2.蛇皮 2 克、雞蛋 1 個破一小孔，裝入蛇皮末，封口煮食，每次 1 個，每日 2 次。

3.蒟蒻 30 克（先煎 2 小時）、蒼耳草 30 克、貫眾 30 克、蒲黃根 15 克、海藻 15 克、元參 15 克、生牡蠣 60 克，水煎服。

4.二蟲合劑：銀花、生鱉甲、生牡蠣各 60 克，天花粉、

白花蛇舌草、蒲公英各 30 克，連翹 15 克，三棱、莪朮、海藻、昆布各 9 克，生大黃、天花粉（沖）各 30 克，全蠍 4.5 克，蜈蚣 5 條，水煎服。

5.內消瘰癧丸：夏枯草 240 克，海藻、天花粉、連翹、生地、當歸各 30 克，漸貝母、生蛤殼、酒大黃、桔梗、元胡粉各 30 克，玄參、大青葉各 150 克，薄荷、白薇、甘草、枳殼、生牡蠣各 30 克。上藥共研細粉，過篩，水泛成丸。每服 6~9 克，溫開水送下，1 日 2 次。

八、預防

1.積極展開防癌普查，早期發現和治療甲狀腺的單發結節。

2.對於甲狀腺腺瘤和結節性甲狀腺腫可發生惡變，應早期手術治療，以減少甲狀腺癌的發生。

3.幼年甲狀腺癌的發生與放射治療密切相關，故嬰幼兒盡量避免和減少使用放射線進行檢查或治療。

4.在地方性甲狀腺腫地區增加含碘食物，以降低甲狀腺腫的發病，從而減少甲狀腺癌的發生。

九、預後

甲狀腺癌的預後與病理類型、性別、年齡、腫瘤病期有關。

1.乳頭狀癌、濾泡癌、Hürthle 細胞癌術後的 10 年無瘤

生存率分別爲 95％、65％及 41％。未分化癌預後最差，一般在診斷後數月內死亡。

　　2.性別與年齡：男生＜40 歲、女性＜50 歲患有甲狀腺分化型腺癌及髓樣癌的預後較好，10 年生存率分別爲 70％、90％。

　　3.病變範圍：腫瘤直徑＜1.5cm 比直徑＞1.5cm 的預後好；腫瘤未侵犯甲狀腺包膜比侵犯包膜者預後好；淋巴結是否有轉移對預後的影響不如腫瘤本身的侵犯程度對預後影響大。

十、隨訪

　　甲狀腺癌術後三個月複查一次，檢查 X 光頸部平片、CT、ECT 及甲狀腺球蛋白（TGB）的測定，必要時行 B 超檢查。一年後每半年複查一次，三年後每一年複查一次。若發現症狀及時複查。

第六節　乳腺癌

一、發病概況

　　乳腺癌是女性常見的惡性腫瘤。全世界每年新發現的女性乳腺癌患者逾 130 萬。 1982 年世界範圍內的乳腺癌標準化發病率爲 11～80 /10 萬人（在中國占全身惡性腫瘤的 10％左右），死亡率約爲 0.7 ～28.6 /10 萬人。在世界不同的國家地區存在著發病率、死亡率的顯著差別。北美發達國家及大多數歐洲國家乳腺癌發病率較高，標準化發病率在 30～80 /10 萬人，標準化死亡率在 12～13 /10 萬人。亞洲國家發病率、死亡率較低，標準化發病率通常在 20 /10 萬人，標準化死亡率通常不足 5 /10 萬人。中國乳腺癌發病率較高，爲 23 /10 萬人，僅次子宮頸癌，近 20 年發病有逐漸上升的趨勢，在沿海經濟發達地區，在京、津、滬三大城市，乳腺癌已成爲女性惡性腫瘤的首位，城市是農村的 1.58 倍，發病率年齡以 40～60 歲爲多，其中 45～49 歲（更年期）和 60～64 歲（絕經期後）爲最多，中位發病年齡爲 54.5 歲，男性亦可發病，占 1％，男女發病之比爲 1：43.5 。

　　本病的發病原因未明瞭，可能與內分泌紊亂、遺傳因素、膳食因素（以高脂飲食爲主）及乳腺慢性疾病（乳腺增生、乳

腺纖維瘤及久治不癒的慢性發炎、創傷等）有關。

　　中醫藥學認為，乳腺癌屬「乳石癰、乳岩、妬乳、妳岩」範疇，是由於七情傷及肝脾，且陰極而陽衰，導致氣血失調，痰氣凝結，阻於乳絡，日久則成核成岩。冲任失調導致氣運失常，氣血瘀滯，阻於乳絡，日久也可成岩發病。

二、早期徵兆

　　1.乳腺腫塊。可單發或多發，質地硬，邊緣不整齊，活動較差。

　　2.皮膚形態的改變。皮膚可出現凹陷點「酒窩」，隨後可出現皮膚增厚變粗呈「橘皮樣」和皮膚粘連，肥胖或懸乳的患者，乳房下方常出現水腫。甚者，腫塊周圍可出現皮下小結節即「衛星結節」，甚至皮膚破潰。

　　3.乳房輪廓和弧形缺損或改變。

　　4.乳頭下或接近乳頭的癌瘤，早期可有乳頭回縮或高舉現象。

　　5.乳頭溢液。乳頭可有血性、漿液樣及水樣液溢出，多為單側。

　　7.1/3 的患者有乳腺疼痛感。

　　7.患側腋窩淋巴結腫大。

三、易發人群

　　1.有乳腺癌家族史，特別是患者之母親、姐妹曾患乳腺

癌，在絕經前發病或患雙側乳腺癌者危險性高。

2.曾患一側乳腺癌，其對側乳腺應視爲高危險部位，尤其病理證實爲小葉原位癌或病變呈多灶性者。

3.月經初潮過早，初產年齡晚，閉經過遲，生育胎數少者。

4.40歲以上未孕或第一胎足月產在35歲以後。

5.曾患乳腺囊性增生病，尤其證實非典型增生者。

6.胸部有放射線接觸史者。

7.曾患功能性子宮出血或子宮體腺癌者。

8.肥胖患者，尤其絕經後顯著肥胖或伴有糖尿病者。

9.精神創傷、內向性格和緊張的工作日程等精神因素的人群，患乳腺癌的危險性也較大。

四、癌前期病變

乳腺癌的癌前病變有：乳腺導管非典型增生、乳腺小葉不典型增生及乳腺良性腫瘤、乳頭凹陷、乳腺增生、乳腺畸形。

五、特殊檢查

1.影像學檢查

(1)乳腺 X 光照相：有乾板照相和鉬靶 X 光照相兩種方法。乳腺癌患者可見密度增高、邊界不規則的腫塊或結節陰影、皮膚水腫、乳腺結構紊亂、砂粒樣鈣化等。

(2)近紅外線乳腺掃描：可見外圍型深灰或黑色吸光團或實

性黑色吸光團、血管型深灰色或黑色吸光團。

　　⑶CT 掃描、MRI 檢查（核磁共振）：更清楚了解腫塊大小及浸潤、轉移情況。

　　⑷B 超檢查：主要用於判定腫塊的囊實性、位置、大小及形狀，對於非手術治療的療效判斷可供依據。還有助於發現肝或區域淋巴轉移情況。

　　2.病理學檢查：

　　⑴脫落細胞學檢查：早期管內癌有乳頭溢液者，陽性率為50％；乳頭糜爛疑濕疹樣癌（Paget 病）者，可作刮片或印片，陽性率為 70％～80％。

　　⑵針吸細胞學檢查：用細針穿刺回吸法進行細胞學檢查。可部份代替冰凍切片，陽性可確診、陰性不能除外，應進一步活檢明確診斷。

　　⑶活檢：取病變組織進行活體組織細胞學檢查，可明確病變的性質。

六、分型

　　乳腺癌的病理組織學分型方法較多，現將 1987 年第 3 屆全國乳腺癌會議的分型法介紹如下：

　　1.非浸潤癌（原位癌）：⑴導管內癌；⑵小葉原位癌。

　　2.早期浸潤癌：⑴導管癌早期浸潤；⑵小葉癌早期浸潤。

　　3.浸潤性特殊型癌：⑴乳頭狀癌；⑵髓樣癌伴大量淋巴細胞浸潤；⑶小管癌（高分化腺癌）；⑷腺樣囊性癌；⑸粘液腺癌；⑹大汗腺癌；⑺鱗狀細胞癌；⑼乳頭 Paget 氏病（濕疹樣

癌）。

4.浸潤性非特殊型癌：⑴浸潤性小葉癌；⑵浸潤性導管癌；⑶硬癌；⑷髓樣癌；⑸單純癌；⑹腺癌。

5.其它罕見癌：⑴分泌型（幼年型）癌；⑵富脂質癌；⑶腺纖維瘤癌變；⑷乳頭狀瘤癌變。

七、治療

乳腺癌是以乳腺局部病變爲主要表現的全身性疾病，目前的治療主要包括外科手術切除病變組織，輔以放射治療、化學藥物治療、內分泌治療、免疫治療及中醫藥治療。早、中期乳腺癌患者應選擇手術伍用中醫藥及免疫治療；中期乳腺癌還應佐以放、化療，同時配合中醫藥及內分泌治療；晚期乳腺癌應選擇綜合治療爲宜，包括姑息手術、放化療及中醫藥、免疫、內分泌治療。

中醫中藥辨證論治：

1.肝鬱氣滯型：證見乳房腫塊，不痛不癢，皮色不變，質地較硬，伴有情緒憂鬱，胃納欠佳，胸脇悶痛不舒，有時竄痛，脈沉細、苔薄黃。

治宜：舒肝解鬱，理氣散結。

方劑：逍遙散加減。

藥物：柴胡 10 克、二芍各 20 克、當歸 15 克、鬱金 10 克、青皮 10 克、丹參 30 克、瓜蔞 20 克、莪朮 10 克、海藻 10 克、穿山甲 10 克、益母草 10 克、急性子 10 克、漏蘆 10 克。

用法：上藥煎湯送服散結靈（成藥）。

2.脾陽不振，痰濕不化型：證見乳中結塊，堅硬不平，初起如圍棋子大，脹木不痛，腋下瘰癧，全身沉重，精神不爽，面色萎黃，胸悶脇脹，咳嗽有痰，飲食減少，消化不良，舌質暗，苔厚膩，脈弦滑。

治宜：**溫陽健脾，化痰利濕，消積破結。**

方劑：**十六味流氣飲加減。**

藥物：**官桂 6 克、人參 6 克、生芪 10 克、白芷 10 克、桔梗 10 克、烏藥 10 克、厚朴 10 克、當歸 10 克、芍藥 10 克、川芎 10 克、防風 10 克、蘇葉 10 克、枳殼 10 克，木通 10 克、檳榔 10 克、甘草 10 克、土茯苓 30 克、土貝母 30 克、莪朮 15 克。**

3.鬱久化火，火毒蘊結型：證見乳房腫塊，堅硬灼痛，皮色青紫發暗，邊緣不清，周圍固定，推之不移，心煩多怒，頭痛失眠，面紅目赤，大便乾，小便赤，舌絳紫，有瘀斑，脈弦數有力。

治宜：**化鬱舒肝，降火解毒。**

方劑：**連翹金貝煎。**

藥物：**金錢草 30 克、土貝母 30 克、蒲公英 30 克、夏枯草 30 克、紅藤 30 克、連翹 15 克、天花粉 20 克、草河車 30 克、野菊花 30 克、丹參 30 克、地丁 20 克、乾蟾皮 15 克、苦參 10 克、丹皮 10 克。**

4.氣血虛虧，正虛邪實型：證見晚期轉移，伴有頭暈目眩，心悸氣短，面色㿠白，疲乏無力，腰酸腿軟，失眠盜汗，大便溏，小便清，舌質淡，苔白膩，脈沉細無力。

治宜：調理肝脾，補氣養血，扶正培本。

方劑：益氣養榮湯加減。

藥物：人參 10 克、白朮 10 克、土茯苓 30 克、甘草 15 克、青陳皮各 10 克、香附 10 克、大棗 20 克、桔梗 10 克、當歸 15 克、赤芍 10 克、蛇舌草 20 克、川芎 10 克、女貞子 20 克、旱蓮草 10 克、寄生 30 克。

隨症加減：

堅硬不化者：外敷鮮蟾皮，每天一換或鮮蒲公英搗爛外敷（適量），每日一換。或乳香 60 克、沒藥 60 克、五倍子 60 克、鴉膽子去殼 20 克。將上藥搗爛合醋 1250 克，慢火熬成膏，攤於布上外敷。每兩天換藥一次。

潰破不斂者：黃麻葉搗爛，外敷患處，每兩天一換。或用壁虎2條，香油浸二個月後，沾油塗患處。或綠礬研末加煙油垢，攤成膏，敷患處。兩日一換。

疼痛不止者：蒲公英 60 克、全蠍 60 克、大蜈蚣 1 條、血餘炭 15 克、雄黃 20 克、白屈菜 60 克、醋泛為丸，梧桐子大，每服 10 克，黃酒送下。

術後創口不癒者：生黃芪 30 克、當歸 20 克、白朮 10 克、甘草 10 克、丹參 30 克、野菊花 30 克、血餘炭 10 克、兒茶 10 克。水煎服。

放療後局部腐爛者：腐植酸鈉粉外敷。

單偏驗方：

(1)龜板數塊炙黃研末，黑棗肉搗爛為丸，每日 10 克。白開水送下。

(2)鹿角尖 100 克、薜荔果 100 克、研細末，每日 10 克，

黃砂糖和陳醋送下。

⑶麝香 0.5 克、生半夏 3 克、丁香 3 克。研細末、薄棉紗裏，塞對側鼻孔內。

⑷犀黃醒消丸每日 2 克、小金丹 2 克。再用陽和解凝膏撒麝香少許，外敷七日一換。

⑸生蟹殼數個，放瓦上焙乾研末，黃酒送下，每次 2 克，每日 2～3 次。

⑹葫蘆巴 120 克，鹽水炒乾研末，每次 10 克，每日一次，黃酒送服。

⑺狼毒 500 克、紅棗 500 克，以上二藥共煮，去狼毒，吃紅棗，每次 5 個，每日 2～3 次。

⑻陳南瓜蒂（取成熟的南瓜陰乾二年後取蒂），用炭火煅紅，速用磁碗蓋上，以防成炭 15 分鐘後研成細末，每次 2 個，清晨用酒送下。

⑼化瘀生肌粉：珍珠 0.2 克、爐甘石 3 克、生龍骨 3 克、輕粉 1.5 克、冰片 0.6 克，上藥共研細末外敷於潰瘍處，每日換藥一次。

⑽新方神效瓜蔞散：大瓜蔞 60 克、天冬 30 克、當歸 15 克、莪朮 10 克、沒藥 20 克，上藥共研粗末，每包 20 克，醇酒 50c.c.，慢火熬至 20c.c.，去渣。飯後服，每日二次。

八、預防

1.注意飲食。應進行低脂飲食，倡導合理的膳食結構。

2.青春期的婦女適當節制脂肪和動物蛋白攝入；絕經婦女

適當控制體重和脂肪攝入。

3.定期自己檢查，如發現乳房有腫塊或疼痛或異常現象，應立即去醫院檢查。

4.提倡母乳餵養，既有利於嬰兒，又降低乳腺癌的危險性。

5.盡量避免使用雌激素。

6.鼓勵多食蔬菜、水果以及增加適宜勞動及鍛練身體。

7.積極治療乳腺良性疾病。

8.對於一側乳腺癌患者，要注意健側乳腺的變化，密切觀察。

9.30 歲以上的婦女，要定期進行乳腺普查。

九、預後

乳腺癌術後五年生存率Ⅰ期為 80％～90％；Ⅱ為 60％～70％；Ⅲ 期為 40％。腋下淋巴結陰性者，5 年生存率為 80％；腋下淋巴結陽性者為 50％。見表 3－2，各種術式分期 5 年生存率（％）比較。

同樣是乳腺癌，由於臨床分期、發生部位、腫瘤的生物學特性等不同，其預後也有很大的差異，影響預後的因素有以下七點：

(1)治療方法

對不能行手術切除的乳腺癌患者，預後較差已肯定。一般認為，從乳腺癌發病到死亡平均生存期 2～4 年，從確診到死亡大部分在 2 年之內；而早期診斷及時有效治療者，預後良

好，Ⅰ期乳腺癌手術後 5 年生存率在 80％～90％。

(2)病理分型

許多統計資料表明，病期不同，其術後 5 年生存率有明顯的差異，病期愈早，預後愈好，Ⅰ期乳腺癌手術後 5 年生存率 80％～90％，Ⅱ期爲 60％～70％，Ⅲ期爲 40％。

(3)淋巴結轉移情況

腋淋巴結有無轉移對預後影響較大，無腋淋巴結轉移者術後 5 年生存率在 80％以上，有腋淋巴結轉移者術後 5 年生存率在 40％左右；淋巴結轉移的數目越多，預後越差，如淋巴結轉移數目超過 10 個，術後 5 年生存率僅 15％左右。

(4)病理類型

非浸潤癌較浸潤癌預後好，癌細胞分化良好者預後較好，分化不良者預後差。

(5)腫瘤發生部位

位於內側象限者預後比其他部位者較好，位於中間者次之，外側象限者差，雙側同時存在者預後最差。

(6)腫瘤大小

腫瘤的大小不同，其預後差異顯著，一般規律是腫瘤愈小，預後愈好，反之預後差。

(7)體質與年齡

乳腺癌的預後在很大程度上取決於機體的免疫功能，機體抵抗力低下者預後差；30 歲以下及 65 歲以上乳腺癌病人的腫瘤生長迅速，預後差。

表 3-2　各術式分期 5 年生存率（％）比較

術　式	分　　　期					小　結
	Ⅰ	Ⅱ	Ⅲ	Ⅳ	不詳	
擴大根治術	100 (3/ 3)	74.1 (5/ 7)				80 (8/ 10)
根治術	94.3 (82/ 87)	83.0 (190/ 229)	61.3 (49/ 80)	0 (0/ 1)	57.1 (4/ 7)	80.4 (325/ 404)
改良根治術	92.1 (35/ 38)	76.7 (23/ 30)	60.0 (3/ 5)	0 (0/ 1)		80.3 (61/ 74)
乳腺單切＋腋淋巴結清掃	85.1 (6/ 7)	100 (5/ 5)	39.3 (11/ 28)		100 (1/ 1)	51.1 (23/ 41)

十、控制策略及隨訪

　　控制策略：目前乳腺癌尚不能進行有效的預防。近年來，各種治療方法雖多方改進，但總死亡率並未見下降趨勢。早期發現雖不能控制乳腺癌的發生，但可阻止其向晚期發展，如能普遍開展，將可能改善乳腺癌的生存率和降低其死亡率。

　　隨診：術後 1～5 年，每半年隨診一次，包括體檢，血常規，肝腎功能及細胞免疫功能檢查，胸透，肝 B 超檢查，必要時行骨核素掃描或 CT 檢查。5 年後每年隨診一次，共十年。

第七節　肺癌

一、發病概況

　　肺癌（Carcinoma of lung）是支氣管肺癌的簡稱。近 50 年來，其發病率和死亡率在很多國家和地區都明顯升高，其絕對發病率爲 10～15 年增加 1 倍。美國是全世界肺癌發病率最高的國家，高發率爲 110 人 /10 萬，而印度爲低發率國家，低發率爲 5.8 人 /10 萬，這兩個國家的肺癌發病率有 19 倍之差。近 20 多年來，中國肺癌的發病率和死亡率，尤其是在大城市和工礦區也明顯上升，如北京、天津、上海、瀋陽、鞍山等大城市中肺癌發病率在男性惡性腫瘤中已占首位，在中小城市和農村中，以雲南箇舊市、宣城縣居首位。調查結果表明，肺癌的發病率呈現出以城市的工業區爲中心，向四周農村呈遞減分布的趨勢。肺癌的發病隨年齡增長而增加，40 歲以後迅速上升，50～60 歲上升特別顯著，70 歲以後略有下降，男性高於女性，男女之比約爲 3～7.1：1，但腺癌女性略高於男性，肺癌的治療效果在近十年中沒有顯著的提高，總的治癒率爲 10％左右。

　　本病的發病原因十分複雜，迄今尚未完全清楚，認爲是多種複雜因素共同作用的結果。目前公認的發病因素有吸菸、物

理化學致癌因子（如砷、石棉、煤焦油、瀝青煙塵、菸草加熱產物、電離輻射等等）、大氣污染、慢性肺部疾病（如慢性支管炎、肺結核、彌漫性肺間質纖維化、病毒感染或疤痕組織刺激等等）、內分泌失調及家族遺傳因素等有關。

中醫藥學認為，肺癌屬於「肺積」、「咳嗽」、「發熱」、「胸痛」等範疇，多由於風寒暑濕燥火等外因容易侵襲肺臟，日久不散，瘀毒化熱可致癌腫，癌即已成，傷津耗氣，而現虛實錯雜證。

二、早期徵兆

1.咳嗽：為最常見的早期症狀，占首發症狀的 45％，尤多見於中心型肺癌。

2.咯血和血痰：早期肺癌約有半數以上伴有咯血，以此為首發症狀者約占 20％。咯血其特徵為間斷性反覆少量血痰，往往血多於痰，血痰常來自腫瘤區，混有大量的癌細胞，痰細胞檢出率很高。

3.胸痛、胸悶：約有 25％的肺癌從胸痛為首發症狀。

4.發熱：早期肺癌阻塞支氣管，使支氣管引流不暢而伴發感染，則可引起發熱；其次是腫瘤壞死所產生的毒素引起的癌性發熱，常在後期有廣泛轉移後出現。

5.副癌綜合症：有杵狀指（趾）、增生性骨關節病、皮肌炎、肌無力綜合症等。

三、易發人群

1.長期大量吸菸，每天吸菸 20 支以上或吸煙指數（每天吸菸支數×年限）大於 400。

2.常吸入煤煙和油煙者。

4.致癌粉塵、化學氣氛環境的職業工作者，如石棉、銅、鐵、煤、鎳等礦工。

4.咳痰、胸痛持續一個月以上者及有血痰者。

5.患有慢性支氣管炎病史者。

6.有肺癌家族史者。

有關專家認爲，年齡大於 40 歲及吸菸指數大於 400 年支的男性，爲肺癌三個主要高危因素，具備此三項者即爲高危人群。

四、癌前期病變

支氣管粘膜上皮、粘膜腺導管及腺泡出現重度不典型增生，不典型增生是支氣管鱗癌的癌前病變。

殘肺病變是由於各種原因致肺臟手術後所發生的有關疾患，常見爲肺瘢痕的形成、反覆肺部炎症、肺膿腫等，在此基礎上可發生癌變，也屬肺癌癌前期病變。

五、特殊檢查

1.影像學檢查

(1)胸部 X 光透視：注意腫物的部位、大小、形狀及邊緣情況。動態觀察鑑別肺內或肺外腫物和胸水情況。

(2)胸部 X 光攝片：分為胸部正、側位和病變斷層或肺門斷層片。仔細觀察腫物部位、大小、密度、邊緣的特徵。

(3)胸部 CT 檢查：可以更為精確發現肺內病變，鑑別良性和惡性病變。

(4)胸部 MRI 檢查：對顯示肺門、肺炎、肺底腫瘤及支氣管隆突處和肺門處腫瘤較有效果。還能利用腫瘤與其它組織的反差對比分辨出異常的淋巴結、血管與腫瘤的關係。

2.活體組織活檢

(1)纖維支氣管鏡檢查：對疑診肺癌病人不僅可以發現腫瘤的部位和腫瘤侵犯的情況，還可以取病變組織，進行活檢，進一步明確病理診斷，制定治療方案。

(2)轉移淋巴結針吸或活檢。

(3)B 超、CT 引導下和針吸活檢和細胞學檢查肺內腫物的診斷和鑑別診斷，效果較好。

(4)開胸探查術可以明確肺內腫物病理診斷，了解腫瘤侵犯的範圍。

六、分型

1.**大體分型**：一般以腫瘤發生的部位及肉眼形態分型，一般分以下幾型。

(1)以腫瘤發生部位分型：

①中央型：腫瘤發生在段以上的支氣管，亦即發生在葉支氣管及段支氣管。

②周圍型：腫瘤發生在段以下的支氣管。

③彌漫型：腫瘤發生在細支管或肺泡，彌漫分布於兩肺。

(2)以腫瘤肉眼形態分型：

①管內型；②管壁浸潤型；③結節型；④塊狀型；⑤彌漫浸潤型。

2.**組織學分型**：肺癌的組織結構較複雜，世界衛生組織的肺腫瘤的組織學分型分類為以下六型。

(1)鱗形細胞癌：簡稱鱗癌，包括梭形細胞（鱗）癌。

(2)腺癌：包括管狀腺癌、乳頭狀腺癌、細支氣管癌、肺泡細胞癌。

(3)腺鱗癌。

(4)未分化癌：分為小細胞癌（包括燕麥細胞型、中間細胞型、複合燕麥細胞型）和大細胞型（包括巨細胞癌、透明細胞癌）。

(5)類癌（肺內分泌腫瘤）。

(6)支氣管腺癌：包括腺樣囊性癌、粘液表皮樣癌、腺泡細胞癌。

七、治療

　　手術治療是肺癌治療的首選方法；化學藥物治療是小細胞肺癌的主要治療方法；放療通常用於腫瘤有局部浸潤但仍局限於胸腔內而無遠處轉移的非小細胞肺癌。同時伍用中醫藥進行辨證論治治療。

　　中醫中藥辨證論治：

　　1.肺毒血熱型：證見咯痰帶血（多爲痰夾血絲，或夾血塊，少見大量血痰），胸背疼痛，心悸氣短，面青唇紫，偶見發熱，大便偏乾，小便黃赤，多有瘀斑，脈象洪數，舌質紅絳。

　　治宜：**解毒祛瘀，清熱涼血。**

　　方劑：**小薊飲子加減。**

　　藥物：小薊 30 克、茅根 30 克、側柏炭 15 克、丹皮 30 克、紫草 10 克、紫河車 20 克、仙鶴草 30 克、白英 30 克、蛇莓 20 克、龍葵 30 克、三七粉 3 克（沖服），蟾蜍酒 20 c.c.。

　　2.肺瘀痰結型：證見咳嗽痰盛，痰難咯出，氣憋喘息，甚則大汗淋漓，不能平臥，胸悶氣短，胃納欠佳，有時噁心、嘔吐，面部浮腫，病到晚期可見鎖骨上窩及頸部、腋下等瘰癧形成。舌暗苔膩，脈弦或沉滑。

　　治宜：**健脾利濕，化痰散結。**

　　方劑：**平胃散加減。**

　　藥物：蒼白朮各 10 克、川朴 10 克、清半夏 10 克、膽南

星 10 克、赭石 30 克、豬苓 30 克、龍葵 30 克、白英 30 克、蛇莓 30 克、瓜蔞 30 克、葶藶子 30 克、黛蛤散 30 克、蟾蜍酒 20c.c.。

　　3.肺熱陰虛型：證見發熱不退，五心煩熱，夜間盜汗，疲乏無力，胸悶氣短，咽乾口燥，乾咳少痰，大便乾澀，胃納不佳。形體消瘦，舌質暗紅發光，脈細數或沉細數。

治宜：養陰潤肺，清熱解毒。

方劑：清燥救肺湯加減。

藥物：沙參 30 克、麥冬 15 克、玉竹 30 克、杏仁 10 克、蘆根 30 克、黨參 30 克、石斛 30 克、生地 20 克、女貞子 20 克、花粉 30 克、魚腥草 30 克、夏枯草 20 克。蜂王精膠囊每次 2 只，每日 3 次。

隨症加減：

咳血不止：仙鶴草 30 克、地榆 20 克、血餘炭 20 克、白芨 10 克。

咳嗽不減：薄荷 10 克、桔梗 10 克、瓜蔞 30 克、杏仁 15 克、甘草 15 克、冰片 3 克、蒸氣吸入，每日 3 次，每次 30 分鐘。

喘息不寧：白果 10 克、冬花 10 克、蛤蚧散 2 克沖服。

痰壅難出：海浮石 30 克、鵝管石 30 克、礞石 20 克，蛇膽陳皮末沖服。

高燒不退：青蒿 15 克、地骨皮 30 克、牡丹皮 30 克、牛黃清熱散一瓶沖服。

胸疼不減：蒲黃 10 克、五靈脂 10 克、雲南白藥 2 克沖服。

多汗氣短：人參 10 克、麥冬 15 克、五味子 10 克、冬蟲夏草 10 克、豬苓 30 克。

陣發虛脫：太子參 30 克、黨參 30 克、丹參 30 克、元參 15 克、苦參 20 克、沙參 20 克。

瘰癧難消：山慈菇 15 克、黃藥子 15 克、貓爪草 30 克、夏枯草 20 克。

胸水難消：赤小豆 30 克、葶藶子 10 克、石葦 30 克、冬瓜皮子 50 克、商陸 10 克。

單偏驗方：

⑴羊膽或豬膽汁，每日半只沖服，連服 7 天。休 3 天再服。

⑵清金散：赤練蛇粉 30 克、天南星 30 克、白芨 30 克、鳳凰衣 30 克、廣陳皮 30 克、瓜蔞 30 克、北沙參 60 克、西洋參 15 克、炙鱉甲 45 克、制乳沒各 20 克、辰砂 12 克，共研細末，每次 1 克，每日 3 次沖服。

⑶蟾蜍膽，每次 5 只，每日 2 次，連服 2 個月。

⑷消癌二號：紫草根 60 克、七葉一枝花 60 克、前胡 30 克、人工牛黃 10 克。製法：前三味製成流浸膏，乾燥研細末加入牛黃和勻，每次服 2 克，每日 3 次。

⑸玳瑁 15 克、露蜂房 10 克、龜板 15 克、海藻 15 克、鴉膽子 10 克、蟾酥 1 克，研成粉劑，每次 1 克，每日 2 次，白開水送下。

⑹消癌性胸水方：鮮龍葵 50 克，水煎內服，每日三次。

⑺棉花根飲：棉花根 40 克、露蜂房 20 克、廣豆根 10 克、金銀花 30 克、地丁 30 克、十大功勞葉 30 克、鬱金 20

克。每日一劑，水煎分二次內服。

八、預防

　　肺癌主要是環境性因素引起的疾病，其中吸菸是重要的致癌因素，因此勸阻吸菸對肺癌的預防有積極意義。

　　1.禁止和控制吸菸。已知 80％～90％ 的肺癌由於吸菸引起，如果控制了吸菸，就可以使肺癌的發病率大大降低，多數肺癌是可以預防的。

　　2.控制大氣污染。特別是致癌物質的污染，加強環境的綜合治理。控制小環境的污染，如以煤氣替代燃煤，加強廚房通風，使食物油煤無害化者。

　　3.職業防護。對生產環境中有致癌職業因素如石棉、鉻、鎳、砷等的職工要加強勞動保護。

　　4.有肺癌家族史者，應避免與致癌物質接觸，適當注意營養和加強體格鍛練。

　　5.積極防治慢性呼吸道疾病。

　　6.多食胡蘿蔔及綠葉蔬菜等富含維生素 A、C 的蔬菜。

　　7.早期發現、早期診斷、早期治療，以達到提高肺癌療效的目的。

九、預後

　　肺癌手術切除率為 80％ 左右。切除術後併發症發病率為10％～17％，手術死亡率為 2％～5％。

　　Ⅰ、Ⅱ、Ⅲ期肺癌切除術後五年生存率分別爲 70％～
80％、50％～70％、20％～30％。切除術後總的五年生存率爲
30％左右。

　　鱗癌手術治療效果好，小細胞肺癌及腺癌治療效果較差。

　　肺癌術前和（或）術後放療或化療可以提高肺癌切除率和
外科治療效果。

十、控制策略及隨訪

　　控制策略：肺癌主要對策是病因預防。主要是控制吸菸是
其重要措施。鑑於吸菸造成肺癌效應延遲數十年，三早工作仍
是目前臨床工作的重點。由於目前還缺乏已證實有效且適宜的
肺癌篩檢技術和方法，不宜提倡大規模的人群普查，應鼓勵結
合日常的診療工作，對肺癌高危人群提高警惕，以期盡早發
現，改善病人預後。同時要支持肺癌早期診斷方法和提高療效
的探索。

　　隨訪：肺癌的隨診請見下表 3－3。

表 3－3　**肺癌的隨診表**

術後年限	複查時間及次數	複查內容
第一年	每三個月複查一次	血常規、肝腎功能、X 光胸片、纖維支氣管鏡、胸部、腦部 CT、腹部 B 超、核黃素骨掃描及骨 EC。
第二年	每半年複查一次	同上
第三年	每年複查一次	同上

第八節　肝癌

一、發病概況

原發性肝癌（Primary liver carcinoma，PLC）高發於亞洲和非洲的東南部，而歐洲、美洲、大洋洲等地區發病率較低，莫三比克發病率最高 103.8 /10 萬，新加坡（華僑）8.6 /10 萬。中國據十六個省、市自治區調查的結果表明：約有 1 /5 的地區肝癌發病率 5～70 /10 萬人口；約有 2 /3 的地區在 10～19 /10 萬人口。據上海統計資料，肝癌發病率在各種惡性腫瘤中男性占第三位，女生占第五位。江蘇某地區某資料在 1974 年肝癌標準化發病率爲 49.17 /10 萬人口。歐美國家肝的轉移性癌約爲原發性肝癌的 20～64.5 倍，中國的情況則較低。本病的發病年齡以 30～59 歲年齡組最多，占 77.8％，男性高於女性發病，中國男女之比平均爲 3：1。

肝癌的發病原因主要與下列因素有關：①患有病毒性肝炎及肝硬化者；②水土因素（飲用溝、塘水者原發性肝癌發病率爲 60～101 /10 萬人口，而飲用井水者僅爲 0～14 /10 萬人口；③化學致癌因素（亞硝胺類化合物、偶氮化合物等）；④黃麴霉毒素；⑤遺傳因素；⑥寄生蟲感染（肝吸蟲病）；⑦酒精中毒；⑧營養失調。

中醫藥學認為肝癌屬於「肝積」、「癥瘕」、「肥氣」、「臌脹」、「癖黃」之範疇。主要與寒邪、濕熱及瘀滯等侵襲人體，加之飲食不潔，脾胃損傷，或情志鬱滯，氣滯血瘀，結而成積，脾虛濕困，濕鬱化熱，蒸鬱而成黃疸。病屬正虛邪實，在治療時應當考慮正邪方面。攻補兼施以補為主，以攻為輔。贏得病情改善，得以緩解或治癒。

二、早期徵兆

1.多數患者有 B 型肝炎和肝硬化病史。

2.右上腹或中上腹疼痛，常可放射至右肩，偶可放射至左肩。

3.胃腸道症狀：納差、腹脹、噁心、消化不良、腹瀉等。

4.全身症狀：體重減輕、乏力或伴有低熱等。

5.肝癌病人少見全身表現，其中以低血糖（占肝癌病人的 10～30％）、紅細胞增多症（占肝癌病人的 10％）等。

三、易發人群

1.各種慢性肝炎（特別是 B 型肝炎）和肝硬化的患者；中國肝癌患者約有 90％有 B 型肝炎病毒（HBV）感染病史。

2.有酗酒病史者。

3.食用黃麴霉毒素（aflatoxin）污染的食物者。

4.飲用水受用污染的人群。

5.肝臟良性腫瘤長期不癒者。

6.肝癌高發區的人群。

7.微量元素硒缺乏的地區和人群。

中國江蘇啟東縣是肝癌高發區，啟東肝癌防治一般將30～59歲男性稱爲一級高危人群，HBsAg 陽性稱爲二級高危人群，HBsAg 陽性者中 AFP≧50μg /L 者稱爲三級高危人群。亦將整合型 HBV－DNA 陽性（應用原位分子雜交技術）而肝細胞炎症輕微者作爲肝癌的高危人群。

四、癌前期病變

肝細胞腺瘤樣增生（肝硬化增生結節）是一種癌前狀態，1/3 以上可轉變爲肝癌。

癌前疾病爲：HBsAg 陽性者、慢性肝炎、肝硬化（主要是肝炎後期肝硬化），以及 C 型肝炎患者等，可考慮爲肝癌的癌前疾病。

五、特殊檢查

1.實驗室檢查：⑴甲胎蛋白（AFP）：凡無肝病活動證據，排除妊娠和生殖腺胚胎癌，AFP≧400μg /L 持續一個月者，可作出肝癌的臨床診斷。⑵凝血酶原（DCP）檢測：正常值爲 3.02VGH μ /L，肝癌患者80％＞6VGH μ /L。⑶肝癌患者 HBsAg 陽性者達 90％，抗 HBc 陽性者高達 97％。如果 5個指標（HBsAg、抗 HBs、HBeAg、抗 HBe、抗 HBc）完全陰性，則肝癌的可能性較小。⑷癌胚抗原（CEA）：CEA≧

20μg /L，對肝癌的診斷有一定的價值。

2.影像學檢查

(1)B 超：有助於肝癌（PLC）的定性及定位診斷，檢查腫物有無包膜，與大血管關係；靜脈內有無瘤栓以及鄰近器官有無受侵，肝周淋巴結有無腫大等。

(2)CT 或 MRI：能總體更精確的了解腫瘤在肝臟的位置、數目及肝外有無轉移灶等。

(3)肝動脈造影：應用於多種影像檢查的結論不能明確診斷和需要在造影同時進行經肝動脈介入治療者。

3.活體組織檢查

可在 B 超或 CT 引導下作針吸活檢，作出組織學診斷，但有一定比例的假陰性率；也可予以剖腹探查術，取病灶組織進行病理診斷。

六、分型

1.根據大體形態分型

(1)塊狀型：此型最多見，約占總數的 74％，腫瘤直徑＞5cm，超過 10cm 為巨塊型。此型又可分為單塊型、融合塊型和多塊型三個亞型。

(2)結節型：此型多見，約占總數的 22.2％。癌結節為單個或多個，最大直徑不超過 5cm，此型又可分為單結節、多結節和融合結節三個亞型，伴有嚴重肝硬化。

(3)彌漫型：較少見，約占總數的 2.6％。癌結節少，分布彌漫，與肝硬化不易鑑別。

⑷小癌型：此型最少見，單結節腫瘤直徑＜3cm，或相鄰兩個癌結節直徑之和＜3cm，血清 AFP、HBsAg 陽性率高。

2.根據組織學分型

⑴肝細胞癌（HCC）：占原發性肝癌的 90％，多伴肝硬化，肝內播散及血行轉移為主。

⑵膽管細胞癌（CCC）：此型少見，占原發性肝癌的 7％，起原於膽管上皮細胞，早期易發生肝外轉移，淋巴系統轉移常見。此型在女性中較多見，占女性肝癌的 30.8％。

⑶混合型：此型最少見，約占總數的 3％，部分組織形態似肝細胞，部分似膽管細胞，有些細胞呈過渡形態。

七、治療

肝癌最有效的治療措施是手術切除，不能手術的肝癌可行肝動脈結紮術（HAL）、肝動脈灌注化療（HAI）、肝動脈栓塞化療（HACE），也可配合放療及免疫、中醫藥辨證論治療。

中醫中藥辨證論治：

1.痰毒不化型：證見肝臟腫大，質地堅硬，包塊不平，肝區壓痛，胃納著減，脘腹飽脹，面色失華，手見肝掌，頸項部或前胸及面部呈現蜘蛛痣。舌有瘀斑紫片，苔白厚，脈象沉弦。

治宜：化瘀解毒，消癥散結。

方劑：白蛇六味散加味。

藥物：白英 30 克、蛇莓 30 克、龍葵 30 克、丹參 30

克、當歸 20 克、鬱金 15 克、蟅蟲 10 克、川芎 10 克、仙鶴草 30 克、益母草 20 克、莪朮 10 克、乾蟾皮 15 克。

隨症加減方：

(1)肝癌以巨塊為主：多屬膈下積聚之症合用膈下逐瘀湯加減，蟾蜍注射液，6c.c.靜脈注射，每日 1 次，連用 5 天休 2 天為 1 小節，4 小節為 1 療程。或用斑蝥素鈉片，每片 0.5 毫克，每次 1.0 毫克，每日 2〜3 次。注意化驗尿常規如有紅細胞時，應停止使用或減量。如用靜脈注射劑時更應慎重。

(2)肝癌以出血為主時：嘔血、便血、局部破裂出血，多屬血瘀化熱迫血妄行，合用十灰散加減，加用雲南白藥或三七粉每次 1〜2 克，每日 2 次，仙鶴草 40 克煎湯代茶飲。青白散（青黛 0.5 克，白礬 0.5 克）1 克沖服。

(3)肝癌以痛為主時：多屬氣滯血瘀，肝鬱不舒，合用舒肝丸加減、加用蟾蜍酒，（製法見治療方法章單偏驗方節）每日 10c.c.，每日 3 次。蒙肝 1 號方（火硝 30 克、硫黃 30 克、無名異 15 克、血餘炭 15 克，共研細末）每服 1.5 克，每日 2 次。或白屈菜注射液 2c.c.，肌肉注射，每日 1〜2 次。

2.熱毒蘊結型：證見腹脹肝痛，肝脾腫大，腹壁靜脈怒張，胸悶痞滿，飲食難下，不能平臥，坐臥不安，面色萎黃，煩燥發熱，噁心嘔吐，大便乾小便少，口乾渴，少津液，舌質燥，苔黃膩，脈沉細弦數。

治宜：清熱解毒，瀉肝利膽。

方劑：龍膽瀉肝湯加減。

藥物：龍膽草 15 克、梔子 10 克、柴胡 10 克、車前子 20 克、水紅花子 10 克、半枝蓮 30 克、白花蛇舌草 30 克、七葉

一枝花 20 克、藤梨根 30 克、茵陳 30 克、藿香 20 克。

　　隨症加減：

　　⑴肝癌以腹水為主：多屬脾困濕邪，水氣不化，合用五苓散加商陸，加水葫蘆素片，每次 2 片，每日 3 次；或肝復樂片，每次 2 片，每日 3 次；或豬苓注射液或核葵注射液，每次 4c.c.，每日 1 次，肌肉注射。

　　⑵肝癌以黃疸為主：多屬肝膽濕熱，蘊瘀「血黃」，合用茵陳蒿湯和腫節楓注射液或鴉膽子注射液，每次 4c.c.，每日 1 次，肌肉注射。30 天為一療程。

　　⑶肝癌以發熱為主：多屬熱邪亢盛或陰虛化熱。合用牛黃清熱散，每次 3 克，每日 1～2 次。六方藤，每次 5 片，每日 3 次，或青蒿鱉甲湯加減。

　　3.正虛邪實，陰陽失調型：證見肝大腹脹，疲乏無力，少食懶言，精神不振，腰酸腿軟，心悸氣短，呼吸無力，轉側艱難，面色晦暗，形體消瘦，或有浮腫，尿少便溏，舌少苔，質豔紅或胖大，脈沉細而弱屬一派虛象，氣血不足等晚期徵象。

　　治宜：扶正培本為主，祛邪為輔。

　　方劑：香砂六君子合理中地黃丸加減。

　　藥物：黨參 15 克、白朮 10 克、豬苓 20 克、甘草 10 克、枸杞子 10 克、黃芪 30 克、生地 15 克、山萸 10 克、女貞子 30 克、旱蓮草 20 克、寄生 30 克、仙靈脾 15 克。

　　隨症加減：

　　⑴肝癌以脾虛泄瀉為主時：應調理脾胃合用參苓白朮散加人參三七粉，每次 2 克，每日 2 次沖服。

　　⑵肝癌以氣陰兩虛為主：應滋陰補氣，合用人參養榮丸加

用蜂乳片或蜂皇精劑爲宜。

(3)肝癌以肝腎枯竭爲主：應益腎柔肝，合用杞菊地黃丸加用胎盤糖衣片。

單偏驗方：

(1)浙江民間方：貓人參 25 克、雙花 25 克、紫金牛 25 克、苦參 25 克、活血龍 25 克、白芷 25 克、龍膽草 25 克、皀刺 25 克。水煎服。

(2)抵癌散：生黃芪 10 克、北沙參 45 克、生白芍 30 克、炙鱉甲 45 克、生香附 20 克、生牡蠣 20 克、制乳没各 20 克、炙全蠍 60 克、炙露蜂房 120 克、炙馬錢子 3 克、半邊蓮 15 克、凌霄花 15 克、鉤藤 15 克、佛手花 15 克、炒蒼朮 15 克、廣陳皮 15 克、代赭石 15 克、赤練蛇粉 45 克。共研細末，每次 3 克，每日 2 次。

(3)全蟲散：全蠍、蜈蚣、水蛭、僵蠶、蜣螂、守宮、五靈脂各等分爲末，每次 3 克，每日 2 次。

(4)加味犀黃丸：麝香 3 克、牛黃 3 克、乳香 30 克、没藥 30 克、熊膽 3 克、三七粉 30 克、人參 30 克，共研細末，黃米漿爲丸，綠豆大，每次 1 克，每日 2 次。

(5)班蝥燒雞蛋：班蝥 2 隻，去頭足，放在雞蛋內，棉紙包，文火燒熟，去班蝥，吃雞蛋，每日 2 個，連服 3 天，休 3 天再用。

(6)鮮獼猴桃根 100 克、瘦豬肉 200 克，燉熟吃肉喝湯，隔日 1 付。

(7)雙半煎：半邊蓮 30 克、半枝蓮 30 克、黃毛耳草 30 克、苡米 30 克、天胡荽 60 克，水濃煎內服。

⑻**金黛散**：紫金錠 6 克、青黛 12 克、牛黃 12 克、野菊花 60 克，共研細末，每次 3 克，每日 3 次。

⑼**壁虎酒**：活壁虎 5 條、60 度白酒 0.5 公升，盛入錫壺內浸一周，每次 10c.c.，每日 3 次。

⑽**海斑合劑**：斑蝥 2 隻、海金砂 30 克，水煎濃縮成糖漿，每次 2c.c.，每日 2 次，注意損傷腎臟。血尿時用綠豆甘草湯解毒。

⑾**蟾龍粉**：蟾酥 10 克、蜈蚣 50 克、白英 500 克、龍葵 500 克、山豆根 500 克、兒茶 50 克、丹參 500 克、三七 500 克，共爲細末，每次 1 克，每日 3 次。

⑿**肝癌膏藥**：蟾酥 100 克、白英 100 克、丹參 100 克、大黃 180 克、石膏 250 克、明礬 120 克、青黛 500 克、黃丹 200 克、冰片 200 克、馬錢子 100 克、五倍子 100 克、黑礬 60 克、全蠍 100 克、蜈蚣 100 克、紫草 300 克、三丑 300 克、甘遂 300 克、水蛭 60 克、乳香 150 克、沒藥 150 克、夏枯草 200 克共研細末，製成膏藥，外敷肝區，7 日一換。

⒀**癌痛散**：山奈、乳香、沒藥、大黃、薑黃、梔子、白芷、黃芩各 20 克，小茴香、公丁香、木香、黃柏各 15 克，蓖麻仁 20 粒，共研細末，加雞蛋清適量，和勻成糊狀，敷於期門穴，6～12 小時換藥一次，7 天爲一療程。

⒁活癩蛤蟆一隻去內臟，雄黃 30 克放入其腹內，打爛成糊狀，外敷肝區。

八、預防

1.在高發地區和有條件的城市，新生兒和易感人群均應接種 B 肝疫苗；注意輸血、注射、針灸、修面等肝炎傳播途徑。

2.防止糧食霉變，嚴格食品衛生管理，防止攝入 AFB_1（黃麴霉毒素 B_1）。除去或清洗霉變糧食，高發區應減少玉米、花生的攝入，提倡飲用綠茶，多食用烏梅、山楂、猴頭菇、苡仁米、百合等，以阻斷 AFT 誘發肝癌。

3.改善水質，注意飲食衛生，特別是高發區和工業污染嚴重的地區。農村宜飲用活水、井水，城市宜改用污染少的水源作自來水。

4.在低硒地區，對糧食作物葉面噴硒，高發區供應硒鹽，高危人群口服富硒酵母，補硒注意要適量。

中國肝癌的Ⅰ級預防以「防治肝炎，管糧防霉，適量補硒，改良飲水」為中心內容。

九、預後

肝癌患者的預後與臨床分期、病理類型及治療有關。肝癌手術後三年生存率見下表 3－4。

表 3－4　**肝癌手術後三年生存率**

分　　　　期	生存率（％）
Ⅰ期（$T_1N_0M_0$）	88.2%
Ⅱ期（$T_2N_0M_0$）	60.2%
Ⅲ期（$T_3N_0M_0$）或 $T_{1-3}N_1M_0$	28.0%
Ⅳa 期（$T_4N_{0-1}M_0$）	12.1%

　　肝癌患者 5 年生存率手術切除組最高爲 43.1％，姑息性外科治療組次之爲 13.9％，保守治療與未治療者無 5 年生存率。小肝癌切除後的 5 年生存率可達 50～70％。

十、控制策略及隨訪

　　控制策略：肝癌病因比較明確，控制戰略重點是Ⅰ級預防；早期診斷有所突破，現階段工作重點應爲Ⅱ級預防；治療原則是早期、積極、綜合、特異。對肝癌全面開展Ⅲ級預防條件已具備，目前對肝癌治療效果不斷提高，長期被認爲不治之症的原發性肝癌，已轉變爲部分可治。

　　隨訪：肝癌手術切除後，患者每三個月需定期複查一次，複查 AFP、CEA、肝腎功能、腹部 B 超、CT 及胸片，以利於早期發現肝臟亞臨床多發病灶或肺部轉移病灶，爭取再次治療機會。手術後每半年複查一次。5 年後每年複查一次。

第九節　胰腺癌

胰腺癌（Carcinoma of pancreas）是一種常見的惡性腫瘤，發病率占全身腫瘤的 1%～3%，以胰頭部為最常見，約占 67.9%，體、尾部次之，約占 26.3%，在消化道腫瘤中占第五位。好發於 40 歲以上年齡，發病高峰在 50～60 歲，男女發病之比為 2～3：1。本病惡性程度較高，不易早期發現，預後差。

胰腺癌的病因尚不十分清楚，可能與吸菸、飲酒、高脂肪與高動物蛋白飲食、某些化學致癌物質、內分泌代謝紊亂及遺傳因素有關。

中醫藥學認為胰腺癌屬於「伏梁」、「黃疸」、「癥瘕」、「積聚」等範疇。多因七情鬱結、飲食內傷致臟腑失和，氣血瘀滯，久留不散，漸成腫塊，而致本病的發生。

二、早期徵兆

1.上腹部不適和疼痛：60%患者初期有此症狀。

2.食欲不振、消瘦：10%患者的首發症狀為食欲不振，部分以清瘦為首發症狀。

3.黃疸：75%以上病人就診時已有黃疸。

4.發熱、發冷：胰腺癌的發熱多為持續性低熱，少數患者

可有發冷、寒顫、高熱。

三、易發人群

1.長期吸菸者。
2.食用脂肪及油炸肉食攝入量高者。
3.胃大部切除術後 20 年以上者。
4.患有慢性胰腺炎者，其鈣化灶可能有致癌作用。
5.長期與飲咖啡、喝酒習慣及患糖尿病者有關。

四、癌前期病變

胰腺腺管上皮增生、鱗狀細胞化生、良性胰腺囊性瘤，都屬於本病的癌前期病變。

五、分型

1.按解剖位置分爲：胰頭癌、胰體癌及胰尾癌。
2.按組織類型分爲：導管細胞癌（約占 80％以上）、腺泡細胞癌（多型性腺癌、纖毛細胞腺癌、粘液表皮樣癌、鱗狀細胞癌、乳頭狀囊腺癌、胰島細胞癌、未分化癌等）。

六、特殊檢查

1.實驗室檢查：

⑴轉肽酶、血清澱粉酶常升高。

⑵胰頭癌時血清膽紅素可顯著升高（平均 18mg /dL ）。

⑶血清鹼性磷酸酶、轉氨酶也可增高（ ALT300μ 左右）。

⑷血 CA19－9 上升，敏感性約爲50％。

2.影像學檢查

⑴B 超：是首選檢查方法，可顯示胰腺輪廓及腫瘤部位，並能提供膽道系統改變的情況。

⑵上消化道造影：胰頭癌時可有十二指腸曲增大，降段呈反「3」字形，並有助於排除胃腸道病變，了解十二指腸通暢情況。

⑶CT 檢查：可顯示胰腺腫瘤、膽道變化、肝臟轉移癌和胰周淋巴結的情況；觀察鄰近臟器、腸系膜上靜脈和門靜脈是否受侵犯。

⑷內鏡逆行性胰膽管造影（ ERCP ）：可見主胰管狹窄、扭曲或中斷及「雙管症」等，出現黃疸後應盡量少做，膽紅素＞170μmOL（ 10mg /dl ）者忌作：CT 已辨認爲胰腺腫瘤時不必再做 ERCP。

⑸經皮經肝膽管引流術（ PTCD ）：借以與膽道結石、壺腹癌相鑑別，並可減輕黃疸，作爲術前準備。

⑹細胞學檢查：在 B 超引導下進行細針穿刺，多用於非手術治療的病例。

⑺選擇性血管造影：腫瘤發展較晚期時才能顯示，此時多已失去手術機會。

七、治療

　　手術切除是胰腺癌的首選治療方法，可行根治性手術和姑息性手術。術後常配合化療及放療，同時伍用中醫中藥治療。

　　中醫中藥辨證論治：

　　1.脾胃濕熱型：證見胃呆厭食，消化不良，上腹脹滿，深壓可捫包塊，噁心嘔吐，體重減輕，明顯消瘦，一身面目俱黃，甚者呈黑綠色，全身皮膚搔癢，大便秘結而呈白色，小便刺痛而顯赤黃，舌苔黃膩，脈象弦滑。常見胰頭癌。

　　治宜：清熱利濕，解毒和胃。

　　方劑：茵陳蒿湯合龍蛇羊泉湯加減。

　　藥物：茵陳 30 克、梔子 15 克、生軍 10 克、龍膽草 10 克、金錢草 20 克、蜀羊泉 30 克、龍葵 30 克、赭石 20 克、半枝蓮 30 克、丹參 30 克、車前子 30 克、黛蛤散 30 克、六一散 30 克。

　　2.肝脾瘀結型：證見上腹疼痛，累及肩背，可為持續鈍痛，或為陣發性劇痛，夜間尤甚。可伴有嘔吐不安，影響睡眠，有時可觸及脅下腫塊，噁心厭食，羸瘦乏力，大便失調，常呈腹瀉，尿黃，苔白厚，脈弦數。常見胰體癌。

　　治宜：破瘀散結，舒肝清熱。

　　方劑：膈下逐瘀湯合黃連解毒湯加減。

　　藥物：丹參 30 克、丹皮 30 克、桃仁 10 克、紅花 10 克、莪朮 15 克、三棱 10 克、炒靈脂 10 克、蒲黃 10 克、胡黃連 10 克、黃柏 10 克、烏藥 10 克、元胡 10 克、白屈菜 30

克、雞內金 10 克、當歸 10 克、穿山甲 10 克、白花蛇舌草 20
克。

3.心脾實熱型：證見胃納不佳，消化不良，形體漸瘦，疲
乏無力，常捫及左上腹部腫塊，隱匿疼痛，放射左胸，累及脇
下。盜汗發熱，心煩失眠，大便黑，小便澀，有時浮腫，苔白
舌暗，脈象沉弦。常見晚期胰尾癌。

治宜：降心火，清脾熱。

方劑：清心蓮子飲加減。

藥物：栀子 10 克、連翹 10 克、黃連 10 克、蓮子心 10
克、乳沒各 5 克、木通 15 克、生地 20 克、莪朮 15 克、仙鶴
草 30 克、藤梨根 30 克、白花蛇舌草 30 克、虎杖 20 克、生
芪 20 克、夏枯草 20 克、山慈菇 20 克、焦三仙 30 克。上藥
煎湯送服散結靈。

單偏驗方：

1.雞內金 30 克、青黛 15 克、人工牛黃 15 克、紫金錠 10
克、野菊花 60 克、草河車 30 克、三七 30 克。共研細末，每
次 2 克，每日 3 次。

2.腫節楓片劑：每次 6 片，每日 3 次。或腫節楓注射
液，每次 4c.c.，每日 1 次，肌肉注射。

3.冬凌草 60～120 克，水煎服。

4.白英 30 克、菝葜 30 克、炮山甲 15 克、白花蛇舌草 30
克、廣木香 9 克。水煎，每日一劑，分二次內服。

5.半枝蓮 60 克、水紅花子 30 克、石打穿 30 克、八月扎
30 克。水煎，每日一劑，分二次內服。

6.全蟲散：地鱉蟲、水蛭、檳榔、烏梢蛇、全蠍、蜈蚣，

各等份爲末，每日服 6 克。有消腫止痛之功。

八、預防

1.注意飲食衛生，避免飲烈性酒，不吸菸。
2.生活要有規律，切勿暴飲暴食。
3.有消化不良徵象，要及時就醫，查明原因，及時治療。
4.積極治療胰、膽的良性疾病。

九、預後

本病預後較差，一般出現症狀後 6～9 個月死亡。由於無統一分期法，Whipple 術後 5 年生存率差別較大，在 0%～18%之間，平均生存約 18 個月。

十、隨訪

胰腺癌術後一個月複查一次，以後每月複查一次至一年，一年後半年複查一次。

第十節　食道癌

一、發病概況

　　食道癌（Carcinoma of esopnagus）是較常見的惡性腫瘤，其發病數約占食道惡性腫瘤的 90％以上。它是廣泛分布於世界各地的全球疾病，其發病率有明顯的地區差異性，由於種族、地理位置不同（即使在一個國家內）其發病率可相差很懸殊。中國、印度、南非、日本、蘇格蘭、前蘇聯為食道癌的高發國家，歐美、大洋洲則為低發地區，美國食道癌發病率較低。

　　食道癌的發病率在中國僅次於胃癌居第二位。但近年由於肺癌急劇上升，食道癌發病率位次在部分城市變為第四位，部分縣為第三位。據 1970 ～ 1971 年調查中國河南林縣發病率較高，平均男性為 328.5 /10 萬人口、女性為 243.8 /10 萬人口。由於積極預防，近年來有所下降，目前其發病率約為 100 ～150 /10 萬人口，但仍為世界食道癌高發地區之一。中國食道癌的高發區主要在太行山區、四川盆地、川西北、閩、粵、鄂、山東、江蘇、陝、甘、內蒙古、新疆，其他省市則較低。從分布上中國食道癌發病率，北方高於南方。發病年齡自 30 歲以後隨年增加，60 ～ 70 歲為發病高峰；男性多於女性發

病，二者之比為 2：1。在非高發區中，男性發病者約為女性發病者的 5～10 倍，在高發區中二者差別很小，男女發病之比為 1.6：1.38。關於食道癌的死亡率在不同的地區也不相同，以中國為例，據 1974 ～ 1976 年全國惡性腫瘤死亡回顧統計，食道癌男女合計粗死亡率為 16.70 /10 萬人口，占全國年平均死亡率的 21.80％。但食道癌的死亡率和發病率一樣，也有一定的地區差異性，如中國平均死亡率為 100 /10 萬人口以上的縣、市有 19 個，最高是河北省邯鄲市為 303.37 /10 萬，依次為河南省鶴壁縣、山西省陽城均為 169.22 /10 萬人口，山西晉城為 143.89 /10 萬人口，河北省磁縣為 142.19 /10 萬人口，河南省林縣為 131.79 /10 萬人口。有關文獻統計最高發病區的死亡率比低最低發病區的死亡率男性高出 6.15 倍，女性高出 7.91 倍。

　　食道癌的發病原因目前尚不十分清楚，可能與以下因素有關：①長期吸菸和飲酒；②長期喜進燙的飲食；③多食含亞硝胺類高的飲食；④食用真菌污染的食物；⑤食物中缺乏維生素（A、E、B₂、葉酸）和微量元素（鋅、鉬）；⑥遺傳和環境條件；⑦進食過快，進食過粗。

　　食道癌中醫文獻中記載屬「噎膈」範疇，又稱本病為「膈噎」、「噎塞」等。多因憂思傷脾，脾傷則氣結，氣結則津液不得輸流便聚而成痰。肝鬱氣機失於宣暢，致血行也不暢流，漸瘀為「死血」。痰瘀互結為有形之塊阻於食道，妨礙飲食下嚥而發為本病。

二、早期徵兆

1.吞嚥食物有遲緩、滯留或輕微梗噎感。

2.吞嚥時疼痛感（疼痛的位置主要在咽部、胸骨後或者上腹部，約 40％的病人有程度不同的疼痛症狀）。

3.食道內異物感（大約 10％的患者有此症狀）。

除上述三類主要症狀外，早期食道癌還可能有劍突下隱痛、鈍痛，胸骨後悶脹，自覺胃部不適，咽部疼痛及心率增快等症，這些症狀雖不如前三類症狀常見，但也不可忽視。

上述三類症狀的發病率占全部早期食道癌症狀的80％以上，而吞嚥不適症狀（包括遲緩、阻噎）占全部症狀的30％。

三、易發人群

1.有燙食、硬食、酸食習慣的人。

2.有吸菸、酗酒，特別是既吸菸又喝酒的人。

3.常大量的食用發酵霉變酸菜、霉變食物，缺乏維生素 C、B_2、胡蘿蔔素等人群。

4.以前初篩普查時發現有食道粘膜上皮重度增生或食道炎者。

5.有食道癌、胃癌家族史者。

6.有消化系統症狀及原因不明的食道或胃內隱血試驗陽性者。

四、癌前期病變

食道上皮重度增生的癌變率爲 26.6～32.3％，是食道癌的癌前病變。高發區慢性食管炎、白斑、食道疤痕性狹窄、憩室等，是不典型增生之前的癌前狀態。

五、特殊檢查

1.影像學檢查

(1)X 光鋇餐檢查：確診率 80％以上，可表現爲：食道粘膜增粗、中斷、紊亂以至消失；龕影形成；管腔狹窄（上、下部有不同程度的擴張）；管腔僵硬，蠕動減弱以至消失；鋇劑流速減慢。

(2)CT 檢查：由於 CT 具有高分辨率，可更清晰顯示食道與鄰近器官的關係。提示腫瘤的大小、腫瘤外侵程度、淋巴結是否轉移的有效檢查方法，有利於外科術前估計手術成功率，放射野的設計，並有助於食道癌診斷及分期水平的提高。

2.活體組織學檢查

(1)食道拉網細胞學檢查：脫落細胞學檢查的陽性確診率在90％以上。具有簡便、安全、病人痛苦小、準確率高的優點，做爲大規模普查的重要方法之一。

(2)食道鏡檢查：可分辨各種病變的病理類型，應作活檢確診。臨床高度懷疑但活檢陰性者，應重覆活檢。

六、分型

1.根據大體形態分型

(1)早期分型

①隱伏型：病變略顯粗糙，色澤變深，無隆起和凹陷。

②糜爛型：病變粘膜輕度糜爛或凹陷，與正常組織分界清楚。

③斑塊型：病變粘膜局限性隆起呈灰白色斑塊狀，最大直徑小於 2cm。

④乳頭型或隆起型：腫瘤呈外生結節性隆起，乳頭狀或息肉狀突入管腔。腫瘤直徑 1～3cm。

(2)進展期分型

①髓質型：腫瘤比較肥厚，侵入食道周徑的大部或全部。病變部位明顯增厚，管腔狹窄，癌內面有深淺不等的潰瘍。

②蕈傘型：瘤體呈蘑菇狀或卵圓形突入食道腔內，邊緣隆起或外翻，表面有淺潰瘍。

③潰瘍型：癌組織浸潤深肌層，潰瘍界限清楚，邊緣有隆起，可引起穿孔。

④縮窄型：病變浸潤全周，呈環形狹窄或梗阻，病變上段食管明顯擴張。

⑤管內型：瘤體呈息肉樣或帶蒂，向腔內生長，外浸較少。

2.根據組織類型

(1)鱗狀細胞癌：以食道中段為最多，其次為下段，占食道

癌的 90％以上。

(2)腺癌：食道腺癌較少見，多來自食道腺，少數來自胃粘膜異位症。

(3)小細胞未分化癌：爲食道罕見的惡性腫瘤，此種類型惡性程度較高。

(4)癌肉瘤：來源於上皮與間葉組織發生惡變的腫瘤，多位於食道下段。癌細胞多爲分化較好的鱗癌、少數爲未分化癌、基底細胞癌或囊性腺樣瘤。

七、治療

食道癌手術和放療爲首選方法。頸段與上胸段首選放療爲宜，下段應以手術爲首選。化學治療對中晚期食道癌也是一種治療手段，中醫中藥治療食道癌也有一定的療效。

中醫中藥辨證論治：

1.肝氣鬱結型：證見納食不舒，時而呃逆，胸悶口苦，兩腋脹痛，頭痛目眩，煩躁失眠，舌苔薄黃，脈象弦細。

治宜：舒肝散結。

方劑：逍遙散合旋復代赭湯加減。

藥物：柴胡 10 克、杭芍 20 克、茯苓 30 克、瓜蔞 20 克、代赭石 30 克、旋復花 10 克、陳皮 10 克、竹茹 10 克、山豆根 15 克、牛膝 10 克、鬱金 10 克、白英 20 克。

2.痰鬱氣滯型：證見納食不暢，胸膈脹滿，胸背不適，咳嗽痰盛，頻吐涎沫，噁心嘔吐，胸悶發懣，噫氣不除，舌苔白膩，脈象弦滑。

治宜：化痰祛瘀，降氣散結。

方劑：貝母瓜蔞散合旋復代赭湯加減。

藥物：貝母 10 克、瓜蔞 20 克、花粉 20 克、茯苓 20 克、橘紅 10 克、桔梗 10 克、代赭石 30 克、旋復花 10 克、半夏 10 克、膽南星 10 克、夏枯草 20 克、威靈仙 30 克、海藻 10 克、藤梨根 30 克。

3.瘀毒不化型：證見吞嚥困難，胸背疼痛，嚥下更甚，煩熱口渴，面色瘀滯，大便乾燥，小便黃赤，舌質絳有瘀班，苔厚膩，脈弦細而澀。

治宜：化瘀解毒。

方劑：白蛇六味丸合旋復代赭湯加減。

藥物：白英 30 克、蛇莓 30 克、丹參 30 克、鬱金 15 克、龍葵 20 克、當歸 10 克、草河車 20 克、半枝蓮 20 克、代赭石 30 克、旋復花 10 克、陳皮 10 克、野葡萄根 20 克。

4.陰液枯竭，氣血雙虧型：證見病程日久，吞嚥不下，咳嗽多痰，形體消瘦，乏力氣短，面色㿠白，低燒盜汗，口乾咽燥，大便燥結，舌質絳而少苔，脈象沉細而無力。

治宜：養血潤燥，滋陰益氣。

方劑：一貫煎合大補陰丸加減。

藥物：北沙參 30 克、麥冬 10 克、當歸身 15 克、生地黃 30 克、枸杞子 20 克、川楝子 10 克、黃柏 10 克、知母 10 克、龜板 20 克、女貞子 30 克、玄參 10 克、麻仁 10 克、石斛 20 克、花粉 10 克。

隨症加減：

吞嚥困難加重：紫硇砂 30 克，研細末加水 1500c.c.，水煮

過濾取汁，加醋（1000c.c.汁加 1000c.c.醋）再煮乾，成灰黃色結晶粉末，每次 1.5 克，每日 3 次。或用鮮韭菜汁噙化 10 c.c.。

嘔血加重：三七粉 3 克、雲南白藥 2 克、仙鶴草 30 克、藕節 30 克。

咳血加重：茅根 30 克、蘆根 30 克、仙鶴草 30 克、阿膠 10 克、三七粉 3 克。

發燒不退：牛黃清熱散 1 支、犀黃丸 1.5 克。

胸痛背痛：白屈菜 30 克、炒靈脂 6 克、蒲黃 6 克、黃藥子 15 克。

嗆咳不止：前胡 10 克、魚腥草 20 克、瓜蔞 20 克、代赭石 30 克、馬兜鈴 10 克。

單偏驗方：

⑴硼砂 60 克、火硝 30 克、全蠍 10 克、甘草 30 克，水煎服。

⑵蜈蚣 5 條、全蠍 6 克、白花蛇舌草 30 克、半枝蓮 60 克、夏枯草 30 克、紫草根 30 克、山藥 15 克、內金 10 克、沙參 10 克、白茅根 30 克、旋復花 10 克、半夏 10 克、大棗 15 克，水煎去渣，加蜂蜜 120 克煮成膏狀，分 3 次內服。

⑶貓胎盤，焙乾研麵，早晚各服 6～10 克，黃酒冲服。

⑷鴨膽子 60 克、桃仁 120 克、水蛭 60 克、生赭石 240 克。先將水蛭、桃仁、生赭石研細末，加入鴨膽子仁搗爛，每次用 10 克攪入藕粉內服，每日 3 次。

⑸藤梨根 30 克、白屈菜 10 克、半枝蓮 10 克，加水熬至深紅，去渣濃縮，製成糖漿，每次服 10c.c.，日服 2 次。

(6)乾蟾 0.3 克、山藥粉適量，水泛爲丸，綠豆大，每次 4 粒，每日 3 次。

(7)龍虎三膽散：地龍 5 條，壁虎 2 隻，豬膽、羊膽、狗膽各 1 個。先將上藥分別剪成碎末混合，再焙乾研成細末而成赭黃色。量約 10 克，分爲二包，第一天晨空腹服川軍 10 克，白開水送下。第二天晨空腹服龍虎三膽散 1 包，黃酒 60 c.c.。第三天晨空腹如前再服 1 包，以上爲 1 療程，休 3 天再服。

(8)開道散：硼砂 60 克、火硝 30 克、硇砂 6 克、沉香 10 克、礞石 15 克、冰片 10 克，共爲細末，每次 0.9 克，嚥化緩下，至粘沫吐盡，連服兩天即停藥。

(9)冬凌草 50～90 克，沸水沖泡加白糖，每天 1 次，2～3 個月爲 1 療程。

(10)治膈散：山慈菇 200 克，硼砂 80 克、硇砂、三七各 20 克、冰片 30 克、沉香 50 克，共研細粉，每日 4 次，每次 10 克，10 天 1 療程，後改爲每日 2 次，每次 10 克，以鞏固療效。

(11)開關散：牛黃 2 克、麝香 2 克、海南沉香 10 克、礞石 10 克、硇砂 10 克、火硝 30 克、月石 40 克、冰片 10 克，共研細粉，裝瓶密封。每次 1.5 克，每日 5～10 次，含服。

針灸療法：

主穴：天鼎、止嘔、巨闕、上脘、中脘、內關。

配穴：頸段食道癌（取天窗、人迎、扶突、氣舍、大杼、風門、脾俞、大椎、中府、阿是穴）；中段食道癌（取氣戶、俞府、膻中、乳根、承滿、膏肓、肺俞、心俞、魄門、神藏、

壓痛點）；下段食道癌（取乳根、期門、承滿、梁門、肝俞、心俞、督俞、壓痛點）。

　　隨症配穴：胸骨後疼痛：取華蓋、乳根、內關、胸前六穴（胸骨兩側脇間隙）；背部疼痛：壓痛點、外關、後溪；痰多：灸大椎、中府、中魁；針刺大杼、風門、肺俞、列缺，合谷；食道出血：天澤、內關、膈俞、列缺、曲澤、合谷。

八、預防

　　1.禁飲烈性酒或燒酒。

　　2.不吃霉變及過燙、過硬和辛辣刺激食物，多食新鮮蔬菜，增加維生素 A、B_2、C、E 及微量元素的攝入，以增加抗突變的物質。

　　3.不過急快食，食姿宜舒坦，食後宜喝些開水，以冲洗食道。

　　4.進食前後不暴怒生氣，平時也要精神樂觀。

　　5.飲用用漂白粉處理的飲水，使水中的亞硝酸鹽含量減低，常服維生素 C，以減少胃內亞硝胺的形成。

　　6.用以避免蔬菜中亞硝酸鹽的積累，適用於土壤低鉬高發區。

　　7.對中度、重度食管上皮增生者，可給予積極治療，對易感人群進行監護。

九、預後

食道癌切除術後的 5 年生存率爲 30～40％。Ⅰ期病例手術切除術後 5 年生存率高達 80～90％；Ⅲ期僅爲 10％左右。賁門癌切除術後 5 年生存率約爲 20％左右。

十、控制策略及隨訪

控制策略：應先抓好幾個高發區的試點工作然後推廣。加強對已知的可能致癌因素積極預防，以二級預防爲主，重視「三早」，進一步證實食道癌病因，並探索其預防方法，改進二級預防的措施，提高治療效果。研究早期食道癌治療保留食管的方法，也是科學家的展望。

隨訪：食道癌手術後前半年，每月門診複查一次。主要檢查患者進食情況，血尿常規及肝腎功能，腹部 B 超檢查了解是否有腹腔、肝轉移，鎖骨上淋巴結是否有腫大等。6 個月時可行鋇餐造影或纖維胃鏡檢查，確定是否有吻合口狹窄。

半年後每 2 個月複查一次，2 年後每 3～6 個月複查一次。見下表 3-5 食道癌術後複診時間。

表 3-5　**食道癌術後複診時間**

手術後時間	複查時間	複　查　項　目
前半年	每月複查一次	患者進食情況，血尿常規及肝腎功能；腹部 B 超；鎖骨上淋巴結是否腫大等。
6 個月時	複查一次	鋇餐造影或纖維胃鏡檢查。
半年後	2 個月複查一次	全面複查
2 年後	3~6 個月複查一次	全面複查

第十一節　胃癌

一、發病概況

胃癌（Carcinoma of stomach）是消化系統最常見的惡性腫瘤，其發病率居消化道惡性腫瘤之首。但有明顯的地區差異性，其發病率在高發區和低發區之間可相差 7～22 倍。全世界胃癌高發率最高的國家是日本，發病率為 82 人 /10 萬，而科威特是胃癌的低發率國家，發病率為 3.7 人 /10 萬，這兩個國家胃癌發病率有 22 倍之差。亞洲、東歐的發病率明顯高於北美及西歐。但在高發區中也有低發點，如亞洲的印度、印度尼西亞、馬來西亞則胃癌發病率很低。中國位於亞洲，屬於胃癌高發區，上海胃癌標化發病率據 1963 ～ 1998 年統計，男性為 47.1～63.2人 /10 萬，女性為 20.1～24.8人 /10 萬，分別占惡性腫瘤的 1、2 位。但也有明顯的地區差異，其中西北、東北、江、浙沿海一帶為胃癌高發區，特別是甘肅省河西走廊、膠東半島及江、浙胃癌發病率最高；而中南、西南，尤其是廣西，胃癌發病率低。胃癌的發病年齡以 40～50 歲為多發，男女發病之比為 3～4：1。

胃癌在中國占各部惡性腫瘤死因的第一位，粗死亡率為 17.30 /10 萬，按中國人口調整死亡率為 15.41 /10 萬，按世

界人口調整死亡率爲 23.86／10 萬。本病的發病原因尚未十分
清楚，其外因主要有飲食因素、生活方式及地理環境等，內因
則與遺傳因素、癌前病變有關。

中醫藥學文獻中有「胃脘痛」、「噎膈」、「反胃」、
「心腹痞」、「伏梁」、「心之積」之記載，與現代醫學中胃
癌、賁門癌相似。多因脾胃氣虛兼有痰濕內蘊，肝胃不和兼氣
滯血瘀，特別是晚期氣血兩虧，但多是本虛標實，即存在癥瘕
已形成的邪實狀態。

二、早期徵兆

1.上腹部飽脹不適（74％胃癌有此症狀）。

2.上腹部疼痛（87.7％胃癌有此症狀）。

3.食欲不振、反酸、噯氣、消化不良伴噁心、嘔吐（68％
胃癌有此症狀）。

4.大便潛血陽性或白便（在早期胃癌中占 50～65％）。

5.不明原因的乏力、消瘦或進行性貧血（50％可出現此症
狀）。

三、易發人群

1.40 歲以上有慢性胃病史，或近期出現消化不良者。

2.有惡性貧血、胃息肉、胃腸吻合術 10 年以上，及慢性
胃病病史者，最大刺激胃酸分泌試驗仍缺酸者。

3.喜燻烤及鹽醃食物，長期酗酒和吸菸者。

4.食用蔬菜較少，攝取維生素 C、E、A 及微量元素不足者。

5.精神受到刺激和抑鬱者。

6.有胃癌和食道癌家族史者。

四、癌前期病變

癌前病變（precancerous lesion）或稱癌前狀態（precancerous status）與胃癌發生有密切關係，前者是臨床概念，後者係指病理概念，也統稱為癌前病變。它是指在一定條件下容易發生胃癌的一些疾病。主要包括：慢性萎縮性胃炎、胃大部分切除術後殘胃、胃息肉、胃潰瘍。

1.慢性萎縮性胃炎：是由於壁細胞萎縮而導致泌酸量減少，患者常有胃酸低下或缺乏，使胃內硝酸鹽還原酶陽性菌的檢出率較正常人高 2 倍。其發病率約占生慢性胃炎的 3%～15%。癌變率為：國內為 1.2%，國外為 8.6%～13.8%。慢性萎縮性胃炎在胃癌發病中有著重要作用，且需要一定的時間和演變過程。Oehlert W 對萎縮性胃炎演變成癌的時間進行了研究，認為其癌變時間自發現萎縮性胃炎起一般需 10 年以上，平均為 16～24 年，演變過程如圖 3-1。

2.胃大部分切除後殘胃：胃或十二指腸良性疾患而行胃大部分切除術後，由於喪失了幽門括約肌收縮的功能，使十二指腸內容物返流入胃而引起鹼性返流性胃炎，從而降低了胃粘膜的屏障作用；同時胃竇切除後，胃泌素分泌量減少，促進亞硝胺類化合物在殘胃內的合成，從而導致癌變。殘胃癌的發生與

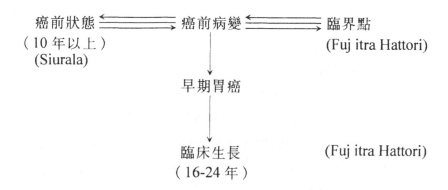

圖3－1　萎縮性胃炎的癌變過程

手術術式關係密切。據報導，中國綜合 18 所醫院因良性疾患而作胃大部切除的 2273 例，在胃鏡隨訪中發現殘胃癌 51 例，發生率爲 2.24％。由於 Billroth Ⅱ 式手術導致十二指腸液返流的程度遠較 Billroth Ⅰ 式嚴重，故其術後殘胃癌的發生率比Ⅰ式高 2～12 倍。

　　3.胃息肉：對胃息肉癌變率的報導懸殊較大（ 0％～50％ ）。根據 Huppler 200 多例的分析，多發性息肉的癌變率高於單發性息肉，腺瘤性息肉高於增生性息肉，分別爲 14％、9％、59％、28％；對息肉直徑＞2cm、廣基、無蒂者因易於惡變，應早期積極予以手術切除。

　　4.胃潰瘍：經久不癒的慢性胃潰瘍是否會癌變有很大爭議，但經動物實驗證明，潰瘍周圍的粘膜上皮在反覆炎性刺激和修復過程中，再生上皮易遭致癌因素的作用而發生癌變。潰瘍癌變的發生部位以胃潰瘍最好發的胃角爲中心的小彎側最多見，發病高峰在 40～50 歲。而胃癌的發生部位多見於腸上皮

化生的幽門區，其發病高峰＞60 歲。據報導，胃潰瘍的癌變率爲 1%～5%。

5.胃巨皺襞症：患者因巨大胃粘膜皺襞丟失大量血漿蛋白而常伴有低蛋白血症和浮腫，其癌變率約爲 10%。

6.惡性貧血：有人對 211 例惡性貧血患者長期隨訪，其中 17 例發生胃癌，實際的發病率可能更高。據 293 例惡性貧血死亡者屍解結果，其中 36 例合併有胃癌。惡性貧血患者胃癌的發生率較正常人約高 4 倍。

五、特殊檢查

1.影像學檢查

⑴X 光氣鋇對比鋇餐檢查：

早期胃癌（EGC）：可表現爲粘膜表面不平，局部粘膜皺襞中斷，不規則鋇影，顆粒樣小充盈缺損，不規則的小龕影等。

進展期胃癌（AGC）：一般分四型：

Ⅰ型（蕈傘型）：腫瘤向胃腔內生長爲主。X 光所見以充盈缺損爲主，高度大於 5 毫米，基底寬，表面不平，邊緣不整，無明顯龕影。

Ⅱ型（局部潰瘍型）：腫瘤向胃壁生長爲主。X 光所見胃輪廓線以內的邊緣不整齊龕影（半月徵），局部蠕動消失。

Ⅲ型（浸潤潰瘍型）：龕影深大，周圍隆起，邊緣不規則，界限不清，周圍蠕動消失。

Ⅳ型（彌漫浸潤型）：腫瘤沿胃壁生長爲主，粘膜表面平

坦，胃小彎消失，胃邊緣僵硬，蠕動消失。

(2)B 超：飲水後使胃充盈，可顯示胃壁增厚，或腫塊形成。有潰瘍形成時，呈火山口徵。可出現胃壁局部蠕動消失。B 超檢查尚有助於發現肝轉移，腹腔淋巴結腫大、腹水及卵巢轉移。

(3)CT 檢查：採用充氣式陽性造影劑，可以顯示胃癌累及胃壁向腔內或腔外生長的範圍，並可測量胃壁厚度。也可看到腹部淋巴結有無腫大。

2.活體組織學檢查

(1)胃鏡檢查：胃鏡可看到各肉眼類型的病變，取病變活檢確診。對活檢陰性而臨床疑診者，應間隔 2～3 周重作胃鏡檢查。

(2)剖腹探查術，取病變組織活檢已獲病理，明確診斷，再確定治療方案。

六、分型

1.早期胃癌（EGC）：腫瘤浸潤胃壁深度不超過粘膜下層，不論有無淋巴結轉移。

(1)普通型：根據肉眼分型可為 3 個基本型和混合型。見下表 3-6。

表3－6　**早期胃癌肉眼分型**

Ⅰ型　隆起型	息肉狀隆、高度超過粘膜厚度2倍
Ⅱ型　淺表型	
Ⅱa　淺表隆起型	較周圍粘膜稍隆起、高度不超過粘膜厚度2倍
Ⅱb　淺表平坦型	無隆起或凹陷、與周圍粘膜分界不清
Ⅱc　淺表凹陷型	較周圍粘膜明顯凹陷或潰瘍
Ⅲ型　凹陷型	較周圍粘膜明顯凹陷或潰瘍
混合型	病灶具有兩種形態，如Ⅱc＋Ⅲ、Ⅱa＋Ⅱc、Ⅲ＋Ⅱc

　　(2)特殊型：分為①多發癌：具有2處或多處獨立的癌灶；②小胃癌：癌灶直徑 6～10mm；③微小胃癌：癌灶直徑不超過 5mm；④表淺彌潰型：癌灶面積＞25cm。

　　2.進展期胃癌（AGC）：腫瘤浸潤胃壁深度超過粘膜下層，按 Borrmann 分型分為 4 個基本型。見下表 3－7。

表 3－7　**進展期胃癌肉眼分型**

Ⅰ型　腫塊型	呈息肉狀隆起、向胃腔內生長為主、界限清楚。
Ⅱ型　潰瘍型	呈深潰瘍、邊緣外翻呈堤狀、與周圍界線清楚。
Ⅲ型　潰瘍浸潤型	潰瘍向周圍及深部浸潤、邊緣呈坡狀、界線不清。
Ⅳ型　彌漫浸潤型	胃壁內生長、向胃腔凸出不明顯、無明顯界線、胃壁增厚變硬。

七、治療

　　外科治療在胃的治療中有重要地位，是目前能達到治癒目的主要治療手法。對失去手術的晚期胃癌患者，應積極地開展中西藥結合的治療。

　　中醫中藥辨證論治：

1.肝胃不和，毒氣上逆型：證見胃中嘈雜，胸脇脹滿，口苦心煩，嘔逆噯氣，胃脘脹痛，大便失調，舌苔薄黃，脈沉弦。

治宜：舒肝和胃，解毒降逆。

方劑：四逆散合平胃散加減。

藥物：鬱金 10 克、枳殼 10 克、陳皮 10 克、甘草 10 克、白朮 10 克、川楝子 10 克、代赭石 30 克、白英 30 克、藤梨根 30 克、野葡萄根 30 克。

2.脾胃虛寒，中焦受阻型：證見胃脘隱痛，呃逆嘔吐，朝食暮吐，暮食朝吐，口泛清水，食後脹滿作痛，痛時喜按，得溫則減。面色萎黃，四末不溫，便溏浮腫，疲乏無力，舌暗苔白，脈沉細。

治宜：溫中健脾，化瘀和胃。

方劑：香砂六君子湯合旋復代赭湯加減。

藥物：蒼白朮各 15 克、茯苓 30 克、炙黃芪 20 克、瓦楞子 10 克、砂仁 10 克、白英 30 克、龍葵 20 克、代赭石 30 克、丹參 30 克、當歸 15 克、陳皮 10 克、藿香 15 克、生苡米 30 克、旋復花 10 克。

3.胃熱傷陰，瘀毒凝滯型：證見胃內灼熱，口乾欲飲，胃脘嘈雜，食後劇痛，心下痞硬，壓痛刺痛，吐血便血，肌膚甲錯，大便乾澀，小便黃赤，舌質紫暗且有瘀斑，脈沉細澀。

治宜：養陰清胃，解毒化滯。

方劑：麥門冬湯合失笑散加減。

藥物：麥冬 10 克、玉竹 30 克、沙參 20 克、蒲黃 10 克、五靈脂 10 克、沒藥 10 克、白屈菜 30 克、丹參 30 克、

莪朮 15 克、乾蟾皮 15 克、藤梨根 30 克。

　　4.脾腎陽虛，氣血雙虧型：證見胃脘疼痛，上腹巨大痞塊，固定不移，畏寒身冷，肢倦無力，面色㿠白，精神不振，心悸氣短，頭暈目眩，虛煩不寐，自汗盜汗。飲食難下，舌質暗淡，少苔而乾，脈沉細無力。

　　治宜：溫脾益腎，補氣養血。

　　方劑：當歸補血湯合八珍益母丸加減。

　　藥物：當歸 15 克、杭芍 20 克、生熟地各 15 克、太子參 20 克、白朮 10 克、甘草 15 克、益母草 15 克、生芪 30 克、紫河車 15 克、阿膠 10 克、仙靈脾 20 克、白英 30 克、白花蛇舌草 20 克、檳板歸 20 克、刺五加 20 克。

　　隨症加減：

　　胃痛：甘草 20 克配杭芍 30 克；元胡 10 克配香附 10 克；木鱉子 10 克配白屈菜 30 克。

　　吐血：三七 3 克、白藥 2 克、仙鶴草 30 克、海螵蛸 15 克、血餘炭 20 克、藕節 30 克。

　　嘔吐：代赭石 30 克、旋復花 10 克、陳皮 10 克、竹茹 10 克、柿蒂 10 克、藿香 15 克。

　　腹脹：大腹皮籽各 20 克、川朴 10 克、枳殼 10 克、炒萊菔子 30 克。

　　便乾：大云 30 克、瓜蔞 30 克、當歸 20 克、火麻仁 15 克、大黃 6 克、芒硝 10 克。

　　便血：地榆 15 克、槐花 15 克、棕梠炭 10 克、仙鶴草 30 克、三七粉 3 克冲服。

　　便溏：蒼白朮各 10 克，炒苡米 30 克、訶子肉 10 克、葛

根 30 克、馬齒莧 30 克。

貧血：三七 3 克、阿膠 15 克、鹿角膠 10 克、紫河車 10 克、大棗 30 克、骨膠粒 6 克。

單偏驗方：

(1)浙江三根湯：藤梨根 30 克、水楊梅根 30 克、虎杖根 30 克，水煎服。

(2)腫節楓片，每次 5 片，每日 3 次。

(3)斷腸草 30 克（即胡蔓藤），水煎代茶飲。

(4)參赭培氣逐瘀湯：生赭石 30 克、太子參 15 克、生山藥 18 克、天花粉 25 克、天冬 15 克、桃仁 12 克、紅花 6 克、水蛭 3 克、白花蛇舌草 15 克、田三七 6 克。

(5)實證攻方：黑白丑各 10 克、三棱 6 克、莪朮 6 克、茵陳 12 克、陳皮 6 克、枳殼 12 克、檳榔 15 克、青皮 12 克、米醋 2 匙。

(6)胃癌粉：烏蛇 60 克、螃蟹 60 克、鹿角霜 60 克、晒乾研細末，每次 5 克，每日 3 次。

(7)黃藥子 300 克、虻蟲 30 克、全蠍 30 克、蜈蚣 30 克、白酒 1.5 公升（60 度），密封浸泡，埋在地下 7 天，每次服 10～30c.c.。

(7)臍帶 60 克、白朮、法夏各 30 克，廣木香、瓦楞子各 60 克，血竭 10 克，雄黃 1.5 克，共研細末。每日三次，每服 6 克。

(8)北庭砂 6 克，水和，蕎麥麵包之，煆焦待冷，取中間濕者焙乾3克，入檳榔 6 克、丁香 1 個，研勻，每服 0.2 克，燒酒送下，日 3 次服，癒即止。後吃白粥半月，借服助胃藥

丸。

中成藥：

胃乃安膠囊、平消片、復方天仙膠囊、復方首烏片、猴菇菌片、阿魏化痞膏等，對胃癌也有一定的輔助治療作用。

針灸治療：

主穴：胃俞、膈俞、脾俞、足三里、中脘、條口。

配穴：內關、三陰交。

八、預防

胃癌的預防，主要是提倡「三級」預防，一級預防基於對病因學及流行因素的研究考慮要求對大眾加強預防胃癌的宣傳教育，糾正不良的生活習慣，特別是飲食習慣。二級預防提倡「三早」，即早期發現、早期診斷、早期治療。三級預防要對中、晚期胃癌患者加強綜合治療，提高生存率，晚期病例要減輕痛苦，提高生活質量。如何預防，歸納以下內容：

1.避免進食粗糙食物，不吃燙食，不過快進食，避免對上消化道粘膜的機械損傷。

2.少吃或不吃鹽醃食物，不吃霉變食物，少吃煙燻、油炸和烘烤食物，減少對致癌物的攝入。

3.保持樂觀開朗的情緒，不生氣進食、不抽菸，使機體免疫及神經系統保持良好的狀態。

4.提倡多吃新鮮蔬菜、水果，多飲鮮牛奶、經常飲茶特別是綠茶。

5.對胃癌高危人群，如慢性萎縮性胃炎、腸上皮化生、胃

潰瘍、胃息肉、術後殘胃、惡性貧血等，尤其是有胃癌家族史、40 歲以上胃病久治不癒者，應定期複查。

6.有條件者對有癌前病變者，應通過 X 光，纖維胃鏡和粘膜活檢進行監測，確診後盡早爭取手術治療。

7.對中、晚期胃癌患者，治療後應定期隨訪觀察，採取各種措施，促進健康。

九、預後

胃癌手術切除術後的 5 年生存率：Ⅰ 期 85%～95%；Ⅱ期 70%～80%；Ⅲ期 20%～50%；Ⅳ期 10%～15%。

十、控制策略及隨訪

控制策略：控制重點在於「三早」，加強胃癌的一級預防研究（病因方面），推廣手術的先進方法和綜合治療方案。

隨訪：術後頭 5 年內，每 6 月進行一次，包括體檢、血常規、大便潛血、胸透、腹部 B 超及細胞免疫功能檢查。必要時需作鋇餐及胃鏡檢查。5年後每年隨診一次，共十年。

第十二節　大腸癌

一、發病概況

　　結腸癌、直腸癌統稱為大腸癌。全世界西歐、北美、澳洲的一些國家發病率較高，尤以美國、紐西蘭、加拿大、英國發病率高達 20人 /10 萬人口，美國大腸癌發病率最高，估計約 5％居民可能發生大腸癌，每年約有 10 萬人發病，5 萬人死亡，年死亡率為 16.58人 /10 萬人口，占惡性腫瘤的第二位。而亞洲、南美洲發病率較低。中國的發病率也呈不斷上升趨勢，上海 1963 ～ 1974 年直腸癌發病率增加了 101％，結腸癌增加了 158％，各省統計大腸癌的死亡率在惡性腫瘤中占第 3 ～6 位，死亡率為 4.08人 /10 萬人口，占全部惡性腫瘤死亡率的 5.29％，是消化道惡性腫瘤死因的第三位，男女之比為 1.5～2：1，以 45 歲以上最多。病變部位：75％發生在直腸和乙狀結腸，其次順序發生在盲腸、升結腸、橫結腸、降結腸、結腸肝曲和脾曲。

　　本病的發病原因經多年研究可能與以下因素有關：飲食習慣（高脂肪、低纖維素飲食）、環境因素（環境中低硒、血吸蟲病）、遺傳因素、大腸腺瘤及潰瘍性結腸炎有關。

　　中醫藥學認為大腸癌屬於「積聚」、「腸積」、「腸

風」、「腸蕈」、「臟毒」、「鎖肛痔」的範疇。多因久坐濕地，飲食不節，久痢久瀉而致脾虛失運，外邪侵內，營衛失調，濕熱內生，下迫大腸，蘊毒為瘤。

二、早期徵兆

　1.排便習慣改變，排便次數或大便的粘液等性質異常。

　2.大便形狀改變，變細、變扁或有槽溝。

　3.大便常呈腹瀉和便秘交替出現，便秘時常有腹痛、腹脹、腸鳴等症狀，腹瀉後常有裡急後重感。

　4.便血或帶血粘液。血色與癌症發生部位有關。肛門和接近肛門的直腸癌，便血為鮮紅色，離肛門越遠血色越暗，上端則呈黑色或黑便。

　5.貧血。糞便檢查反覆多次或持續出現隱血者。

　6.持續性下腹部不適、隱痛或腹脹、腹部腫塊。

三、易發人群

　1.30～40 歲以上有下消化道症狀者。

　2.有長期高脂肪、低纖維素飲食習慣者。

　3.環境中低硒、血吸蟲病者。

　4.有家族遺傳因素，約 10％大腸癌與遺傳有關。（其中家族性結腸息肉病占全部大腸癌的 1％左右；遺傳性非息肉病性大腸癌占全部大腸癌的 6％；散發性遺傳性大腸癌占全部大腸癌 2％～3％。）

5.患有大腸腺瘤、潰瘍性結腸炎患者。

6.有盆腔放療史者。

7.有大腸癌既往史及乳癌、腎癌既往史者。

8.有膽囊或闌尾切除史者。

四、癌前期病變

1.大腸腺瘤：可分為管狀腺瘤（腺瘤性息肉）；絨毛狀腺瘤（乳頭狀腺瘤）；管狀絨毛狀腺瘤（混合性腺瘤）。其中乳頭狀腺瘤癌變率較高，可達 40.7％；混合性腺瘤、管狀腺瘤的癌變率分別為 22.5％、4.8％。

腺瘤變成癌所需的時間平均約 5～10 年，患腺瘤 10 年以後開始，每 10 年大約有 10～20％發生癌變。

2.家族性腺瘤息肉病：為遺傳性疾病，其後代有 50％發病，一般 8～10 歲開始出現多發的大腸腺瘤息肉，其數目在 100 枚以上，如不加治療，又能活到足夠年齡，最後癌變率約為 80～100％，癌變的平均年齡較低，在 30～40 歲之間。

3.潰瘍性結腸炎：有人報告患潰瘍性結腸炎者患結腸癌發病率比正常人高 30 倍，比正常人提前 10 年發病，其癌變率約為 3～5％。

4.大腸血吸蟲病：腸癌的流行與血吸蟲病的流行區域呈正相關，一般認為，由於血吸蟲而導致腸道的炎性改變，其中一部分會癌變。癌變機理：血吸蟲卵沉積腸壁內，可造成大腸反覆潰瘍、修復以及慢性炎症等病變，出現腺瘤狀增生，而發生癌變。

5.腸道粘膜不典型增生：分爲輕度、中度和重度增生。不典型增生也稱異型增生。

五、特殊檢查

1.**直腸指診**：80％的直腸癌均可以在直腸指診時觸及。如有腫物觸及應注意腫物的部位、有無結節及潰瘍，腸腔有無狹窄，指套上有無膿血。

2.**實驗室檢查**

(1)大便隱血試驗：可作爲大腸癌普查初篩方法和結腸疾病的常規檢查。

(2)血清癌胚抗原（CEA）檢查：CEA 不能做爲大腸癌的診斷依據，但對判斷預後和復發有一定的價值，常意味著腫瘤的復發。

(3)血紅蛋白（Hb）檢查：凡原因不明的貧血，血紅蛋白低於 100g /L 者，應建議作鋇劑灌腸檢查或纖維結腸鏡檢查。

3.**影像學檢查**

(1)氣鋇雙重對比造影：可以對早期大腸癌和小腺瘤的發病率和診斷準確率大大提高。

①腫塊型結腸癌：向腔內隆起的不規則充盈缺損。

②潰瘍型結腸癌：邊緣不規則充盈缺損的龕影（指壓徵），局部蠕動消失，病變部位無粘膜可見。

③浸潤型結腸癌：腸壁僵硬，腸管呈軸狀或環狀狹窄，呈鳥嘴狀改變，狹窄以上腸腔可能擴張。

(2)B 超檢查：可判定病變累及腸管的範圍，腸壁浸潤深度

以及鄰近器官有無受侵等。超聲有助於發現肝轉移、腹腔淋巴結轉移、腹水和盆腔轉移病灶。直腸癌可進行經肛門直腸腔內B超檢查,是目前確定直腸癌病變範圍較可靠的檢查方法。

(3)CT 及 MRI 檢查:對原發瘤診斷意義不大,主要檢查有無腸外擴散、肝轉移、淋巴轉移。

(4)放射免疫顯像:可以對大腸癌原發瘤、轉移淋巴結、遠位轉移,尤其是亞臨床病灶進行顯像分析。

4.活體組織學檢查

(1)內鏡檢查:可直視下觀察大腸粘膜表面情況,並作活檢。應先作直腸鏡或乙狀結腸鏡檢查,必要時再做纖維結腸鏡檢,取活檢以病理明確診斷。

六、分型

1.大體形態分爲:腫塊型(軟癌)、浸潤癌(硬癌)、潰瘍型。

2.組織學分型:乳頭狀腺癌(腺癌),占大腸癌的**76.9%**;管狀腺癌,依分化程度分高、中、低分化腺癌;粘液腺癌;印戒細胞癌;未分化癌;腺鱗癌及鱗癌。以上分型預後較好的爲腺癌,預後較差的爲未分化癌。

七、治療

早期大腸癌以根治性手術切除治療爲主,術後伍用中藥及免疫治療;中期以術前放療,休息 1~2 週後手術,或術後行

放療；晚期以中西醫結合藥物治療為主，必要時行姑息性手術或放療。

中醫中藥辨證論治：

1.濕毒滯腸，積聚鎖肛型：證見大便帶膿血粘液，大便次數增多，便形變扁，伴有腹痛腹脹，飲食減少，體重減輕，直腸結節或腫物疼痛，舌苔黃膩，脈沉弦。

治宜：利濕解毒，化瘀消積通腸。

方劑：槐角地榆湯合白蛇六味散加減。

藥物：槐角 15 克、地榆 15 克、馬齒莧 30 克、白花蛇舌草 20 克、半枝蓮 20 克、山豆根 15 克、丹參 20 克、代赭石 30 克、紅藤 20 克、石見穿 10 克、白英 20 克、蛇莓 20 克、龍葵 20 克。

2.脾腎雙虧，濕毒泛濫型：證見大腸癌術後復發或晚期綜合治療，病人呈現腹痛下墜，二便頻數，肛門灼痛，裡急後重，便帶膿血，便細便難，腹脹浮腫，時有脫肛，腫瘤箝閉，不能還納，感染發熱，出膿血，味惡臭，腰酸腿軟，全身乏力，形體羸瘦，舌質暗，苔白膩。

治宜：補腎健脾，解毒化濕，通利二便。

方劑：苡薏附子敗醬散合白頭翁湯加減。

藥物：生苡米 30 克、制附片 6 克、敗醬草 20 克、白頭翁 20 克、秦皮 15 克、紫河車 10 克、桑寄生 30 克、二朮 30 克、仙靈脾 10 克、翻白草 20 克、金剛藤 30 克、白英 20 克、白屈菜 30 克、黃芪 30 克、鬼箭羽 15 克。

隨症加減：

腹痛腹脹：杭芍 30 克、甘草 15 克、元胡 10 克、川楝子

10 克、炒萊菔籽 30 克。

下墜便頻：葛根 30 克、升麻 15 克、桔梗 10 克、生芪 40 克、秦皮 15 克、芥穗炭 15 克。

便血不止：血餘炭 30 克、阿膠 10 克、仙鶴草 30 克、三七 6 克、烏賊骨 15 克。

肛門堵塞：代赭石 30 克、大雲 30 克、硇砂粉 2 克冲服。

裡急後重：川連 10 克、木香 10 克、檳榔 10 克、杭芍 30 克、甘草 20 克、藤梨根 30 克。

單偏驗方：

(1)對晚期直腸癌驗方：赤練蛇粉 30 克、沒食子 12 克、禹餘糧 30 克、附子 6 克、乾薑 6 克、訶子肉 10 克、肉蔲 6 克、紫河車粉 25 克、炙五倍子 45 克、制乳沒各 15 克。共研細末，每次 3 克，每日 2 次。

(2)馬齒莧（乾品）60 克，鮮品（草）150 克，水煎服。

(3)白花蛇舌草 120 克，仙茅 120 克，水煎服。

(4)菝葜 120 克，水煎服，每日 1 劑。

(5)腸癌栓：兒茶 5 克、乳香 4.5 克、沒藥 4.5 克、冰片 1.5 克、蛇床子 2.1 克、輕粉 3 克、蟾酥 0.6 克、硇砂 6 克、硫黃 6 克、三仙丹 6 克、血竭 4.5 克、白礬 270 克。用以上各藥共研細末將白礬用開水溶化，後加蛇床子、蟾酥、血竭制成片狀栓劑，外用，每次 1 個，塞於直腸癌灶處，隔 2 至 3 日上藥 1 次。

(6)大腸癌外用方：紅芽大戟 30 克、硼砂 10 克、蟾酥 3 克、硇砂 30 克、兒茶 20 克、松香 30 克、雄黃 30 克、紅升

丹 10 克、白降丹 10 克、白胡椒 10 克、血竭 30 克、白芨 30
克、煅石膏 30 克，以上各藥共研細末，將上述藥麵混合備
用。用法：未潰腫物用香油或凡士林調成適量軟膏外敷，隔日
一換；已潰者直接撒藥麵，每日 1 次。

八、預防

　　1.合理安排飲食，多食新鮮蔬菜、水果、穀類等含纖維素
和粗纖維的食物。
　　2.減少動物脂肪的攝入，增強體育鍛練。
　　3.每日要攝入足量的含鈣食品。
　　4.糾正不良的生活習慣，忌菸酒。
　　5.積極防治血吸蟲病及血吸蟲肉芽腫。
　　6.定期接受檢查（直腸指診、大便潛血、乙狀結腸鏡、直
腸鏡檢），及時發現腸道疾患，早期治療，預防癌變。
　　7.對家族性多發性腸息肉患者，由於癌變可能性較大，應
考慮部分或全結腸切除術，以防惡變。

九、預後

　　大腸癌切除手術後的總五年生存率為 50％～55％。其中
Duke′s A 期五年生存率為 84％～ 93.8％，B 期 70％～74％，
C 期 20％～48％，D 期 0.3％～1％。
　　直腸癌切除術後總五年生存率為 45％～55％，結腸癌切
除術後總五年生存率約為 55％～65％。根治性術後的五年生

存率結腸癌為 70%～80%，直腸癌為 60%～70%。

十、控制策略及隨訪

控制策略：大腸癌是一種典型的生活方式癌，預防重在開展健康教育。在尚未闡明癌變機理或明確病因之前，應加速探索有關改進生活方式對癌症預防的方法，以降低癌症發病率。Ⅱ級預防慎重維護。大腸癌的生物學特性，決定其發展較緩慢，早期可以根治，中期也有滿意療效，在消化道腫瘤中最有希望得到控制。

隨訪：手術切除後頭 2 年內，每 3 月進行一次，包括體檢、血常規、大便潛血、胸透、腹部 B 超、CEA 檢查。必要時做鋇灌腸、纖維結腸鏡及 CT、MRI 檢查。低位直腸癌還須注意雙側腹股溝檢查。 2 年後每 6 個月隨訪一次， 5 年後每年隨診 1 次，共 10 年。

第十三節　膀胱腫瘤

一、發病概況

　　膀胱癌（Carcinoma of urinary bladder）是泌尿生殖系統的最常見的惡性腫瘤。在發達國家或地區發病率較高。國外膀胱腫瘤的發病率在泌尿系腫瘤中居第二位。在中國占首位，近年有增加之勢。有 90％ 以上為尿路上皮即移行細胞腫瘤。鱗癌和腺癌各占 3％ 左右。高發年齡為 60～90 歲，男女之比為 4.8：1（美國為 2.7：1）。

　　本病的病因可能與下列因素有關：吸菸（可增加2倍的發病機會），職業上接觸化工、金屬、染料、橡膠以及皮革等物質，慢性感染及長期應用環磷醯胺藥物等。

　　中醫藥學認為膀胱腫瘤屬於「溺血」、「血淋」、「濕毒下注」、「溲血」、「尿血」範疇。多因外陰不潔，濕毒邪熱上移膀胱。或因感受外邪，邪毒著積膀胱，久釀成毒，毒瘀互結發為本病。

二、早期徵兆

1.無痛性血尿：是 90％ 的膀胱癌患者的首發症狀，其中

3／4 為肉眼血尿。

2.尿頻、尿急或排尿困難：在首發症狀中占 10％～20％。

3.尿痛：占首發症狀中的 5％～10％。

三、易發人群

1.接觸芳香胺類的工人，特別是從事染料、橡膠、皮革、油漆等工業的工人，其它如紡織工人、美容師、金屬工人等。

2.長期吸菸者。

3.患有埃及血吸蟲病、膀胱白斑、慢性膀胱炎、尿路結石、尿瀦溜、膀胱曾接受過放射線照射等。

4.長期應用化學藥物環磷酰胺者。

四、癌前期病變

膀胱粘膜白斑、非典型增生、慢性膀胱炎、埃及血吸蟲病屬於膀胱癌的癌前期病變。

五、特殊檢查

1.實驗室檢查

(1)尿液檢查：必須是新鮮尿。尿常規檢查及尿脫落細胞學的檢查，陽性率為 50％～70％。

(2)尿液流式細胞術（FMC）檢查：是測量細胞 DNA 和

RNA 含量異常的一種檢查膀胱腫瘤的細胞學方法。

　　⑶腫瘤標記物的測定：ABO（H）血型抗原、T－抗原、標誌染色體、癌胚抗原（CEA）、β－葡萄糖醛酸甙酶（β－GRS）、尿 N－酰氨－β－D－氨基葡萄糖苷酶（NAG）、單克隆抗體等。

　　2.影像學檢查

　　⑴定量螢光圖像分析：可判斷腫瘤細胞分化情況，亦用於高危人群篩選。

　　⑵B 超：經腹壁 B 超可發現 1cm 以上腫瘤，並可了解其浸潤深度。

　　⑶CT 及 MRI 檢查：用於了解膀胱癌浸潤深度和有無腫大淋巴結。

　　⑷膀胱造影：應用極少，用於不能作膀胱鏡檢查者。

　　⑸泌尿系統造影：凡膀胱癌病人治療後必須做泌尿系統造影，了解雙腎功能情況，有無腫瘤或其他病變。

　　3.活體組織學檢查

　　⑴膀胱鏡檢查：主要了解腫瘤大小、位置、數目、乳頭狀還是廣基。取病變組織做活檢，以明確診斷。有助於明確治療方式，經尿道手術還是膀胱全切除術，注意有無膀胱憩室癌的存在。

六、分型

近年來膀胱癌歸納為五種類型：

　1.表淺乳頭狀癌：特點是反覆復發，占 70％。

2.浸潤性癌：由表淺乳頭狀癌惡性化成爲浸潤性癌，占表淺乳頭狀癌 20％。

3.浸潤性癌：由原位癌發展成爲浸潤性癌，占 20％。

4.單純原位癌：占 3％。

5.良性尿路上皮乳頭狀瘤或內翻乳頭狀瘤，一般不歸入膀胱癌範疇內。

臨床上常歸納爲兩類：(1)表淺膀胱癌；(2)浸潤膀胱癌。

七、治療

對早期、中期膀胱癌以手術治療爲主（術式包括經尿道切除術或電灼術），術後輔以卡介苗、化學藥物膀胱灌注治療，以預防術後復發轉移；對於浸潤性膀胱癌（ T_2 、 T_3 、 T_4 ），可行膀胱切除術，術後配合化療及中藥、免疫治療；對於不能行手術治療者，可行局部放射治療及全身藥物化療，同時伍用中藥及支持療法。

中醫中藥辨證論治：

1.毒熱蘊結型；證見間歇性無痛性血尿，或尿後帶血伴有尿痛、尿頻、小腹墜脹，有時發燒惡寒，腰腹疼痛，小便不暢，舌質暗，苔白膩，脈沉弦，多見膀胱癌合併感染。

治宜：清熱利濕，解毒化瘀。

方劑：八正散合白蛇六味丸加減。

藥物：木通 10 克、車前子 30 克、萹蓄 20 克、六一散 30 克、土茯苓 30 克、山豆根 30 克、白英 30 克、龍葵 30 克、蛇莓 30 克、丹參 30 克、當歸 15 克、金錢草 20 克、海金沙

30 克、三七粉 6 克。

2.脾腎雙虛型：證見無痛血尿，腰酸腿軟，小腹下墜，面色㿠白，疲乏無力，頭暈耳鳴，下肢發冷，大便稀溏，舌質淡，苔白膩，脈沉細，多見膀胱癌晚期。

治宜：補腎健脾，利濕化瘀。

方劑：六味地黃湯合白蛇六味丸加減。

藥物：生地 20 克、山萸 15 克、土茯苓 30 克、丹皮 30 克、茅根 30 克、仙鶴草 30 克、山豆根 20 克、白英 20 克、龍葵 20 克、蛇莓 20 克、丹參 20 克、當歸 10 克、薑黃 10 克、女貞子 30 克、旱蓮草 20 克、生苡米 30 克。

單偏驗方：

⑴蜀羊泉 30 克、龍葵 30 克、蛇莓 30 克、燈芯草 10 克、土茯苓 30 克、土貝母 30 克、海金沙 30 克、竹葉 10 克，水煎服。

⑵蟾蜍 2 隻，紗布包，另煮成肉醬取汁內服。每日一付。

⑶蜣螂蟲 9 克、白花蛇舌草 60 克、河白草 30 克、金茶匙 30 克、半枝蓮 60 克、野葡萄藤 60 克，水煎服，日一劑。

⑷加味五苓散：豬苓、茯苓、白朮、生黃芪各 15 克，海金沙、海藻各 18 克，桂枝 10 克、生地榆、生苡米、白花蛇舌草各 30 克。水煎服，日一劑，40 天為一療程。主治膀胱癌晚期。

八、預防

1.針對病因採取預防措施

⑴改善工作環境，減少或避免有害物質的直接接觸，杜絕致癌物質對人體的危害。

⑵戒掉不良的吸菸嗜好。

⑶積極治療血吸蟲病，膀胱的慢性炎症、結石等，避免其癌變。

2.開展大眾性普查工作，尤其對高危因素人群的普查。

3.高度重視血尿病人的密切隨訪，尤其對 40 歲以上的男性不明原因的肉眼血尿，原則上要採取嚴格的措施，包括膀胱鏡檢等手段進行膀胱腫瘤的篩選。

九、預後

表淺膀胱癌經尿道切除術後 5 年生存率為 50％～70％；膀胱內 BCG 灌注預防術後復發，10 年隨訪 1 /3 無瘤生存，25％表淺腫瘤復發、40％腫瘤有擴散、20％死於膀胱癌；原位癌 BCG 灌注治療 70％～80％5 年以上無腫瘤；浸潤性癌，局限 T_2 期經尿道切除 5 年生存率 56％～70％。T_3 期 20％～57％。膀胱癌部分切除 5 年生存率 40％左右。膀胱全切除術治療浸潤性癌 5 年生存率：T_2 期 62％～88％、T_{3A}57％～74％、T_{3B}29％～57％。術後 50％死於遠處轉移。

十、控制策略及隨訪

　　控制策略：進一步研究本病的病因，針對性探索性預防措施。對癌前病變及高危人群進行隨訪以便早期發現。研究膀胱癌各型、各期的有效治療方法，並注意治療後的康復階段的治療及隨訪。

　　隨訪：膀胱尿路上皮腫瘤手術後密切隨訪，每3個月尿細胞學檢查。在治療中時刻想到尿路上皮腫瘤可多器官發病。

第十四節 前列腺癌

一、發病概況

前列腺癌（Prostatic carcinoma）是起源於前列腺外胚層的惡性腫瘤。具有一定的流行病學特點，在全球不同區域和不同種族的惡性程度亦有區別。歐美各國是男子泌尿系常見惡性腫瘤之一，占男性惡性腫瘤的第二位。其發病率在歐洲南部，如義大利、西班牙等地區最高達 2～3人/10 萬，在美國約為 1～2人/10 萬。在東方發病率較低，泰國僅 0.3人/10 萬，中國為 0.4人/10 萬。本病的發病年齡多在 60～80 歲之間，以腺癌為多約為 97％，大部分良好僅有 10％分化差。

前列腺癌的病因，尚未完全清楚，但大量臨床資料提示與性激素有關，特別是雄性激素的變化；其次與環境嚴重污染、淋球菌感染、過量飲用咖啡和酒類及慢性炎症刺激有關。

中醫藥學認為前列腺癌屬於「癃閉」、「淋症」、「腰痛」的範疇。多由於腎氣虧虛，瘀血內阻，濕熱蘊鬱下注所致。

二、早期徵兆

本病發展較慢，早期多無症狀，而症狀的發生與腫瘤逐漸增大及膀胱頸部梗阻有密切關係。患者可呈現尿頻、排尿困難、夜尿、尿流緩慢，甚至尿瀦留症狀，而發生血尿者極少。Barnes 統計 664 例前列腺癌，極大部分表現為尿路梗阻症狀，排尿困難占 42％，尿流緩慢占 40％。

三、易發人群

1.患有前列腺癌家族史者，與遺傳癌基因有關。

2.大量臨床資料提示與雄性激素有關，性活力較高的人群發病率高。

3.65歲以上的人群發病率高，隨年齡增長而增加。

4.長期高脂肪飲食，從事橡膠業和鎘工業者發病率較高。

5.患有前列腺慢性病者，如前列腺炎、前列腺增生者發生前列腺癌的可能性較大。

四、癌前期病變

前列腺癌的癌前病變為：前列腺不典型增生症、慢性前列腺炎。

五、特殊檢查

1.直腸指檢

直腸指檢是診斷前列腺癌的重要方法，80％病例經直腸指診可獲得診斷。前列腺癌常發生在前列腺後葉外帶，經直腸指診容易摸到結節及結節狀團塊、較硬。

2.化驗檢查

(1)血清酸性磷酸酶（PAP）測定：有助於診斷方法。約 65.5％有轉移的患者，血中 PAP 增高；約 20％的沒有轉移的患者，血中 PAP 可增高。

(2)骨髓酸性磷酸酶（BMAP）測定：經髂骨抽取骨髓測定其酸性磷酸酶的含量亦具有相當敏感性。其結果與臨床分期及癌細胞分化程度十分相似。

(3)前列腺特異抗原（PSA）：PSA 特異性高，敏感性強的腫瘤標記物，目前認為診斷價值較 PAP 更高，能將 PSA 值作為前列腺癌的病理分類、治療前的監測以及早期診斷等方面的預測指標。

(4)精漿蛋白（γ－SM）測定：是前列腺癌的特異性腫瘤標誌物，對前列腺癌的早期診斷有較大價值。

(5)其它：血清肌酸激酶（CK－BB）測定、癌胚抗原（CEA）、乳酸脫氫酶同功酶（LDH）檢查、尿內多胺物質、免疫蛋白分析、尿液生化羥脯胺酸測定、血清鋅測定等，對前列腺癌的診斷，都有一定的參考價值。

3.病理學檢查

⑴前列腺液塗片細胞學檢查：此法檢查準確率較高，可高達 86％。如因病情需要，可採用導管法檢查。導管法採取前列腺液作前列腺癌的細胞學診斷。此法簡單易行，可發現潛在的腫瘤病人，準確性較高。

⑵尿液塗片找前列腺癌細胞：此方只作為輔助方法。

⑶白細胞粘附抑制試驗：這一試驗被公認是一種較為簡便而敏感的抗腫瘤抗原檢測法。

⑷前列腺活檢：可經會陰穿刺前列腺結節（或在 B 超指引下更好），經直腸針吸細胞學檢查，進行病理診斷。

4.影像學檢查

⑴B 超：發現前列腺內低回聲占位病變。

⑵X 光檢查：前列腺造影、精囊造影、淋巴造影、靜脈腎盂造影，對前列腺癌的診斷有一定幫助。

⑶CT 及 MRI 檢查：CT 可確定前列腺癌的浸潤程度；MRI 可顯示前列腺及周圍組織的病變程度。

六、治療

手術治療是前列腺癌的首選方法，術後可採用放療及化療及內分泌治療（包括睪丸切除術、雌激素等），同時伍用中醫藥辨證論治。

中醫中藥辨證論治：

1.濕熱蘊結型：證見腰痛不適，小腹脹滿，小便不暢，併發泌尿系感染（尿頻、尿急、尿痛），舌質紅，苔黃膩，脈滑數。

治宜：清熱利濕，解毒化瘀。

方劑：八正散加減。

藥物：木通 10 克、瞿麥 30 克、金錢草 30 克、萹蓄 30 克、敗醬草 30 克、白花蛇舌草 30 克、土元 30 克、白茅根 30 克、土茯苓 30 克、忍冬藤 30 克、滑石 20 克、甘草稍 6 克、丹參 30 克、赤芍 15 克、澤蘭 15 克。

2.瘀血內阻型：證見小便淋瀝，或尿如細線，或小便不通，小腹作痛，舌質紫暗，苔白厚膩，脈澀或弦細。

治宜：行瘀散結，通利水道。

方劑：五苓散合膈下逐瘀湯加減。

藥物：歸尾 10 克、赤芍 10 克、桃仁 10 克、炮山甲 10 克、紅花 10 克、丹參 15 克、敗醬草 30 克、瞿麥 30 克、馬鞭草 30 克、豬苓 30 克、生苡仁 30 克、茯苓 10 克、車前子 30 克。

3.腎氣虧虛型：證見小便不暢或淋瀝不通，排泄無力，腰膝酸軟，四肢無力，神疲氣短，面色㿠白，舌質淡，苔白，脈沉細。

治宜：補腎益氣，溫陽通竅。

方劑：腎氣丸合六味地黃丸加減。

藥物：附子 9 克、肉桂 6 克、熟地 15 克、丹皮 15 克、山萸肉 12 克、仙靈脾 10 克、仙茅 10 克、炮山甲 15 克、雞內金 10 克、刺蝟皮 10 克、山藥 10 克。

單偏驗方：

1.南瓜子 30 克，水煎內服。

2.菝葜 60～120 克，水煎內服。

3.馬鞭草 30～60 克，水煎內服。

4.瞿麥 60～120 克，水煎內服。

5.野葡萄根 30 克、白花蛇舌草 30～60 克、半邊蓮 30 克、土茯苓 30 克。

6.老鸛草莖葉 10 克，加水 200c.c.，水煎，一日分三次服。

7.決明子、老鸛草、魚腥草各 10 克，煎湯代茶飲。

8.金銀花 30 克、黃芪 30 克、琥珀 3 克，研末裝入中號膠囊。每日服三次，每次 2 粒。

七、預防

1.積極治療癌前病變，如前列腺增生、肥大病。

2.減少高脂肪飲食的攝入。

3.加強職業工人的防護，如金屬鎘接觸者（如焊接、電鍍及製造鹼性電池的工人）以及橡膠業工人也比一般人群發病率高。

4.合理應用雄性激素，不得濫用。

5.家族中有患前列腺癌病史者，應定期檢查。

6.戒除菸酒。

7.少吃刺激性的食物，如辣椒、大蒜、咖啡等。

八、預後

根據不同的分期，預後也各不一，請參閱下表 3－8。

表 3－8　前列腺癌的預後

治療方法	A 期	B 期	C 期
根治性前列腺切除術後	5 年無瘤生存率為 93％	5 年無瘤生存率為 85％、10 年為 72％、15 年為 56％	
放射治療	5 年無瘤生存率為 83％，10 年為 67％	5 年無瘤生存率為 73％，10 年為 44％	5 年無瘤生存率為 38％、10 年為 20％

　　睪丸切除和其他內分泌治療用於擴散病例：40％消退、40％穩定、20％繼續發展，轉移癌者中多生存 2 年。不管何種治療，80％病人 5 年內死亡。

九、隨訪

　　前列腺癌治療後每 3～6 個月複查一次，複查內容：B超、CT 檢查前列腺、血 PSA、胸片、全身骨掃描，必要時行骨 ECT 檢查。

第十五節　睪丸腫瘤

一、發病概況

　　睪丸腫瘤（Tumor of testis）為男性最常見的腫瘤，較前列腺癌和陰莖癌為多。占所有惡性腫瘤的 1％，約占男性惡性腫瘤的 1％～2％，世界各地均有發病，但以美國和北歐發病率較高，分別為 2～3 /10 萬、6～7 /10 萬男性。發病年齡以 20～45 歲最多。睪丸腫瘤絕大多數是惡性的，其中 90％～95％為生殖細胞腫瘤，5％～10％為非生殖細胞腫瘤。

　　本病的病因目前尚不明瞭，主要因素有：隱睪、遺傳（在睪丸腫瘤患者中，其近親中 16％有腫瘤家族史）、外傷（在睪丸腫瘤中，外傷史者占 7.3％）、感染、激素、女性化睪丸及某些化學、放射線照射均可能誘發睪丸腫瘤。

　　中醫藥學認為睪丸腫瘤屬於「子岩」、「疝子」範疇，其發病有外因和內因兩個方面，外因與外感溫毒及睪丸外傷有關，內因由肝腎不足及睪丸不降所致。總以肝腎不足為本。

二、早期徵兆

　　1.睪丸腫物：局部隱痛和沉重感，可偶然出現。隱睪腫瘤

腫物在下腹部或腹股溝處。

2.睪丸疼痛：不常見，但有 10% 類似睪丸炎或附睪炎症狀。

3.內分泌失調症狀：男性乳房發育占 5%，性早熟及女性化等。

4.見下表 3－9，各種睪丸腫瘤常好發在特定的年齡段內。

表 3－9　特定年齡好發的各種睪丸腫瘤

腫瘤類型	好發年齡（特定）
卵黃囊腫瘤（yolksac tumor）	嬰幼兒，>3 歲
絨癌（choriocarcinoma）	青少年，15～30 歲
胚胎癌（embryonnal carcinoma）	青年，20～35 歲
精原細胞瘤（seminoma）	青壯年，30～50 歲
精母細胞精原細胞瘤（spermatocytic serminoma）	老年人，>50 歲

三、易發人群

1.隱睪患者是睪丸腫瘤的易發人群，其發生睪丸腫瘤的機會比正常位置睪丸高 20～40 倍。睪丸腫瘤 7%～10% 發生在隱睪。隱睪在 6 歲以後手術復位，其發生腫瘤的機會和未手術者相同。

2.種族之間的差異，歐洲人發病率高於亞洲人。

3.外傷、睪丸萎縮者。

四、癌前期病變

隱睪為睪丸腫瘤的癌前病變。文獻報導，正常下降睪丸惡性腫瘤發生率 0.23%，而隱睪惡性腫瘤發生率為 11%。有隱睪的人，發生睪丸腫瘤的機會比正常睪丸大 20～40 倍。

五、特殊檢查

1.腫瘤標記物的測定

(1)絨毛膜促性腺激素亞單位（β－HCG）：正常值血清濃度低於 1 微克/毫升，生殖細胞腫瘤患者的 β－HCG 增高，其中絨毛膜上皮癌者 100% 增高，胚胎瘤 40～60% 升高，純精原細胞瘤僅 5～10% 增高。

(2)甲胎蛋白（AFP）：正常血清含量小於 25 毫克/升，絨毛膜上皮癌和精原細胞瘤患者 AFP 正常，卵黃囊腫瘤和胚胎癌 AFP 含量升高者占 75～90%。

(3)乳酸脫氫酶（LDH）、胎盤鹼性磷酸酶（PALP）、血清或尿癌胚抗原（CEA）測定，對睪丸腫瘤的診斷也有一定的價值。

2.影像學檢查

(1)B 超：可發現睪丸內小腫瘤及轉移病灶。

(2)CT 檢查：主要用於檢查腹膜後轉移淋巴結。

(3)MRI 檢查：亦用於檢查腹膜後轉移病灶。

(4)胸片：檢查肺部有無轉移灶。

六、治療

　　根治性手術切除是首選治療措施。術後可配合放療及化療，伍用中藥及單偏驗方治療。

　　中醫中藥辨證論治：

　　1.肝鬱痰凝型：證見煩躁，脇肋及乳房竄痛，睪丸脹痛，腫硬如核。病側下肢浮腫，睪丸腫甚，累及皮膚，破潰腥臭不癒。舌質稍胖，舌質暗紅，苔厚膩，脈弦滑。

　　治宜：軟堅散結，疏肝解鬱。

　　方劑：內消瘰癧丸加減。

　　藥物：橘核 20 克、荔枝核 30 克、鐵籬塞 30 克、敗醬草 30 克、馬鞭草 30 克、炒茴香 10 克、柴胡 9 克、當歸 15 克、枳殼 10 克、浙貝母 30 克、鬱金 10 克、昆布 30 克、海藻 20 克。

　　2.血瘀阻滯型：證見面色晦暗，唇色暗紅，睪丸腫塊，疼痛重墜，陰囊膚色青。舌質瘀斑（點），苔薄白，脈澀。

　　治宜：活血化瘀，散結止痛。

　　方劑：白蛇六味丸合身痛逐瘀湯加減。

　　藥物：白英 20 克、龍葵 20 克、蛇莓 20 克、牛膝 10 克、當歸 6 克、紅花 10 克、桃仁 10 克、茯苓 15 克、桔梗 9 克、香附 10 克、敗醬草 30 克、荔枝核 30 克、炒小茴香 10 克。

　　3.肝腎兩虛型：證見頭暈、耳鳴、失眠多夢，口苦咽乾，腰背酸疼，少腹脹痛，睪丸腫瘤，墜脹不適，陽萎或遺精。舌

質紅，苔薄黃（或白），脈細數。

治宜：滋補肝腎，軟堅散結。

方劑：荔枝橘核丸合一貫煎加減。

藥物：荔枝核 30 克、橘核 30 克、紅花 10 克、熟地 15
克、枸杞子 30 克、山萸肉 10 克、菟絲子 15 克、鱉甲 30
克、牡蠣 30 克、蒲黃 10 克、五靈脂 10 克、炒小茴香 10
克。

單偏驗方：

1.薜荔果 60 克，每日一劑煎服。

2.菝葜 30 克、棉花根 30 克、荔枝核 30 克、八月札 30
克、元胡 15 克，每日一劑煎服。

3.制乳香 3 克、制沒藥 3 克、血竭 3 克、兒茶 3 克、炮
山甲 3 克、浙貝母 3 克、元胡 3 克、牛黃 3 克、海蛤粉 3
克。上藥共爲細麵，裝入膠囊，貯瓶內備用。每日三次，每次
5～6 粒。

4.棉酚 10 毫克，口服，每日三次，連服 1～2 個月。每
月複查肝功能1次。

5.1％莪朮油 20c.c.，加入 5％葡萄糖鹽水 500c.c.靜滴，連
用 1～2 個月。

6.土貝母 30～60 克，每日一劑。煎服。

七、預防

1.定期自我檢查，尤其在有睪丸腫瘤家族史的青壯年要定
期自我檢查。

2.避免睪丸外傷，局部擠壓，並積極治療麻疹、天花、流行性腮腺炎等病毒性疾病。

3.及早治療隱睪，已萎縮者及時切除。

預後

近年來睪丸腫瘤的療效獲得驚人的進步，既往不做治療者，80％兩年以內死亡。

1.精原細胞瘤Ⅰ期睪丸切除和放療 5 年生存率為 98％，Ⅱa 期 5 年生存率可達 92％～94％。Ⅱb 及Ⅲ期精原細胞瘤睪丸切除＋化療 5 年無瘤生存率為 35％～75％。

2.非精原細胞瘤睪丸切除＋RPLNDⅠ期 5 年生存率為 96％～100％。Ⅱ期手術＋化療 90％可無瘤生存。腹膜後巨大腫塊或遠處轉移者化療後手術，5 年無瘤生存率可達 55％～80％。

九、隨訪

每 3 個月複查一次共2年，以後半年複查一次共 5 年。複查內容包括殘餘對側睪丸、胸腹部檢查，AFP 及 HCG 的測定。

第十六節　子宮頸癌

一、發病概況

　　子宮頸癌（Carcinoma of cervix）為女惡性腫瘤之首，占生殖器官惡性腫瘤的 72.4～93.1％。在中美洲、南美洲、非洲、印度和東南亞地區，子宮頸癌年發病率 30～75/10 萬人口；在法國，據 Dowbs 腫瘤登記中心記載，子宮頸癌的年發病率在 17人/10 萬人口。美國，子宮頸癌年發病率由 1957 年的 42人/10 萬人口降至 1973 年的 18人/10 萬人口。據世界衛生組織統計，80 年代世界子宮頸癌每年新發病例為 45.94萬，中國為 13.15 萬，約占總數三分之一。子宮頸癌的發病年齡多在 40～60 歲之間。標化死亡率據 1973 年～1975 年統計為 9.98人/10 萬，一般農村高於城市，山區高於平原。死亡率最高的是山西省，為 24.47人/10 萬，超過全國水平 1倍。最低的是西藏自治區，為 2.97 人/10 萬。中國子宮頸癌患者平均死亡年齡為 58 歲。

　　關於子宮頸癌的病因尚無明確結論，多數學者認為與下列因素有關：早婚、早產、多產及性生活紊亂，感染〔單純疱疹病毒2型（HSV－2）感染、人乳頭狀病毒（HPV）感染、人巨細胞病毒（HCMV）感染〕，真菌感染，內份泌紊亂，吸

菸及不良的精神因素有關。

中醫藥學認為子宮為「胞宮」或「女子胞」，稱子宮頸為「胞門」或「子門」。但對子宮頸癌病變提法不完全一致。病機屬肝腎經絡失調，受冲、任、督、帶奇經影響。同督脈起於下級；任脈起於中級之下，循腹內上關元；冲脈起於氣冲，挾臍上行；發病雖在局部，但與整體密切相關。

二、早期徵兆

1.陰道有點滴出血，多在性交、排便活動後，血液混在陰道分泌物中。開始出血量少，常自行停止。

2.不規則的陰道出血，尤其是停經多年又突然陰道出血。

3.不同程度子宮頸糜爛，突然白帶性狀變成血性或如洗米水樣。

4.下腹部及腰部疼痛。

以上四項中出現其中一項應進一步檢查。重要是不規則陰道流血、性交出血和陰道排液過多。

三、易發人群

1.早婚、早育、多產者發病率顯著高於晚婚少育者。

2.有子宮頸糜爛、外翻、撕裂或因其他因素引起上皮增生及不典型增生者發病率高。

3.與性混亂及包莖垢關係密切。

總之，強調三大因素：①子宮頸糜爛；②性因素（初次性

交年齡，男女雙方婚外性伴侶數）；③性行爲不潔；④與病毒
感染有關（尤其是人乳頭狀瘤病毒及疱疹Ⅱ型病毒）。

四、癌前期病變

子宮頸癌前期病變有：子宮頸上皮非典型增生、子宮頸糜
爛、子宮頸息肉、子宮頸濕疣、子宮頸結核等。

五、特殊檢查

1.細胞學檢查：子宮頸刮片細胞學檢查是發現子宮頸主要
方法，其診斷陽性率高達 90％。

2.陰道鏡檢查（Colposcopy）：與子宮頸刮片結合，陰道
鏡下定位活檢，使早期診斷正確率達 98％～99％。

3.子宮頸局部染色：借助子宮頸著色發現異常部位，指導
活體病檢。

⑴碘試驗：正常組織著色呈深棕褐，異常部位不著色。

⑵鐵蘇木素子宮頸染色：染色時正常組織不著色，癌變組
織被染成深黑色。

4.活體組織學檢查

⑴子宮頸活體組織鉗取法：在子宮頸鱗柱上皮交界處多點
取材。若能在上述定立指導下取材更好。

⑵子宮頸刮取法：當細胞學檢查異常而陰道鏡或染色未發
現可疑病變時，應行掃刮子宮頸，必要時分段診刮，刮出物行
病理檢查。

(3)子宮頸錐切活檢：往往於不能除外浸潤癌時。

5.CT 及 MRI 檢查：有助於了解癌在盆腔擴散範圍和淋巴轉移情況。

6.其它檢查：胸透或 X 光片、靜脈尿路造影、淋巴造影、骨 ECT、膀胱及直腸鏡檢查。

六、分型

1.大體形態分型，一般分為四型

(1)糜爛型：宮頸表面粗糙不平，充血，呈乳頭狀或小顆粒狀，觸之易出血，多見於早期。

(2)菜花型（外生型）：腫瘤向外突出呈大小不等的乳頭狀，形似菜花，質脆，易出血。

(3)結節型（內生型）：腫瘤向組織內生長，融合成結節狀，質硬，表面光滑或有深淺不同的潰瘍。

(4)潰瘍型：上述各型腫瘤繼續發展，癌組織壞死脫落，嚴重時可形成空洞，邊緣不規則，質脆，中心部有壞死出血。

2.按組織學分類

(1)按其來源分為：①鱗狀上皮癌：約占子宮頸癌 90％～95％；②腺癌：約占子宮頸癌 5％～10％；③混合癌：有兩種情況，一是鱗腺癌，另一型是腺棘癌，混合癌較少見。

(2)按其發展階段分為：①原位癌（上皮內癌）；②早期浸潤癌；③隱蔽浸潤癌。

(3)按其分化程度分為三級：Ⅰ級（高分化鱗癌）；Ⅱ級（中分化鱗癌）；Ⅲ級（低分化鱗癌）。

七、治療

原位與Ⅰ期子宮頸癌以手術或放療為主，可據病情任選一種治療方法，同時伍用中藥及免疫治療；Ⅱ、Ⅲ期子宮頸癌以綜合治療為主，選用放療加中藥或化療加中藥。晚期子宮頸癌應以中醫藥治療為主，合理選用單、偏、驗方治療。

中醫中藥辨證論治：

1.肝鬱氣滯，沖任失調型：證見接觸出血，色鮮無塊，白帶薄黃，月經提前，小腹脹痛，胸脇痞滿，情緒憂鬱，心煩急躁，口苦咽乾，苔薄白，脈弦澀，小便黃，大便乾，局部多見結節型或其他型早期癌。

治宜：舒肝散結，調理沖任。

方劑：丹梔逍遙散合八正散加減。

藥物：丹皮 20 克、丹參 20 克、梔子 10 克、柴胡 10 克、當歸 10 克、杭芍 20 克、車前子 30 克、萹蓄 20 克、六一散 30 克、半枝蓮 30 克、白花蛇舌草 20 克、白英 30 克、莪朮 15 克、豬苓 30 克。

局部外用藥物：子宮頸Ⅰ號粉，藥物為：

象牙屑 30 克、白芨 10 克、桔礬 10 克、青黛 10 克、莪朮原粉 30 克、蟾酥 3 克、生南星 60 克、苦參 60 克、灸砒 3 克、冰片 1 克、麝香 3 克、雄黃 3 克、兒茶 10 克、乳香 10 克、沒藥 10 克、硇砂 10 克、鴨膽子 10 克、牛黃 10 克、仙鶴草 10 克。先將生南星、苦參、仙鶴草水煎，提取濃縮粉劑，加入群藥粉混勻備用。

2.肝經濕熱，毒熱蘊結型：證見帶下赤色或赤白相雜，質地粘稠，氣味腥臭，月經量多下腹痛，腰脹痛累及下肢，小便短赤，尿頻尿急，大便秘結，舌質絳，苔黃燥，脈弦數，局部多見空洞、菜花或潰瘍型。

治宜：清肝解毒，祛瘀散結。

方劑：清肝止淋湯合龍膽瀉肝湯加減。

藥物：白芍 20 克、黃柏 10 克、丹皮 20 克、牛膝 15 克、木通 10 克、車前子 20 克、瞿麥 10 克、梔子 10 克、仙鶴草 30 克、土茯苓 20 克、草河車 20 克、龍膽草 10 克、澤瀉 10 克、當歸 10 克、莪朮 15 克。

局部外用藥：子宮頸癌 II 號粉，藥物為：

象皮 10 克、白芨 10 克、乳香 10 克、沒藥 10 克、兒茶 10 克、枯礬 10 克、麝香 10 克、牛黃 10 克、鴨膽子 10 克、農吉利粉 10 克、輕粉 10 克，共為細末，混勻備用。

3.脾虛濕濁，瘀毒下注型：證見帶下色白，粘膩稀薄似淘米泔水，淋漓不斷，腥氣難聞，伴見腰酸腿軟，神疲乏力，時有心悸氣短，失眠多夢，頭暈目眩，食欲不振，消化不良，下腹墜痛，月經過多，大便溏，小便濁，苔白膩，脈沉細，局部多見空洞、潰瘍型。

治宜：健脾利濕，清熱解毒。

方劑：完帶湯合萆薢分清飲。

藥物：人參 10 克、蒼白朮各 15 克、山藥 30 克、白芍 20 克、甘草 15 克、荊芥炭 10 克、血餘炭 20 克、仙鶴草 30 克、萆薢 20 克、土茯苓 30 克、生龍牡各 25 克、葛根 20 克、翻白草 20 克、白花蛇舌草 20 克、莪朮 15 克。

局部外用藥：子宮頸癌 III 號粉，藥物為：

枯礬 100 克、白芨 100 克，象牙屑 100 克、麝香 3 克、牛黃 3 克、爐甘石、黃柏粉 100 克、三七粉 100 克，共研細粉，混勻備用。

4.脾腎雙虧，陰虛內熱型：證見帶下清稀如注，氣味腥臭，腰冷酸重，四肢不溫，夜間盜汗，午后低燒，五心煩熱，頭暈眼花，失眠耳鳴，下肢冷痛，大便痛，大便稀，小便頻、夜尿多，舌紅少苔，脈沉細無力，局部多見治療未癒，病灶未消。

治宜：健脾補腎，滋陰清熱，扶正培本。

方劑：歸脾湯合兩地湯、內補丸加減。

藥物：生芪 30 克、黨參 20 克、白朮 10 克、女貞子 30 克、旱蓮草 10 克、阿膠 10 克、當歸 10 克、首烏 20 克、生地 20 克、地骨皮 30 克、玄參 10 克、白芍 20 克、麥冬 10 克、菟絲子 20 克、大雲 20 克、桑螵蛸 10 克、肉桂 3 克、莪朮 10 克、白花蛇舌草 20 克、豬苓 30 克。

局部外用藥：子宮頸癌 IV 號粉，藥物為：

枯礬 100 克、白藥 100 克、五倍子 30 克、珍珠 3 克，共研細末，混勻備用。

隨症加減：

白帶過多不止：內服湯劑加翻白草 30 克、生龍牡各 25 克、蒼朮 20 克、海螵蛸 30 克。

流血過多不止：人參 3 克、三七粉 3 克、或白藥 2 克沖服。湯劑中加入仙鶴草 30 克、小薊炭 20 克、地榆炭 20 克、阿膠 10 克、益母草 30 克、生芪 30 克、花椒 30 克（或花椒

60 克一味藥煎服）。

　　腹痛不止：杭芍 40 克、甘草 30 克、白屈菜 30 克、元胡 10 克、乾蟾皮 15 克。

　　單偏驗方：

　　(1)斑蝥 2 隻、雞蛋 1 個，將斑蝥去頭足放入雞蛋內，文火燒熟，去斑蝥吃雞蛋，每日 2 個，連服 5 天，休 5 天再服。

　　(2)貓眼草 100 克，煮雞蛋 3 個，煮熟後吃蛋喝湯。

　　(3)紫草根 60 克，加水 500c.c.，浸泡 30 分鐘，煮沸過濾，每次 100c.c.，每日 4 次，連服三個月。

　　(4)全蠍 30 克、蜂房 30 克、蛇蛻 30 克、桑螵蛸 30 克，各焙微黃，共研細末，泛水爲丸備用，每次 3 克，每日 3 次。

　　(5)白英（即白毛藤、蜀羊泉）30 克，水煎服。

　　(6)崩漏五色粉：蜂房粉 1.5 克，每日 2 次，溫酒送下。

　　(7)敷藥：枯礬 30 克、明礬 30 克、雄黃 30 克、五倍子 30 克、青鹽 30 克，上藥研成細末，混勻備用。撒在棉球上，敷病灶處，隔日一次。

　　中成藥：

　　(1)消瘤丸：每次一丸，每日二次口服。

　　(2)征癌片：每次 3～4 片，每日 3 次口服。

　　(3)化癥丸：水蛭、虻蟲、王不留行、蟅蟲、桃仁、鬱金、草河車、生牡蠣、赤芍等。每次 1 丸，每日 2 次口服。

　　(4)莪朮注射液：以局部瘤體注射爲主，配合靜脈給藥，早期宮頸癌平均療程 3 個月左右，晚期 6 個月左右，最長者爲

一年。

八、預防

　1.提倡晚婚節育，注意性器官衛生。
　2.積極治療子宮頸糜爛、子宮頸息肉等癌前病變。
　3.對中年以上婦女應定期行婦科檢查，以便早期診斷及早期治療。

九、預後

　子宮頸癌預後與腫瘤臨床期別，病理類型及治療方法是否完善有關。
　手術Ⅰ期五年生存率達 95％以上，Ⅱ期約 75％以上。放療Ⅰ期五年生存率為 93％以上，Ⅱ期 82％以上。此後隨期別增加，五年生存率遞減。

十、控制策略及隨訪

　控制策略：由於子宮頸癌病人不完全清楚，Ⅰ期預防目前尚不實際。然而，子宮頸癌可通過細胞學普查早期發現，治療效果好。細胞學檢查已成為國內外控制子宮頸癌重要方法。
　隨訪：治療結束後三個月內，每月一次，共三次。此後第一年內每三個月複查一次。第二年每半年一次。三年後每年一次，包括體檢及輔助檢查。

第十七節　惡性淋巴瘤

一、發病概況

惡性淋巴瘤（Malignant lymphoma）是源於淋巴結或淋巴組織的惡性腫瘤。分爲何杰金病（Hodgkin's disease，HD）和非何杰金淋巴瘤（Non－Hodgkin's lymphoma，NHL）兩大類。

惡性淋巴瘤的發病在世界各國很不一致，約占所有惡性淋巴瘤的 4%，在中國占惡性腫瘤的第八位。據上海市 1972 年調查，年發病率爲 4.52 人 /10 萬（美國爲 6 人 /10 萬），其中何杰金氏病所占比例，中國比西方國家偏低。非洲烏干達以一種特殊類型的惡性淋巴瘤（伯基特氏淋巴瘤）占兒童惡性腫瘤的首位。何杰金氏病占所有惡性淋巴系統腫瘤的 40%，發病率爲每年 2～3 人 /10 萬。男性較女性多發，發病高峰年齡有兩個曲線高峰值；第一高峰是 25 歲左右；第二高峰是 50 歲以後。非何杰金氏淋巴瘤發病率爲每年 2～4 人 /10 萬。近年有增加趨勢，發病高峰年齡 70 歲，男性比女性多發，比例爲 1.4：1。

本病的病因目前尚不十分清楚，可能與病毒感染、機體免疫功能損害或缺陷、長期慢性感染、遺傳因素以及物理、化學

物質長期刺激等因素有關。

　　中醫藥學認爲惡性淋巴瘤屬於「石疽」、「陰疽」、「瘰癧」、「惡核」、「失榮」的範疇。多因肝腎二經風熱虧損所致，三焦肝膽三經怒火風熱血燥而成。其症是堅硬如石，難消難潰，其發展是「日久難癒，形氣漸衰，肌肉瘦消」，其預後愈差，越潰越堅，犯此俱爲不治。

二、早期徵兆

　　淋巴瘤的臨床表現多端，特別是結外型淋巴瘤，可侵犯人體各種組織器官，常見早期表現有以下幾種：

　　1.淺表淋巴結腫大：占首發症狀 60％，多出現頸部、腋下、腹股溝淋巴結等，特別是無痛性逐漸增大者要提高警惕，及時診治。

　　2.發熱、盜汗、乏力：部份表現爲原因不明的持續或周期性發熱，約占首發症狀的 12％。

　　3.腹痛、腹部包塊：占首發症狀的 20％。

　　4.咽痛、咽部異物感：是原發於咽淋巴環的主要症狀，占首發症狀的 10％左右。

　　除此之外，可因原發於縱隔、皮膚等而出現相應的症狀，應及時去醫院進行全面檢查。

三、易發人群

　　1.病毒感染者易發。

2.長期接觸大劑量放射線或核素者。

3.經常使用免疫抑制劑、抗癲癇藥及自身免疫性疾病者易發。

四、癌前期病變

1.查體

詳細檢查淺表淋巴結，包括頷下，枕後，耳前，頸，鎖骨上下，腋下，滑車上，髁窩，腹股溝，膕窩淋巴結，必須檢查咽淋巴環，肝、脾有無腫大，有無腹塊，有無胸、腹水。

2.實驗室檢查

檢查血、尿糞三大常規，血沉，骨髓穿刺，血清鹼性磷酸酶，乳酸脫氫酶，肝腎功能等。其中，血清鹼性磷酸酶升高常提示骨髓侵犯。乳酸脫氫酶升高與病情有關。

3.病理檢查

病理切片活檢，針吸活檢，必要時骨髓、肝、脾穿刺活檢，剖腹探查，也可行痰液、胸、腹水中查惡性淋巴瘤細胞。

4.影像學檢查

(1)X 光胸部正側位片：HD 無肺門淋巴結腫大時較少有肺侵犯，但有肺門或縱隔淋巴結侵犯時常規胸片呈陰性，但全肺斷層攝影約 3.5% 有肺實質侵犯。NHL 15%～25% 有縱隔淋巴結腫大，肺實質侵犯占 3%～6%，8%～10% 有胸水。

(2)雙側下肢淋巴造影：該檢查方法可了解盆腔及主動脈旁的淋巴結是否腫瘤侵犯。但如證實有骨髓侵犯則不必作該項檢查。

⑶CT 檢查：可行胸、腹 CT 掃描，了解胸、腹腔淋巴結腫大情況。

⑷ECT ：放射性核素骨掃描能顯示全身是否有骨病，較X 光片敏感。

⑸MRI 和 ^{67}Ca 掃描：根據情況來選擇性應用。大多數報導 ^{67}Ca 掃描對縱隔病變有高度的敏感性。

⑹內腔鏡檢查：對食道、胃腸、肺門及膀胱等原發或浸潤性淋巴瘤病人診斷有重要意義。

五、分型

1.何杰金氏病（HD）分四型：

⑴淋巴細胞為主型。

⑵結節硬化型。

⑶混合細胞型。

⑷淋巴細胞消減型。

2.非何杰金淋巴瘤（NHL）

⑴低度惡性：①小淋巴細胞型；②濾泡性小裂細胞為主型：③濾泡性小裂與大裂細胞混合型；

⑵中度惡性：①濾泡性大細胞為主型；②彌漫性小型細胞型；③彌漫性大、小細胞混合型；

⑶高度惡性：①大細胞、免疫母細胞型；②淋巴母細胞型；③小無裂細胞型；④雜類：複合型、蕈樣霉菌病、組織細胞型、骨髓外漿細胞瘤等。

六、治療

　　早期以手術爲主配合放療、化療、免疫等綜合療法；中期（Ⅱ、Ⅲ期）以放療，配合其它療法；中晚期以化療爲主，配合放療和中藥治療。

　　中醫中藥辨證論治：

　　1.寒痰凝滯，瘰癧石疽型：證見表淺淋巴結腫大，多在頸部、腋下或腹股溝，質地韌有彈性，可活動，可粘連，形如桃李，難消難潰，咳嗽有痰，吞咽不適，聲音嘶啞，皮膚搔癢，或有皮膚紅斑，皮下硬結，胃納欠佳，舌苔白厚，脈沉弦。

　　治宜：溫化寒痰，解凝化滯。

　　方劑：陽和湯合消瘰丸加減。

　　藥物：熟地 15 克、肉桂 6 克、白芥子 10 克、黨參 15 克、牡蠣 30 克、土貝母 10 克、馬鞭草 20 克、棉花根 20 克、徐長卿 30 克、黃藥子 15 克、貓爪草 20 克、白蘚皮 30 克、木鱉子 6 克、海藻 20 克。上藥煎湯送服小金丹。

　　2.風熱血燥，惡核失榮型：證見淋巴結腫大，堅硬如石，推之不移，胸悶氣短，腹痛腰痛，發熱惡寒，乏力盜汗，胸痛腿疼，咽痛鼻衄，大便乾，小便黃，舌絳苔黃，脈象滑數。

　　治宜：疏風清熱，養血潤燥。

　　方劑：防風通聖丸加減。

　　藥物：防風 10 克、防己 10 克、連翹 20 克、黃芩 10 克、當歸 15 克、桔梗 10 克、白花蛇舌草 20 克、草河車 20 克、山豆根 15 克、夏枯草 20 克、半枝連 20 克、黛蛤散 30

克、苦參 20 克、生石膏 30 克。上藥煎湯送服犀黃丸。

　　3.腎虛肝旺，陰疽不化型：證見多處淋巴結腫大，大小不等，質地堅硬，低熱盜汗，疲乏無力，口苦咽乾，食欲不振，形體消瘦，面色失華，脅下痞塊，胸悶咳嗽，腰酸腿痛，大便不爽，舌暗苔白，脈沉弦而細。

　　治宜：補腎平肝，滋陰解毒。

　　方劑：六味地黃丸合青蒿鱉甲湯加減。

　　藥物：生地 15 克、茯苓 30 克、元參 10 克、山萸 10克、女貞子 20 克、旱蓮草 20 克、骨皮 30 克、丹皮 30 克、青蒿 15 克、銀柴胡 10 克、當歸 15 克、丹參 30 克、寄生 30克、白花蛇舌草 20 克、生芪 30 克、川貝 10 克、僵蠶 10克、海藻 10 克、貓爪草 20 克、貓眼草 10 克。

　　隨症加減：

　　發熱不退：銀柴胡 10 克、生石膏 30 克、尋骨風 20 克、牛黃清熱散 3 克、犀黃丸 3 克。

　　盜汗不止：浮小麥 30 克、生龍牡各 25 克、黃芪 30 克、五味子 10 克、五倍子 10 克。

　　皮膚奇癢：白蘚皮 30 克、地膚子 30 克、苦參 15 克、茵陳 30 克、丹參 30 克、百部 10 克。

　　肝脾腫大：大黃蟅蟲丸，每日 3 丸。

　　骨骼酸痛：寄生 30 克、老鸛草 30 克、白屈菜 30 克、防己 10 克、防風 10 克。

　　口腔潰瘍：花粉 30 克、石斛 30 克、兒茶 10 克、烏梅 10克、沙參 30 克。

　　貧血：紫河車 10 克、仙鶴草 30 克、首烏 30 克、阿膠 10

克、鹿角膠 10 克。

單偏驗方：

⑴新鮮蜂房 20 克～40 克（內有老幼蜂），煎湯服用。

⑵五葉參 60 克、半枝蓮 60 克，煎服，每日一劑。

⑶長春花 30 克，水煎服，每日 2 次。

⑷貓爪草 120 克，水煎服，每日一劑。黃酒適量送服。

⑸消瘤丹：白僵蠶、蟬衣各 60 克，斑蝥 6 隻（去頭、足、翅及胸甲分別納入 6 個去核紅杏中，焙焦研細）。上三味藥共研細末，分爲 12 份裝膠囊，每次 1 份，每日 2 次。

⑹明雄黃 30 克，研細末，每天分 3 次服用。

⑺化堅丸：牡蠣、海蛤殼、海藻、昆布各 60 克，象貝母、夏枯草、當歸、藿香各 30 克，川芎、桂枝、細辛、白芷、山慈菇各 15 克。諸藥研末泛丸，如綠豆大，每次服 10 克，每日服 3 次。

⑻漆姑草 15～30 克，搗爛後外敷患處。

⑼阿魏化痞膏：外貼，每周換一次。潰後禁用。

⑽痰核方：蓖麻子仁 3 枚，生山藥 1 塊（去皮），共搗爛如泥，貼於患處。

⑾20％蟾酥軟膏（蟾酥 20 克，凡士林 100 克），調成膏，外敷蓋紗布。數日後瘤組織脫落，改用生肌玉紅膏外敷。

⑿龍葵 30 克，敗醬草、蒲公英各 15 克。煎湯待溫，浸洗患處，每日 1 次。

⒀生川烏、生草烏、生山奈各等份，共磨爲末，以燒酒外搽腫結處。

針灸治療：

(1)寒痰凝滯型的腫塊用瀉法針刺：章門、天井、足臨泣、期門、脾俞、陰陵泉穴。

(2)腎虛肝旺，陰疽不化型而致脇下腫塊，可用平補平瀉法針刺：太溪、三陰交、膏肓、血海、章門、期門等穴。

(3)風熱血燥，氣虛血瘀型脇下腫塊，可用平補平瀉法針刺：脾俞、足三里、三陰交、血海、章門、期門、胃俞、大腸俞等穴。

(4)灸法。藥物：艾絨、麝香。取穴：天井、定明、小海等。用法：每次取 1 穴，單側，用艾絨包裹麝香 0.1 克，做成圓錐狀共 3 庄。先用 25％酒精棉球消毒穴位皮膚，並將艾絨壓放在穴位上，用火點燃，徐徐灸盡，連灸 3 庄，灸畢用消毒紗布包紮。灸後每週調換消毒紗布一次，以出現炎症化膿、吸收、結疤為一療程。約 2 個月左右。

氣功療法：

氣功可以增強機體的抵抗力，抑制腫瘤的生長。可選用郭林新氣功、自控功、馬禮堂養氣功「六字訣」、周天命門氣功法等。

七、預防

惡性淋巴瘤的病因尚難肯定，但已知與某些因素有關。因此，應採取下列措施：

1.避免某些放射線的長期接觸。

2.避免服用毒性較大的某些藥物。

3.避免濫用激素類藥物，並應治療一些慢性疾病。

4.平時應加強身體素質，以提高機體的抵抗力和免疫功能。

八、預後

1.何杰金氏病（HD）預後：

10 年生存率Ⅰ期 75％～90％，Ⅱ期 65％～70％，ⅢA期約60％，ⅢB 期及Ⅳ期約 50％。

年老（＞60歲）、淋巴細胞消減型及混合細胞型、病變廣泛（ⅢB 期、Ⅳ期）、B 症狀、巨塊、多個淋巴結外病灶均屬於預後不良因素。

2.非何杰金氏淋巴瘤（NHL）預後：

低度惡性 NHL，病情進展慢，中數生存期 4～8 年，但除少數Ⅰ、Ⅱ期病例尚難治癒。

中、高度惡性 NHL 病情發展迅速，但經化療及放療等治療 5 年無病生存率 40％～60％。

預後不良因素：老年（＞60 歲）；病變廣泛（Ⅲ、Ⅳ期）；LDH 明顯升高；多發結外病灶；巨大腫塊；併發白血病；患者體力狀況分級 Karnofsky 計分＜60 分均為預後不良因素。

九、控制策略及隨訪

控制策略：對於 HD 治療，因應用放、化療都較敏感，已成為治癒性腫瘤，控制較為滿意。對於 NHL，低度惡性

　Ⅰ、Ⅱ期，採用局部放療或化療，療效相似，效果滿意。Ⅲ、Ⅳ期應採用觀察、推遲的治療對策及早期化療對策，爭取達到完全緩解。對於中度及高度惡性 NHL 的治療對策，除全身放、化療外，同時應予以中樞神經系統預防及外科、骨髓移植的治療。

　　隨訪：惡性淋巴瘤治療緩解後 2～4 周複查一次，若有不適者，應及時複查，病情平穩者可 3～6 月複查一次。

第十八節　白血病

一、發病概況

　　白血病（Leukocytic sarcoma）是造血系統的一種惡性病，又稱「血癌」，是威脅中國青壯年健康的血液系統的惡性疾病。中國年發病率爲 2.73 /10 萬。其中急性髓性白血病最高（ 1.62 /10 萬），急性淋巴細胞性白血病次之（ 0.69 /10 萬）。慢性白血病爲（ 0.36 /10 萬）。慢性髓性白血病爲 0.36 /10 萬，慢性淋巴細胞性白血病爲 0.05 /10 萬。急性白血病以 40 歲以下男性高發，慢性髓性白血病中年高發，慢性淋巴白血病老年高發。據統計，中國白血病發病率大致爲 2～4 /10 萬，占各種惡性腫瘤的第六位（男）和第八位（女），在 35 歲以下的人群中占首位，和國外相比較，中國與亞洲國家很相似，例如：新加坡爲 2.7 /10 萬，日本爲 3.4 /10 萬，但明顯低於歐美國家，例如：美國爲 6.9 /10 萬，法國爲 7.7 /10 萬。

　　白血病的發病原因尚不十分清楚，病毒致病可能是主要原因。此外與遺傳、放射、輻射、化學藥物或毒物等因素有關，某些染色體異常與白血病的發病有直接關係。

　　中醫藥學認爲白血病屬於「溫病」、「血症」、「急

勞」、「血虛」、「勞熱」、「症積」、「痰核」等病的範疇。多因正氣不足，易受邪侵襲，由表入裡，正虛邪實，傷及營陰，骨髓受損，生血不足致本病的發生——血虛、出血、瘀斑、氣血雙虧等。

二、早期徵兆

1.原因不明的發熱，疲倦、感染（以呼吸道、口腔、肛周、泌尿系）。

2.全身無力，面色蒼白，貧血，頭暈，食慾下降等。

3.有皮膚、粘膜出血斑，或鼻衄、牙齦出血、月經過多及尿血、便血等。

4.胸骨柄及骨關節疼痛。

5.表淺淋巴結腫大，如滑車、頸部等。

6.某些白血病首發症狀是血液系統以外其它系統的浸潤症狀，如神經系統表現：顱內壓增高及顱神經麻痺（頭痛、嘔吐、耳鳴、口角歪斜、肢體癱瘓及感覺障礙）。

三、易發人群

1.有病毒感染史。現已分離出成人 T 細胞白血病病毒（ATLV）。

2.長期或大劑量的接受電離輻射者。已知 γ 射線可誘發白血病，如 1945 年日本廣島、長崎原子彈爆炸後，倖存者白血病發病率呈數十倍上升。

3.遺傳因素：染色體異常家族成員中白血病患病率高，患白血病的機會也大。

4.職業性接觸苯、甲苯、氯乙烯等與白血病有一定的關係，應性大劑量化學藥物中以抗腫瘤藥引起的白血病的報告日漸增多（如烷化劑、甲基苄肼、亞硝基脲等），其它如氯霉素、乙雙嗎啉、保泰松、碘胺增敏劑、失眠鎮靜劑、溶劑、殺蟲劑均可誘發白血病。

5.其它因素：如變態反應、眞菌感染、細菌感染、外傷、骨折等。

四、特殊檢查

1.急性白血病

(1)體檢：可能出現皮膚、粘膜蒼白、出血；齒齦腫脹；胸骨壓痛；體表腫物；肝、脾腫大；各器官、組織受浸潤引起相應體徵。

(2)化驗檢查

①血象：血紅蛋白可降低，白細胞多數增高，少數降低。血小板可下降。血塗片可見原、幼細胞。個別見 Auer 小體。

②骨髓象：骨髓增生多呈活躍到極度活躍，常以一系列細胞增生爲主，原始＋幼稚細胞可達 70％以上，可見白細胞裂孔現象，紅細胞系極度減少，巨核細胞顯著減少，血小板少見。

③組化染色和活體染色：對急性白血病的分型有幫助。過氧化酶染色應用最普通，粒細胞系列爲陽性反應，單核細胞系

列呈弱陰性或陰性反應，淋巴細胞系列呈陰性反應。還有鹼性磷酸酶染色，蘇丹黑（脂肪）染色，糖原染色，非特異性脂酶染色，尿液水解和熱鹽水試驗等。

④血液生化：血尿酸、乳酸脫氫酶可增高。電解質變化較大，低鈉血症多見。高鉀、低鉀均可見。血鈣增高或降低，血鎂可增高。

⑤淋巴結穿刺塗片檢查：可用來協助區分白血病的類型。若塗片中見到較多的過氧化物酶陽性白血病細胞，則淋巴細胞性白血病即可排除。

⑥免疫學、染色體檢查

2.慢性白血病

(1)體檢：可能發現貧血貌；胸骨壓痛；脾明顯腫大，嚴重時伴脾梗塞或周圍炎；肝輕到中度大。

(2)化驗檢查

①血象：血紅蛋白正常或稍低，白細胞明顯增高。分類見晚幼、桿狀增多。原＋早＜10％。嗜酸、嗜鹼細胞增多。血小板增多。中性粒細胞鹼性磷酸酶積分降低，急變期可增加。

②骨髓象：骨髓增生極度或明顯活躍。細胞分類與周圍血相似，左移更明顯。淋巴、單核系下降。幼紅、巨核早期增加，晚期抑制。骨髓培養 CFU－GM 集落及簇均增加，急變期則下降或不生長。

③組織化學及生物學：中性粒細胞鹼性磷酸酶活力明顯低下，染色積分減少或陰性；白細胞中嘧啶脫氧核糖轉移酶活力減低，二者均可作為療效指標。血清尿酸含量增高，尿中排泄量增多。血清維生素 B_{12} 含量增高，血漿葉酸活力明顯降低。

血清及白細胞內鋅含量減少，鎂含量升高。

④淋巴結穿刺活檢：淋巴結中可見多數過氧化酶陽性的粒系細胞。

⑤染色體檢查：約 85％的「慢粒」患者有特異性的 PH' 染色體。

五、分型

1.急性白血病：採用 FAB 法分為急性淋巴細胞白血病（ALL）與急性髓性白血病（AML），又稱急性非淋巴細胞白血病（ANLL）。

(1)ALL 分三型：①L₁以小原淋巴細胞為主；②L₂以大細胞為主，大小不一；③L₃似 Burkitt 細胞，大小較一致，胞漿有空泡。

(2)AML 分七型：①M₁原粒細胞白血病未分化型；②M₂原粒細胞白血病部份分化型；③M₃早幼粒細胞白血病；④M₄粒單核細胞白血病；⑤M₅單核細胞白血病；⑥M₆紅白血病；⑦M₇巨核細胞白血病。

2.慢性白血病：根據惡變細胞系列分為慢性髓系白血病和慢性淋巴細胞系白血病。

(1)慢性髓系白血病分為：①慢性髓性白血病（CML）；②慢性嗜中性粒細胞白血病（CNL）；③慢性嗜酸性粒細胞白血病（CEL）；④慢性巨核細胞白血病。

(2)慢性淋巴細胞系白血病：又分為 B 細胞系和 T 細胞系。

①B 細胞系分爲：B 細胞慢性淋巴細胞白血病（B－CLL）；混合性淋巴細胞白血病；B 幼淋巴細胞白血病（B－PLL）；毛細胞白血病（HCL）；漿細胞白血病（PCL）；淋巴瘤伴白血病表現。

②T 細胞系分爲：T 細胞慢性淋巴細胞白血病（T－CLL）；T 幼淋巴細胞白血病（T－PLL）；成人 T 細胞白血病/淋巴瘤（ATCL）；Sëzary 綜合症。

六、治療

本病病變複雜，症狀較多，急性白血病來勢凶險，變化較快。因此，除了化療、放療外，臨床常用一般對症及支持治療，如控制感染、處理發熱、糾正貧血、止血搶救等。常用的抗癌化學藥物有：阿糖胞苷、柔紅霉素、長春新碱、左旋門冬酰胺、阿霉素等。慢性白血病常用化學藥物爲：馬利蘭、環磷酰胺、強的松、羥基脲、二溴甘露醇等。放射治療緩解慢性白血病的脾腫大或淋巴結腫大的壓迫症狀有一定的療效。中醫中藥辨證論治在治療白血病方面也有其特點。

中醫中藥辨證論治：

1.肝腎陰虧，陰虛鬱熱型：證見有低熱或高熱，自汗盜汗，頭痛頭暈，目眩眼花，口乾咽痛，面色蒼白，心悸氣短，疲乏無力，腰酸腿乾，脅痛痞滿，五心煩熱，舌紫暗，苔薄黃，脈沉數，常見淋巴型白血病或慢性白血病。

治宜：滋腎養肝，解鬱清熱。

方劑：大補陰丸合青蒿鱉甲湯加減。

藥物：知母 10 克、女貞子 30 克、花粉 20 克、元參 10 克、生地 15 克、青蒿 20 克、鱉甲 30 克、龜板 10 克、地骨皮 30 克、丹皮 30 克、銀柴胡 15 克、當歸 15 克、草河車 20 克、野菊花 30 克、黃藥子 10 克、黛蛤散 30 克。

2.陰虛內熱，血熱妄行型：證見咳血、衄血、吐血、溲血、便血或陰道出血及紫癜，伴有低熱盜汗，全身無力，咳嗽黃痰，心悸氣短，胸悶氣懋，面色㿠白，形體消瘦，胃納欠佳，消化不良，噁心嘔吐，脅下痞塊，舌質淡，苔白膩，脈沉細弱，多見急性白血病或其他型白血病晚期。

治宜：育陰清熱，涼血止血。

方劑：犀角地黃湯合十灰散加減。

藥物：犀角 6 克、生地 15 克、丹皮 20 克、茅根 30 克、側柏炭 10 克、茜草炭 10 克、小薊炭 30 克、血餘炭 20 克、仙鶴草 30 克、白芨 10 克、地榆炭 15 克、黃精 30 克、女貞子 30 克、生芪 20 克、黛蛤散 30 克、血見愁 10 克。

3.寒凝氣虛，瘀血不化型：證見脅下腫塊，癥瘕積聚，瘰癧叢生，腹脹腹痛，兩脅刺痛，胸悶氣短，四肢不溫，腹大如鼓，面色萎黃或晦暗，神疲懶言，大便溏稀，舌質絳，苔白膩，脈沉弦，常見慢性白血病肝脾，淋巴結腫大者。

治宜：補氣散結，活血化瘀。

方劑：枳實消痞丸、蟾蜍丸合膈下逐瘀湯加減。

藥物：乾蟾皮 10 克、砂仁 6 克、厚朴 10 克、枳實 10 克、半夏 10 克、丹參 30 克、赤芍 10 克、烏藥 10 克、元胡 10 克、莪朮 15 克、川芎 10 克、當歸 10 克、五靈脂 10 克、黛蛤散 30 克、穿山甲 10 克。

4.肝脾血虛，脾虛下陷型：證見面色蒼白，唇淡爪枯，全身浮腫或消瘦，腰膝酸軟，耳鳴髮脫，失眠多夢，納差腹脹，心慌氣短，皮膚乾燥，自汗盜汗，或有低熱，四末不溫，或有出血，大便稀溏，舌質淡而少苔。

方劑：補脾養血，健脾補氣，兼溫腎陽。

方劑：人參養榮湯合參茸衛生丸加減。

藥物：人參 10 克、黃芪 20 克、白朮 10 克、五味子 10 克、當歸 15 克、首烏 20 克、杭芍 20 克、紫河車 10 克、仙靈脾 10 克、女貞子 30 克、旱蓮草 10 克、炒棗仁 20 克、炒山楂 20 克、雞內金 10 克、陳皮 20 克、黃精 20 克、白花蛇舌草 30 克、黛蛤散 30 克。

隨症加減：

熱盛者，牛黃 2 克或羚羊粉 2 克，或牛黃清熱散 3 克。

出血不止：三七粉 6 克、白芍 3 克。

心悸失眠：合歡花 15 克、夜交藤 15 克、硃茯神 20 克、硃遠志 10 克。

貧血者：阿膠 10 克、鹿角膠 10 克、鹿茸粉 1 克沖服。

紫癜者：大棗 30 克、杠板歸 30 克、女貞子 30 克。

疲乏無力：雞血藤 30 克、仙靈脾 20 克、生黃芪 30 克。

單偏驗方：

⑴豬脾烘乾研粉加野百合粉等量混勻裝入膠囊，每次 2 粒，每日 3 次。

⑵何首烏 3 克、白芨 6 克，水煎服。

⑶犀黃丸或醒消丸，每日 3 克。

⑷當歸蘆薈丸，每次 6 克，每日 3 次。

⑸穿心蓮 50 克，水煎服。

⑹喜樹根皮粉：每日服 6 克，血象正常後改為維持量，每日 2～3 克。主要用於治療急粒、急淋。

⑺青黛片，每日 3 次，每次 2～4 片，口服。或靛玉紅 150～300 毫克/日。

⑻雄黃粉：每日服 1～2 克，服藥一周後白細胞開始下降，用量和療程靈活掌握，注意其副作用。

⑼土大黃 30～60 克，煎服，並可加苦參 15 克同時煎服。

⑽土大黃 30 克、豬殃殃 30 克、紫草根 30 克、丹皮 15 克，水煎每日分二次內服。

⑾洗碗葉根 30 克、豬殃殃 30 克、紫草根 30 克、丹皮 15 克，水煎每日分二次內服。

七、預防

1.避免過多的接受放射線，從事該工作者要注意採取適當的保護措施。

2.避免或減少接觸苯等有毒的化學物質，不濫用藥物，建議禁用乙雙嗎啉治療銀屑病，慎用氯霉素、解熱鎮痛藥，碘胺增效劑等。

3.治療慢性疾病避免反覆的感染，提高機體免疫功能。

4.若發現不明原因的可疑症及血象異常，肝、脾、淋巴結腫大者，應及時看醫生，以便早期進一步診斷。

5.長期接觸有害化學物質及放射線者，應定期檢查血象，

以便早期發現疾病。

八、預後

1.成人急性細胞白血病（ALL）完全緩解（CR）率爲80％＋。五年無病生存率達 30％～50％。急性非淋巴細胞白血病（ANLL）的完全緩解（CR）率爲 55％～85％，最佳報告五年生存率爲 20％～40％。

2.慢性髓性白血病（CML）按 Cox 模型根據年齡、脾大小、血小板數、外圍血原始細胞四個指標將 CML 分爲低、中、高危三個組。在 508 例 CLM 中其中兩年生存率低危組爲93％（87％～99％），中危組 80％（72％～87％），高危組70％（59％～81％）。

3.慢性淋巴細胞白血病（CLL），淋巴細胞＞10×10^9 /L，血紅蛋白＜100g /L，血小板＜100×10^9 /L，淋巴結累及三區以上者預後差。

九、控制策略及隨訪

控制策略：力求早治，化學藥物治療盡可能達到完全緩解率高，配合中藥、免疫等治療，提高療效。以便推廣成熟的中西醫結合綜合治療措施。

隨訪：化療期間需每月隨診。此後也需 3～6 月隨診一次。

第十九節　骨肉瘤

一、發病概況

　　骨肉瘤（Osteosarcoma）又稱成骨肉瘤。是指惡性增生的稜型間質細胞直接產生骨樣組織或未成熟骨組織為主要結構的惡性腫瘤，其惡性程度極高，是一種最常見的骨本身的原發惡性腫瘤。成骨肉瘤好發於 15～25 歲的青少年，發病率約占原發性惡性骨腫瘤的 35％，占所有癌症的 0.3％。在美國成骨肉瘤的發病率為 1/10 萬，英國為 0.2～0.3/10 萬，據馬來西亞資料，城鄉和種族的發病率有區別，馬來人發病率為 0.11/10 萬，中國人和印度人為 0.23/10 萬，馬來人城市和農村比為 0.22：0.09，中國人則為 6.31：0.18，男女患病之比約為 1.2：1。成骨肉瘤根據其新生骨的存在與否或多少而有溶骨性和成骨性的區別。病變最好發於四肢長骨幹骺端，依次為股骨下端、肱骨上端、股骨上端、肋骨、肩胛骨或腓骨上端。在扁骨中以髂骨最常見。骶骨、鎖骨、胸骨、顱骨也可發生。一般30歲以下多發生於長管骨，50歲以上多發生在扁骨。老年人尚可繼發於畸形性骨炎或放療後。

　　本病的病因尚不十分清楚，可能與外傷、病毒感染及早先接觸放射線有關。

　　中醫藥學認爲成骨肉瘤屬於「骨瘤」、「骨疽」、「石疽」、「虛勞」、「骨癆」、「腎虛勞損」等範疇。多因稟賦不足，腎經虧損，勞倦內傷，骨髓空虛，因腎主骨，骨生髓，故腎虛骨病。

二、早期徵兆

　　1.疼痛：病區疼痛爲其早期主要表現。鑽痛難忍，夜間爲甚，影響睡眠。

　　2.腫塊：多在疼痛 2～3 個月後出現局部腫塊，腫塊有時可觸及搏動或聽到血管搏動的雜音。瘤體大時皮膚緊張發亮，色澤呈紫銅色，表面靜脈曲張。

　　3.局部功能障礙：患病骨骼或鄰近關節活動受限，肌肉萎縮，功能障礙。

　　4.全身表現：消瘦、發熱、貧血等。

三、易發人群

　　1.用於診斷和治療電離輻射者。

　　2.有骨骼外傷病史者。

　　3.有病毒反覆感染者。

　　4.遺傳因素及某種接觸化學物質職業者。

四、特殊檢查

1.實驗室檢查

(1)血液檢查：紅細胞、血紅蛋白減少，白細胞計數增高或正常，血沉增快。

(2)生化檢查：血清鹼性磷酸酶明顯升高，其動態測定可幫助判斷治療效果和是否復發。乳酸脫氫酶升高。

2.影像學檢查

(1)X 光檢查：X 光攝片可見皮質骨和鬆質骨破壞同時存在；骨膜外反應，如 Codman 三角和「日光放射」狀骨刺。軟組織內可見腫塊，內有瘤骨或鈣化斑點。

(2)CT 和 MRI：可進一步判斷腫瘤的範圍和周圍神經血管的關係。

(3)核素骨掃描：可發現「跳躍轉移」和其它骨是否受累。

(4)ECT：進一步檢查骨骼腫瘤的大小及侵犯周圍組織的程度。

3.活體組織學檢查

可行針刺或取腫瘤組織進行活檢，以示病理，獲得可靠診斷依據。

五、分型

1.根據瘤細胞分化程度和瘤骨的多寡分三型：

(1)硬化性或成骨性肉瘤：腫瘤分化較成熟，腫瘤骨多者。

(2)溶骨性骨肉瘤：腫瘤分化較原始，腫瘤骨少者。

(3)混合性骨肉瘤：介於以上二者之間者。

　2.根據腫瘤的不同基質來區分，Ross 將骨肉瘤分成五種類型：

　(1)骨母細胞型（44.5％）；(2)軟骨母細胞型（26.6％）；(3)纖維母細胞型（8.6％）；(4)混合型（3.1％）(5)再造變異型（17.2％）。

　3.根據腫瘤的不同基質來區分，Dahlin 將骨肉瘤分成三型：

　(1)骨母細胞型；(2)軟骨母細胞型；(3)纖維母細胞型。

六、治療

　早期以根治性手術切除爲主，輔以術前、術後化療，放療可暫時緩解症狀，對本病不敏感，中醫中藥辨證論治對控制疾病的發展有一定的作用。

　中醫中藥辨證論治：

　1.陰毒壅滯，脈絡不通型：證見下肢近端骨痛，局部壓痛，時痛時止，逐漸加重，有如針刺刀割，輾轉難臥，徹夜不眠，腫脹隆起，肢體活動障礙，甚至全身不適，多見骨肉瘤體質較好患者。

　治宜：解毒軟堅，通絡化滯。

　方劑：小金丹合三骨湯加減。

　藥物：草烏 10 克、川烏 10 克、五靈脂 10 克、地龍 10 克、木鱉子 15 克、乳香 6 克、沒藥 6 克、骨碎補 30 克、補

骨脂 30 克、透骨草 30 克、蜈蚣 6 克、乾蟾皮 15 克、白屈菜 20 克、木瓜 10 克、防己 10 克、牛膝 10 克。

　　2.氣滯血瘀，熱毒蘊結型：證見上肢腫脹灼痛，皮膚變紫，逐漸加重，刺疼壓痛，時如火燒、電擊，上肢不能高舉，轉側艱難，大便乾，舌絳瘀斑，脈澀，多見肱骨肉瘤。

　　治宜：活血化瘀，祛毒散結。

　　方劑：逐血破瘀湯合散結靈加減。

　　藥物：水蛭 6 克、虻蟲 6 克、地龍 10 克、蟅蟲 6 克、黑丑 6 克、路路通 10 克、透骨草 20 克、水紅花子 10 克、盤龍參 10 克、紫草 10 克、劉寄奴 10 克、莪朮 10 克、血竭 10 克、威靈仙 20 克、徐長卿 20 克。上藥煎湯送服散結靈。

　　3.腎虛髓傷，骨骼瘀毒型：證見上肢或下肢隆起包塊，腫脹疼痛，皮膚青紫，活動障礙，全身衰弱，發熱，貧血，二便不暢，舌暗苔膩，脈沉細，多見晚期骨肉瘤正虛邪實之象。

　　治宜：補腎填髓，化瘀止痛。

　　方劑：濟生腎氣丸合三骨湯加減。

　　藥物：寄生 30 克、生地 20 克、山萸 10 克、土茯苓 20 克、豬苓 20 克、丹參 30 克、女貞子 30 克、旱蓮草 10 克、生苡米 30 克、骨碎補 20 克、車前子 10 克、牛膝 10 克。

　　單偏驗方：

　　⑴刺五加皮 30 克～60 克，水煎服，每日 1 劑。

　　⑵尋骨風 30 克～60 克，水煎服，每日一次。

　　⑶尋骨風、薜荔果、重樓、木瓜各 30 克，乳香、沒藥各 10 克，穿山甲 15 克，水煎服，每日一劑。

　　⑷補骨脂、萆薢、小紅參各 30 克，大麻藥 10 克，六方

藤、刺五加、白毛藤各 15 克，三七 6 克，疟腮樹 3 克，水煎服，每日一劑。

⑸菊花、皂角刺、三棱各 9 克，海藻 15 克，山慈菇 12 克，莪朮、馬錢子 6 克、山豆根 30 克，水煎服，每日一劑。

⑹尋骨風、白英、羊蹄根各 30 克，補骨脂 15 克，水煎服，每日一劑。

⑺海藻、昆布、牡蠣、骨碎補、夏枯草各 30 克，石斛 15 克，水煎服，每日一劑。

中成藥：

⑴一粒珠 2～4 丸，日服 2～3 次，開水送下。

⑵小金丹 2～5 丸，日服 3 次，開水送下。

⑶雲南白藥 2～4 片，日服 3 次，開水送服。

⑷平消丹（由仙鶴草、馬錢子、白礬、鬱金、五靈脂、枳殼、乾漆組成），每片 0.5 克，4～8 片，每日 3 次，開水送服。

⑸犀黃丸 4 片，日服 3 次，開水送服。

⑹片仔癀。

⑺醒消丸 3 克～6 克，每日 1～2 次，開水送服，連服 7 天後，停藥 3 天，孕婦忌服。

⑻兒茶、硼砂、水銀各 3 克，冰片 0.4 克，麝香、血竭各 9 克，黃柏 15 克，共為細末，擦患處。

⑼穿山甲用植物油炸成黃色，研成細末，分裝，滅菌後備用。用時將出血處沾乾，迅速把細末撒在出血部位，加壓包紮，一般 1～5 分鐘內完全止血。治骨腫瘤所致出血症。

⑽硇砂 120 克、冰片 5 克，浸泡高粱酒內，外擦腫起

處。

七、預防

1.加強體育鍛練，增強體質，提高對疾病的抵抗力，增強免疫功能，預防病毒感染。

2.減少和避免放射性輻射，尤其在青少年骨骼發育時期。

3.避免外傷發生。

八、預後

骨肉瘤的預後決定於腫瘤細胞學性質、惡性程度、部位、大小、生長速度、X 光表現、患者的年齡、性別、有無病理性骨折以及治療方法等有關。

1.患病的部位：據 Zocksri 資料，膝部罹患者 5 年生存率 25％，肩和髖部罹患者爲 10％，脊柱罹患者爲 5％。

2.腫瘤大小：文獻資料表明，腫瘤直徑＜10cm、最小爲 2.4cm 者，2 年生存率爲 38％，5 年生存率爲 18％；腫瘤直徑＞10cm，2 年生存率爲 4％，5 年生存率爲零。

3.腫塊性質：據 Dahlin 資料，成纖維型 5 年生存率爲 25.8％，成軟骨型爲 22.3％，成骨型爲 17.1％。

4.腫瘤細胞分化程度：經統計，10 個高倍鏡視野中含＜5 個核分裂者，5 年生存率爲 56.5％，含超過 5 個核分裂者，5 年生存率爲 43.5％，說明核分裂數少，分化好者，5 年生存率高，反之，5 年生存率低。

5.手術療效：不論採用哪種治療方法，骨肉瘤的死亡率均很高。據文獻資料，手術治療後的5年生存率僅 5％～20％左右。

第二十節　腦瘤

一、發病概況

顱內腫瘤和脊髓腫瘤統稱爲中樞神經系統腫瘤。約占人類腫瘤總數的 10%。發生在顱內者稱之爲「腦瘤」。腦瘤（Cerebroma）占全身腫瘤的 1%～3%，但兒童較高，約占 5%～7%。據全世界 27 個國家統計，中樞神經系統腫瘤年調整發病率爲 3.8～5.1／10 萬人口，而中國個別地區統計腦瘤年發病率爲 10／10 萬人口。腦腫瘤可發生於任何年齡，但以 10 歲左右和 30～40 歲爲兩個發病高峰。其好發的部位兒童以小腦幕下多見，常見有小腦的星形細胞瘤、小腦中線的髓母細胞瘤、第四腦室室管膜瘤、喋鞍部的顱咽管瘤等。成人以小腦幕上爲多，常爲大腦半球的額葉膠質瘤、額頂部腦膜瘤、垂體腺瘤、轉移瘤及聽神經瘤等。小腦幕上腫瘤占 70%、幕下腫瘤占 30%。腦瘤病理種類繁多，最多見是來源於神經上皮組織，統稱神經膠質瘤，占 40%～45%；其次是腦膜瘤占 14%，神經鞘瘤占 7%，垂體瘤占 5%，其它腫瘤如顱咽管瘤、血管網狀細胞瘤等占 25%。

中醫藥學認爲腦瘤屬於「頭痛」、「眩暈」、「癲狂」、「痛症」、「痙症」、「痿症」、「嘔吐」等病的範疇。一般

認爲是髓海病變，與臟腑淸陽之氣相關。腦爲諸陽之會，有餘不足，皆能影響全身。因其位高而屬陽，在內、外因裡以風邪和火氣最易引起頭部病變。在內臟虛弱，淸氣不升或風冷侵襲，陽氣郁滯，同樣能出現虛寒病變。因此，腦腫瘤從中醫角度也認爲是有實有虛，虛實夾雜，較爲複雜的病症。辨證施治較難，預後較差的一類疾病。

二、早期徵兆

　　腦瘤早期症狀根據發病部位的不同，症狀也各不相同，綜合分析以下早期信號。

　　1.頭痛：其特點是睡眠醒來時頭痛最重，起床後逐漸減輕。

　　2.嘔吐：發生在劇烈的頭痛之後，嘔吐後頭痛可以減輕，兒童還可表現頭圍增大異常或行走不穩。

　　3.視力減退：早期可出現一時性黑矇，以後病情加重有持續性視力減退表現。

　　4.複視：視物呈雙影，時有時無。

　　5.視野缺損：多表現雙顳側偏盲，嚴重妨礙病人行動。

　　6.單眼突出：50％由顱內疾病引起的。

　　7.單側耳聾：中年不明原因的一側聽力進行性減退，多半爲腫瘤壓迫聽神經所致。

　　8.遲發癲癇：成年以後發病者，無明確誘因，應考慮腦瘤。

　　9.其它：半身不遂、肢端肥大、閉經泌乳等。某些部位腦

瘤可先出現性格、行爲改變，甚至出現痴呆，精神失常症狀。

三、易發人群

腦瘤的病因尚不十分清楚，可能與下列人群有關。

1.有物理、化學損傷病史者。如外傷、放射線損傷、化學物質如甲基膽蒽、亞硝脲類等。

2.有先天及遺傳性因素病史者。某些腦瘤與遺傳有關，如視網膜母細胞瘤、腦膜瘤、中樞型神經纖維瘤病、神經母細胞瘤及血管母細胞瘤等；先天性發育異常病史者，如畸胎瘤、顱咽管瘤、脊索瘤、膽脂瘤等。

四、特殊檢查

1.實驗室檢查

(1)腦脊液檢查：發現腦壓高，蛋白含量高或找到瘤細胞者（室管膜瘤、髓母細胞瘤、轉移瘤、黑色素瘤等）等有診斷意義。

(2)血清中 MSA 抗體：用 MSA－A 通過免疫擴散檢查病人血清中的特異抗體，結果發現對腦膜瘤病人抗體的陽性率達62％。

2.影像學檢查

(1)顱骨 X 光平片檢查：常規攝正、側位 X 光片，必要時攝特殊位頭顱片。了解顱骨大小，骨縫有無分離，腦回壓跡有無增多和加深，腫瘤內鈣化斑點，喋鞍擴大，及前後床突的吸

收和破壞、鈣化、松果體的移位，視神經孔擴大（視神經膠質瘤）內耳孔擴大（顱咽管瘤等）。

⑵CT 檢查：可清楚地顯示腦瘤的部位、大小及浸潤情況，是目前診斷腦瘤最可靠的手段。

⑶同位素檢查：腫瘤定位的陽性率爲 70％～90％。由於腫瘤局部血腦屏障破壞和血流量的增加及瘤細胞胞飲作用增強，因而放射性同位素便濃集於腫瘤部位。對診斷顱底、腦室和脊髓腔內腫瘤可獲得滿意結果。

3.腦電圖檢查

腦瘤時腦電圖常表現爲高波幅慢波。大腦半球深部腫瘤多呈現混合性 δ 波，如果累及間腦、腦幹病側出現明顯的單形性節律性慢波。中線或顱後凹腫瘤爲兩側同步單形性節律性慢波，這種慢波早期多爲 θ 波，晚期則爲 δ 波。

五、分型

腦瘤大致分三型：

1.球型：腫瘤發源於腦實，直徑 2～5cm。

⑴規則球型：腫瘤與周圍腦組織境界清楚，呈球型或近似球型，多見於良性腦瘤。

⑵不規則球型：腫瘤與周圍腦組織境界不清，多見於Ⅲ～Ⅳ級的神經膠質瘤。

2.巨塊型：腫瘤直徑大於 5cm。

⑴規則巨塊型：腫瘤與周圍組織境界清楚。

⑵不規則巨塊型：腫瘤呈浸潤性生長，與周圍腦組織境界

不清。

3.**彌漫性**：腫瘤呈彌漫性生長，不形成明顯腫塊，多見於惡性度高的神經膠質瘤及髓母細胞瘤。

六、治療

腦瘤的治療首選手術切除。對重要功能區不能手術切除或直徑小於 2cm 的腫瘤，也可行 γ - 刀或 X - 刀治療。手術後的腫瘤患者可配合放療、化療或免疫、中醫藥治療，也會收到一定的療效。

中醫中藥辨證論治：

1.**氣滯血瘀，阻塞脈絡型**：證見頭痛刺痛，痛有定處，或前或後，或左或右，固定不移，面色晦暗，唇紫舌瘀，指甲瘀斑，心悸氣短，月經量少，色深有塊，大便乾，脈澀而沉。

治宜：活血化瘀，開塞通絡，攻逐凝結。

方劑：血府逐瘀湯合通竅活血湯加減。

藥物：當歸 20 克、生地 20 克、丹參 30 克、川芎 20 克、桃仁 10 克、紅花 10 克、枳殼 10 克、赤芍 20 克、牛膝 15 克、地龍 10 克、穿山甲 10 克、鉤藤 15 克、生石決 30 克、水蛭 3 克、莪朮 10 克。

2.**脾肺陰虛，痰濁不化型**：證見咳嗽痰盛，痰鳴漉漉，胸滿痞悶，身重倦怠，心悸頭眩，噁心嘔吐，且脹且痛，肢體麻木，甚至半身不遂，譫妄抽搐，神志失常，舌強不語。苔黃膩，脈弦滑。

治宜：豁痰燥濕，醒神開竅。

　　方劑：滌痰湯合五苓散加減。

　　藥物：膽南星 10 克、清半夏 10 克、枳實 10 克、竹茹 10 克、陳皮 10 克、茯苓 30 克、豬苓 30 克、車前子 30 克、徐長卿 20 克、菖蒲 30 克、鉤藤 20 克、生石決 30 克、牛膝 15 克、僵蠶 10 克、全蠍 3 克、蜈蚣 3 克、半枝蓮 30 克。

　　3.脾腎陽虛，肝血不足型：證見頭暈目眩，耳鳴耳聾，咽乾口渴。顴紅盜汗，五心煩熱，或月經不調或陽萎不舉，腰酸腿軟，形寒肢冷，氣短懶言，倦怠無力，精神不振，大便溏，小便清，脈沉細無力。

　　治宜：補腎填髓，健脾養肝，安神補腦。

　　方劑：地黃飲子加減。

　　藥物：山萸 10 克、石斛 10 克、生熟地各 20 克、麥冬 10 克、五味子 10 克、菖蒲 15 克、女貞子 30 克、仙靈脾 15 克、肉蓯蓉 30 克、巴戟天 10 克、肉桂 6 克、枸杞子 30 克、山藥 10 克、寄生 20 克、生芪 30 克、杭芍 20 克、當歸 10 克、生苡米 30 克。

　　單偏驗方：

　　(1)鮮金剪刀適量，清水洗淨，放少許食鹽搗爛，敷於患處，藥厚 2 厘米，24～36 小時取下即可，敷處起泡灼痛者，作一般消毒處理無妨。

　　(2)蒟蒻（鬼蠟燭）30 克、蒼耳子 30 克、貫眾 30 克、蒲黃根 20 克、七葉一枝花 20 克，先將蒟蒻煮2小時，再加其它藥同煮，濾取清針，飲服。

　　(3)摩芋 30 克，水煎服，20 付爲一療程。

　　(4)炒蒼耳子、遠志、石菖蒲、白蚤休各 60 克，白花蛇舌

草、蛇六穀、夏枯草各 100 克，冰片 20 克。加水適量，小火煮沸約 10 分鐘，將藥液裝入兩個杯子中，放在患者頭部兩側，使其自然吸入藥氣。

⑸白蚤休、浙貝母、黃藥子、蒲公英、莪朮各 100 克。豆末，用布袋裝做枕頭。另用冰片 100 克、麝香 1 克，研勻，製成小藥袋，一併放入藥枕中，令患者枕頭部。

⑹白僵蠶 3 克、蟬衣 3 克、壁虎 1.5 克、牛黃 1 克、血竭 1.5 克、兒茶 1 克、全蟲 1 克、蜈蚣 1 克、澤瀉 20 克、刀豆子 3 克、魚腦石 3 克、山羊角粉 1.5 克、豬苓 20 克。上藥共研細麵，二日量，打成水泛丸或裝入膠囊，開水送服。

⑺膽南星 10 克、清半夏 10 克、川貝母 15 克、海藻 60 克、紫草根 30 克、白僵蠶 15 克、蟬衣 30 克、陳皮 15 克、茯苓皮 30 克、澤瀉 10 克，水煎內服。

⑻僵蠶 10 克、蜈蚣 3 條、地龍 10 克、全蠍 6 克、菊花 30 克、威靈仙 30 克、鉤藤 15 克、蜂房 10 克、蠶砂 10 克、牡蠣 15 克。每日一劑，水煎，煎湯液 200c.c.，分二次內服。

六、預防

1.消除致癌因素，自覺避免致癌物、防止顱腦外傷，某些致癌化學物接觸及病毒感染等。

2.注意勞逸結合，合理調配飲食、提高身體素質、增強機體抗癌能力。

3.定期進行體檢，以便早期發現、早期診斷、早期治療。

七、預後

膠質瘤：因膠質瘤呈浸潤性生長，手術難以根治切除，預後較差。5 年生存率不足 20％，大部分病人 1～2 年復發。

腦膜瘤：預後良好。腫瘤全切可獲終生治療；次全切除者復發率明顯提高；部分切除或惡性腦膜瘤預後較差，最後死於ICP 增高。

腦垂體腺瘤：腫瘤係良性腫瘤，若較早期發現病人，及時治療，效果較好。巨大腺瘤效果不夠滿意。

顱咽管瘤：若腫瘤早期發現，行全切或次全切除預後良好。部分切除者預後仍較好，10 年生存率達 50％以上。

顱內轉移瘤：預後不良。50％以上在術後半年內死亡，存活一年以上者＜15％，長期生存者少見。

八、控制策略與隨訪

控制策略：科學技術的發展，腦瘤的治後生存率有很大提高，其早期發現，為腦瘤手術治療創造了條件。近年來電子加速器的臨床應用，對一些不能手術或手術不能完全切除的腦瘤，採用放療可明顯提高治療後生存率及生存質量，聯合化療方案的臨床應用和新的抗癌藥不斷出現，對腦瘤的治療也有更新的進展。

隨訪：腦瘤治療後每 3～6 個月複查一次，檢查顱部 X 光攝片、CT、ECT、MRI 等，必要時行腰椎穿刺，進行腦脊液

檢查。一年後，每半年複查一次至五年。

第二十一節 多發性骨髓瘤

一、發病概況

多發性骨髓瘤（Multiple mycloma, MM），又稱漿細胞白血病，是漿細胞異常增生所致的一種骨髓惡性腫瘤性疾病。歐、美國家發病率在 2～9.6 /10 萬。中國有報告在 0.3 /10 萬。中、老年及男性高發。男女患病之比為 3：1。臨床起病隱匿，病情在病程中進行性加重，顯著之特點為多發性。好發於中軸骨，如脊椎、胸骨、肋骨、顱骨、盆骨等。四肢長骨很少發生，累及膝肘以下骨骼者更極為少見。

多發性骨髓瘤的病因尚不明確，可能與遺傳、慢性抗原刺激、電離輻射、致癌物均有關。癌基因（C－myc, H－ras）的激活與發病關係密切。

中醫藥學沒有骨髓瘤的記載，臨床治療多以「血虛頭痛」、「肝火頭痛」、「痿痹」、「腎虛」、「勞損」方面辨證論治。多因外感寒、熱及邪毒，侵襲人體後留著不去，或素體虛弱，臟腑失和，氣血不隨，經絡閉阻，氣、血、毒邪相互搏結所致。

二、早期徵兆

1.骨骼疼痛：爲骨髓瘤的主要症狀，在 60％的病例爲首發症狀。

2.骨骼腫塊：多見於扁骨。

3.感染：由於免疫功能缺損，骨髓瘤病人的肺部、泌尿系、皮膚、鼻竇和血液感染。

4.高鈣血症：30％的病人在診斷時已有高血鈣，另外30％的病人在病程中併發高血鈣症。臨床表現有頭痛、嘔吐、嗜睡、昏迷、脫水等。

5.肝脾腫大：肝臟腫大約見於半數病例，少數病例有輕度脾腫大。

6.其它：晚期可見貧血和惡病質、腎臟損害、免疫球蛋白異常症、神經系統症狀等。

三、易發人群

1.有遺傳因素病史者。

2.有電離輻射接觸史者。

3.有化學物質刺激史者。

4.有病毒、細菌反覆感染史者。

5.機體免疫功能缺陷及低下者。

四、特殊檢查

1.實驗室檢查

(1)血、尿常規：中到重度貧血；白細胞、血小板下降；血塗片偶見漿細胞，紅細胞呈緡線狀；血沉快；蛋白尿。

(2)骨髓檢查：增生性骨髓，形態及分化程度各異的漿細胞增多，雙核、多核漿細胞多見。漿細胞呈灶性分布，可多部位取材。骨髓活檢送病理或電鏡檢查可提高陽性率。

(3)血生化及免疫學檢查：白蛋白減少、球蛋白增加。蛋白電泳見「M」帶。尿 Bence－Jones（本周氏）蛋白陽性。血尿酸增高，血鈣可增高。尿素氮、肌酐可增高，肌酐清除率下降。β_2微球蛋白、漿細胞 DNA 標記指數可增加。CD3、CD4下降，CD4／CD8 下降。

2.影像學檢查

常規拍頭顱側位、胸片正位、脊柱正、側位、骨盆正位片。必要時長骨相。骨損傷的 X 光表現以溶骨、病理性骨折多見，也可見單純骨質疏鬆，骨硬化少見。

五、分型

1.分泌型：IgG、IgA 輕鏈型多見，IgD、IgE 少見，IgM罕見。尚有雙克隆、多克隆或半分子骨髓瘤。

2.非分泌型或非產生型：需用免疫螢光標記的免疫球蛋白抗血清染新鮮骨髓塗片證實。見表 3－10。

表 3-10　　多發性骨髓瘤的類型及預後

類型	占本病的比例(%)	臨床特徵	預後
IgG 型	50～60	正常免疫球蛋白，可聚合存在，常發生感染	中位生存期 29 個月，5 年生存率 30%
IgA 型	20～50	常見出血、高血鈣及澱粉樣變	中位生存期21 個月，5 年生存率爲 0
IgM 型	0.5(少見)		
IgD	1～2	常見高血鈣、腎功能衰竭及澱粉樣變	預後差，平均生存期 13.7 個月
IgE	＜0.1(極少見)		
輕鏈型	19～25	常見骨損傷、高血鈣、漿細胞增殖、腎功能衰竭及澱粉樣變	預後差，生存期＜3 年
非分泌型	1～2	查不出單克隆 Ig 或本周氏蛋白	
雙克隆異常 Ig 型	1～2	可出現雙克隆免疫蛋白	

六、治療

放射治療對本病較敏感，對局限性病灶應積極選用。化療殺傷腫瘤同時須佐以中藥、BRM（生物反應調節劑）以提高生存質量，延長生存期。

中醫中藥辨證論治：

1.血虛陽元型：證見頭部隆起包塊，疼痛壓痛，逐漸加重，甚至劇痛難忍，痛時目眩，面色發白，手心覺熱，此爲「血虛頭痛」；由於血液不充，最易產生虛陽上擾，頭痛偏於兩側，眩暈亦更明顯，目眶痛，眼皮酸重，怕見陽光，喜靜惡煩，泛噁欲吐，睡眠不安，嚴重時巔頂有重壓感、穿痛，稱爲

「肝陽頭痛」，大便乾，舌絳，苔黃，症屬血虛陽亢（還要辨別頭痛而脹者為「肝火頭痛」，頭痛而腦冷者為「寒厥頭痛」，痛而昏重有空洞感者為「氣虛和痰濁頭痛」，均不屬此例）。

治宜：養血治本，潛陽治標。

方劑：馴龍湯合三才湯加減。

藥物：生地 10 克、當歸 20 克、白芍 10 克、川芎 10 克、鉤藤 10 克、寄生 10 克、珍珠母 30 克、生龍牡各 15 克、野菊花 20 克、薄荷 10 克、丹參 30 克、夏枯草 20 克、白花蛇舌草 30 克、白芷 10 克、藁本 10 克、天冬 10 克、熟地 10 克、元參 10 克。

2.陰毒蘊結型：證見肋骨、胸骨、脊椎骨疼痛或有鼓包，累及胸脇腹痛，咳嗽氣短，全身乏力，腰酸腿軟，繼而出現半身不遂，或有下肢截癱或浮腫，二便失調，舌質暗，苔白膩，脈沉細。

治宜：溫腎壯陽，疏通督脈，化毒散結，補骨生髓。

方劑：地黃飲子加減。

藥物：二地 20 克、石斛 20 克、吳萸 10 克、五味子 10 克、土茯苓 20 克、肉桂 6 克、巴戟天 10 克、大雲 20 克、寄生 10 克、女貞子 20 克、仙靈脾 10 克、補骨脂 20 克、骨碎補 20 克、紫河車 10 克、生苡米 30 克、白花蛇舌草 20 克、腫節楓片 10 片分兩次沖服。

3.毒邪傷腎，肝腎陰虛型：證見頭痛、胸痛、肢體病兼面色蒼白心悸、氣短、低熱，食欲不佳，兩脇腫塊，皮下小節，咳血便血，紫癜，舌質暗淡，脈沉細。

治宜：滋陰解毒，補益肝腎，益氣養血。

方劑：虎潛丸加減。

藥物：鹽黃柏 10 克、鹽知母 10 克、鹽龜板 20 克、熟地 15 克、白芍 20 克、鎖陽 10 克、虎骨 10 克、骨碎補 15 克、補骨脂 15 克、當歸 15 克、生芪 20 克、仙鶴草 30 克、白芨 10 克、白花蛇舌草 10 克、骨膠 10 克。另核桃枝 50 克，雞蛋 2 個煮沸 60 分鐘，吃蛋喝湯，每日 1 副。

隨症加減：

⑴骨疼不止：白屈菜 30 克、老鸛草 30 克、血竭 10 克、自然銅 10 克。

⑵尿蛋白加重：生芪 30 克、陳皮 10 克、黨參 20 克、白朮 15 克、山萸 10 克、甘草 30 克。

⑶高燒不退：青蒿 15 克、丹皮 20 克、地骨皮 20 克，牛黃清熱散 1 支。

⑷出血不止：阿膠 10 克、龜板膠 10 克、小薊 30 克、大棗 20 克。

⑸肢體抽搐痙攣：烏梢蛇 6 克、靳蛇 6 克、地龍 10 克、全蠍 6 克。

單偏驗方：

⑴鹵粉（鹵鹼精製而成）2～3 克，1 天 3 次開水送服，3 個月為 1 療程。

⑵核桃枝煮雞蛋：核桃樹枝 50 克，雞蛋 2 個，煮沸 60 分鐘，吃蛋喝湯，每日一副。

⑶尋骨風、透骨草、核桃樹枝各 30 克，威靈仙、腫節風各 18 克，水煎服，每日 1 劑。

⑷菊花、皂角刺、三棱、莪朮各 9 克，海藻 15 克，山慈菇 12 克，馬錢子 6 克，山豆根 30 克，水煎服，每日一劑。

中成藥：

⑴腫節風片，每次 5 片，每日 2 次。

⑵小金丹，每次 2～5 丸，每日 2 次。

⑶六味地黃丸，每次 9 克，每日 2 次。

針灸治療：

主穴：陽陵泉、風市、委中。

配穴：陽關（解筋骨攣急），足三里（去虛羸而強壯身）。

外用方：

明礬、生石膏各 15 克，天南星、蟾酥各 1.5 克，東丹 60 克、紅砒 2 克、乳香、沒藥各 5 克，炮山甲 10 克、白芷 10 克、肉桂 45 克。上藥共研細末，撒在虎骨膏上，外敷患處。

七、預防

1.避免及減少放射線的接觸機會，在接觸中注意做好防護工作，應定期檢查。

2.積極治療和控制自身存在的慢性感染性疾病及一些自身免疫性疾病，如盆腔炎、慢性腎炎、關節炎等。

3.增強體育鍛練，調節飲食起居，提高自身免疫力。

4.中醫認為節制房事，避免情志所傷，可減緩腎精衰減，預防此病。

八、預後

關於預後，請參見表 3－10，骨髓瘤的類型及預後。

九、隨訪

誘導緩解期每月隨診。緩解後停止化療期 2～3 月複查一次，密切監測以發現早期復發。患者需終生隨診。

第二十二節　皮膚癌

一、發病概況

皮膚癌（Carcinoma of skin）是世界各地常見的一種惡性腫瘤。其發病率各國差異很大，在白色人種中發病率較高，以澳大利亞南部地區的皮膚癌發病率最高，達 650 /10 萬；在美國高加索人中，為 165 /10 萬；紐西蘭、南非發病率也較高。中國的發病率較低，根據上海市腫瘤研究所 1988 年上海市惡性腫瘤發病率統計資料，皮膚癌的惡性腫瘤發病率為 1.53 /10 萬，其中男性 1.5 /10 萬，女性 0.9 /10 萬，占常見惡性腫瘤的第 11 位。皮膚癌主要發生於老年人，50～60 歲為發病高峰，男女發病之比為 2：1。皮膚癌主要有基底細胞癌和鱗狀細胞癌兩類。因病變表淺，發展緩慢，惡性程度低，較少轉移，易達早診早治。

目前對皮膚癌的發病原因尚不明瞭，可能與過度的陽光照射、接觸離子放射、接觸化學致癌物質（焦油、瀝青）等有關；與各種癌前病變，如皮膚角化病、著色性乾皮病、慢性炎症、頑固性潰瘍及種族等亦有一定關係。

中醫藥學認為皮膚癌屬「翻花瘡」、「黑疔」、「石疔」、「石疽」等，多因內蘊濕毒，風毒燥熱之邪久羈留戀，

內耗陰血，奪精灼液，肝血枯燥，難榮於外，肺氣失調，皮毛不潤，易招外邪，皮生惡瘡。

二、早期徵兆

1.皮膚上突然出現腫塊，不痛、不癢，長期不消退或繼續腫大破潰，一旦形成潰瘍即長期不癒，可能為鱗癌和基癌。

2.皮膚上出現紅色斑片，表面結痂長期不脫落，強行剝離後有出血、糜爛，可能為皮膚原位癌或癌前期病變。

3.乳房部位或外陰部、肛門周圍有紅斑、滲出、糜爛，呈濕疹樣變化，且頑固不癒，按濕疹治療無效者可能為皮疹樣癌。

4.皮膚上出現黑色腫塊，或原有黑痣突然增大，顏色加深，邊緣潮紅，有抓癢和破潰、流血、或周圍出現衛星狀損害，可能已惡變為惡性黑色素瘤。其警告訊號簡概括為「ABCD」。

5.全身皮膚劇烈抓癢，經久不癒，無其他原因者，可能潛在的內臟惡性腫瘤，需進一步作全身各部位檢查。

三、易發人群

1.長期過度陽光曝曬，皮膚白皙的人（如白種人比黑種人發病率高100倍）。

2.中小劑量射線長期接觸者。

3.經常接觸砷、多環碳氫化合物、瀝青者。

4.嚴重的燒傷疤痕及皮膚角化病等癌前期病變者。

5.機體免疫功能低下、免疫抑制者。

四、癌前期病變

皮膚日光性角化病、著色性乾皮病、燒傷後疤痕、慢性放射線皮炎、狼瘡後皮膚萎縮、表皮炎後萎縮、皮膚良性乳頭狀瘤及色素痣、皮膚白斑等。

五、特殊檢查

活體組織學檢查獲病理是診斷皮膚癌最可靠的方法。

皮膚癌一般不需做特殊檢查，但結合病情選擇性地做影像學診斷也是必要的。如頭皮的基底細胞癌，為排除骨轉移，可作 X 光攝片或核素掃描。對晚期鱗狀細胞癌，需進一步進行肺部 X 光攝片、B 型超聲或 CT 檢查，以了解有無遠處轉移。

六、分型

根據病理可分為：

1.鱗狀細胞癌

2.基底細胞癌：(1)結節潰瘍型；(2)色素型；(3)局限性硬皮病樣或硬化型；(4)淺表型；(5)纖維上皮瘤。

3.皮膚原位癌

4.乳腺外 Paget 病（濕疹樣癌）

5.汗腺癌

七、治療

早期皮膚癌爭取手術切除治療、放射治療，對手術、放療復發者可採用化學外科（Mohs）手術、冷凍、雷射及化學藥物局部或全身治療。近年來應用維甲酸及免疫療效治療皮膚癌也取得了一定療效。中醫藥及單偏驗方對本病的治療，亦收到一定的效果。

中醫中藥辨證論治：

1.血熱濕毒型：證見顏面或其他皮膚隆起米粒大或綠豆大之硬結丘疹或扁平蠟樣光澤之斑點，上覆黃褐或暗灰痂皮，繼續擴大，甚至浸潤潰瘍，邊緣陡隘並有堅硬之堤狀隆起，表面被膿性痂膜所蓋，揭去出血較多，久久不癒。向深度及廣度侵蝕破壞，流液流血，其味惡臭。舌絳苔膩，脈弦滑，多見皮膚鱗狀細胞癌的侵蝕潰瘍型。

治宜：清熱涼血，祛濕解毒。

方劑：除濕解毒湯加減。

藥物：白蘚皮 20 克、大豆黃卷 15 克、生苡米 30 克、土茯苓 15 克、山豆根 15 克、丹皮 15 克、金銀花 15 克、連翹 15 克、地丁 15 克、半枝蓮 15 克、仙鶴草 20 克、大小薊各 15 克、乾蟾皮 10 克。外用皮癌淨（見單偏驗方）。

2.血燥風毒型：證見皮膚斑丘、小結節，逐漸擴大，表面糜爛，邊緣不規則且微隆起，中心部萎縮呈瘢痕狀或斑塊狀腫

物，邊緣有蠟樣結節，發展較慢，但終成侵蝕性潰瘍，難以收口。舌暗苔白，脈沉滑，多見皮膚的表淺瘢痕型或斑塊型癌。

治宜：活血潤燥，疏風解毒。

方劑：活血逐瘀湯加減。

藥物：丹參 20 克、烏藥 10 克、白僵蠶 10 克、莪朮 15 克、土茯苓 20 克、白蘚皮 20 克、白芥子 10 克、陳皮 10 克、水蛭 6 克、山慈菇 20 克、夏枯草 20 克、海藻 15 克、木槿 10 克。外用農吉利流浸膏。

　3.濕毒不化型：證見皮膚腫物呈囊腫狀，呈現蠟色，內含粘液，逐漸增大，也可破潰流液，其味惡臭，舌暗苔黃，脈滑數，多見皮膚癌囊腫型。

治宜：燥濕解毒，軟堅破瘀。

方劑：羌活勝濕湯加減。

藥物：羌活 10 克、獨活 10 克、藁本 10 克、白芷 10 克、防風 10 克、川芎 10 克、白蘚皮 20 克、地膚子 20 克、生苡米 30 克、丹參 30 克、莪朮 15 克、山慈菇 15 克、牛膝 10 克、黛蛤散 20 克、鬼箭羽 20 克。另服三妙丸，每次 9 克。

　單偏驗方：

　1.農吉利流浸膏：將農吉利製成浸膏，塗於傷口處，每日換藥一次。

　2.皮癌淨：紅砒 50 克、指甲 2 克、頭髮 5 克，大棗去核 71 克、鹼發白麵 172 克。

製法：先將大棗去核，紅砒研末，頭髮剪短，指甲切碎。將紅砒、指甲、頭髮混合，放入大棗內，外用鹼發白麵包裹如

元宵樣。再將包好的藥丸放在煤火或木炭火中燒烤，火力不宜過大，經常翻轉，力求受火均勻。燒成的藥丸，研成細粉過篩，分裝密封、備用。

用法：若腫瘤破潰，分泌物多者，可用藥粉直接撒在瘤體表面。若瘤體表面乾燥，用香油調敷，每日換藥 1～2 次。

注意事項：(1)將藥塗在整個瘤體包括根部；(2)不要塗在正常組織上；(3)塗藥後流出分泌物及時擦去；(4)瘤體過大者可分區分批塗藥；(5)用藥初期，如紅腫疼痛嚴重時，可減少用藥次數。

3.蟾酥軟膏：取蟾酥 10 克，溶於 30c.c.液體中，加入磺胺軟膏 40 克，調勻，每次適量外敷腫瘤處，每日換一次。

4.消瘤膏：硼砂、阿魏各等分，麝香少許，研細末後，用大蒜搗爛，混成膏，外敷腫瘤處，每日換一次。

5.黑倍膏：黑降丹 60 克（雞蛋黃熬油，加適量頭髮末，過濾去渣即得），加研末的五倍子 15 克、苦參 15 克、冰片 6 克調勻後，塗予癌腫。

6.蝕癌膏：馬錢子、蜈蚣、紫草、全蠍。以上各藥焙乾後研成細末，再製成軟膏，塗於癌腫處，每日 2 次。

7.外洗方：蛇床子 30 克、五倍子 15 克、龍葵 30 克、苦參 30 克、公英 20 克、敗醬草 30 克、花椒 15 克、白蘚皮 30 克，水煎，每日 2 次，浸洗患處。

8.藜蘆膏：藜蘆研成細粉末，以脂調膏外敷，每日一次。

中成藥：

1.小金丹 6 克，每日 2 次，口服。

2.梅花點舌丹 6 克，每日 3 次，口服。

3.平消膠囊 1.68 克，每日 3 次，口服。

4.華蟾素 2c.c.，肌肉注射，每日 2 次。

5.健脾益腎沖劑 10 克，每日 2 次，沖服。

6.犀黃丸 6 克，每日 2 次，口服。

7.菊藻丸每次 3 克，每日 3 次。

針灸療法：

1.耳針療法：取耳穴神門、皮質下、內分泌、肝、脾、腎等，王不留行籽膠布固定穴上，反覆按壓。

2.穴位注射：肺俞、足三里、豐隆、曲池、風門及病變部位經絡之穴，每次取 2～3 穴，選用維生素 B_{12} 100 微克，或 0.2％普魯卡因溶液穴位注射，隔日一次。

3.體針：主穴選用肺俞、曲池、足三里、脾俞、天府、太淵、合谷、陽陵泉、委中、解谿等。配穴選用：胃俞、風池、血海、大腸俞、尺澤、絕骨、膈俞等。每次選 4～5 穴，每日一次，用瀉法或補瀉兼施。

八、預防

1.防止長期的陽光暴曬，對接觸毒物和射線的工作人員注意防護。

2.積極治療癌前病變及慢性皮膚病變，減少刺激以防惡變。

3.平時多服含有維生素較高的水果、蔬菜，尤其是維生素 A 類可能有較好的作用。

九、預後

預後主要取決於首次治療，治療徹底者，90％可以治癒；淋巴結受累者，70％治癒；50％患者於五年內復發，但生存五年以上者很少復發。一次治療病人五年生存率仍可達 75％左右。上海醫科大學腫瘤醫院對早期皮膚癌用各種治療方法的治癒率均較高。對 180 例皮膚癌治療分析：手術治療 37 例，5年生存率爲 81.8％；放射治療 106 例，5 年生存率 79.7％；病灶直徑＜2 厘米，5 年生存率 100％。但晚期皮膚附件癌預後較差。

十、控制策略及隨訪

控制策略：皮膚癌因尙不明瞭，Ⅰ級預防目前尙不實際。只有通過細胞學普查早期發現，治療效果好，所以早期診斷是治療本病的關鍵。

隨訪：治療後定期進行腫瘤部位、區域淋巴結以及暴露於陽光的皮膚檢查和 X 光胸部攝影等。

第二十三節　惡性黑色素瘤

　　惡性黑色素瘤（惡黑 Malignant melanoma，Mm）是一種來源於黑色素細胞的高度惡性腫瘤，發病率爲全部惡性腫瘤的1％～3％，呈明顯上升趨勢。主要發生在皮膚，10％發生於皮膚外部位（如眼、肛門、外生殖器、粘膜等）。澳大利亞是世界上惡性黑色素瘤發病率最高的國家，美國、英國等國家近10～17年中惡性黑色素瘤的發病率增長了一倍，但有色人種發病率較低，尤其是黑人發病率最低。中國發病率很低。據上海市居民惡性腫瘤統計資料證明，1988年的發病率爲 0.37 /10 萬，本病好發年齡爲 30～60 歲，有3％～5％的病人有發生第二處原發性惡性黑色素瘤的可能，有惡性黑色素瘤家族史者危險高 2～8 倍。

　　本病的病因尚不十分清楚，可能與紫外線照射、結構不良痣、遺傳、外傷及內分泌因素有關。

　　中醫藥學中無惡性黑色素瘤的病名記載，屬於中醫的「黑疔」、「黑痣」、「惡瘡」等範疇，它們有與本病相似的「烏烏黑黑、初生如豆、色黑似棗」的典型早期臨床特徵描寫。病情晚期累及臟腑，出現相應部位病變時，將分別歸屬於「瘀積結塊」、「骨疽」、「失榮」、「昔瘤」等範疇。多因內傷七情、飲食失調、外感毒邪，致機體臟腑陰陽、氣血失調，外來因素必與機體內部所產生的病理因素如痰、濕、氣、血、瘀積

等相搏結，而導致本病發生。

二、早期徵兆

色素性皮損有下列改變者要警惕有早期惡性黑色素瘤的可能。

1.顏色：原有的色素痣或皮膚損傷後變爲棕色或黑色小點並迅速生長，或在棕色或黑色中摻雜紅色、黑灰色、白色或藍色，其中尤以藍色爲不祥之兆。

2.邊緣：參差不齊的鋸齒狀改變，常提示腫瘤在向四周蔓延擴展。

3.表面：在色素病變基礎上出現表面皮膚粗糙、不光滑、高出皮面或呈桔皮樣外觀，伴有鱗形或片狀脫屑，有時有滲出液或滲血，破潰病灶常高出皮面。

4.病灶周圍皮膚可出現腫脹、發紅的炎暈或喪失光澤或變白、灰色。

5.感覺異常：局部感覺灼熱癢或觸壓痛。當病變發展，局部出現結節狀或息肉樣改變，或潰瘍滲液出血時，刺病或灼痛就更加明顯。

當原發病灶周圍出現衛星結節或伴有區域淋巴結腫大時，已表明爲疾病晚期。

三、易發人群

1.金髮碧眼、蒼白皮膚是惡性黑色素瘤的高危人群。

2.遭強烈紫外線（陽光）照射皮膚，其發病率與照射強度有關。

3.癌前病變，70％惡性黑色素瘤由良性痣產生。

4.有遺傳傾向患者，發生多發性惡性黑色素瘤的危險性可高達 14％。

5.有外傷、不良刺激及經常摩擦部位。

6.內分泌因素，免疫缺陷及免疫功能減退，對惡黑的發生、發展有促進作用。

四、癌前期病變

良性痣（70％惡黑由良性痣轉變而來）、結構不良痣、先天性巨痣（惡變率 5％～20％）。

五、特殊檢查

1.病理檢查

病理檢查是診斷惡性黑色素瘤的可靠手段，也是鑒別診斷的主要方法，臨床對可疑病灶在條件允許時應切除包括整個腫瘤厚度以及皮膚各層所浸潤組織，並進行活檢以獲病理診斷。切忌針吸、刮片、鉗取、切取或鑿孔取芯活檢，以防病灶擴散。

2.其它特殊檢查

(1)X 光胸片：對可能的、無症狀肺部轉移應進行胸部 X 光檢查，如提示轉移，應用肺部斷層攝片或 CT 檢查。

(2)血清鹼性磷酸酶或乳酸脫氫酶測定是否有肝臟受累的情況，必要時行腹部 B 超檢查，以示進一步證實。

(3)對可疑腦轉移時（頭痛、肢體感覺及運動障礙）應做頭顱 CT 檢查。

(4)對局限性骨痛者應做血清鹼性磷酸酶測定和骨掃描、ECT 檢查。

(5)如臨床上出現消化道症狀伴有貧血者，則做消化道內窺鏡、X 光鋇餐檢查等。

六、分型

惡性黑色素瘤根據組織類型分三類：

1.結節型：常見於中年以後發生，好發於足底、外陰、下肢、頭皮、頸部或甲下等處，病變初起爲藍黑色隆起性結節，周圍繞以紅暈，迅速增大，破潰，很早發生轉移，是各型中惡性度最高者。

2.淺表擴散型：男性多發生於頭頸及軀幹，女性多發生於小腿。病變初起爲斑疹，後變爲結節，直徑約 2.5cm，常呈弧形、褐色、黑色、粉紅色甚至灰或白色。該型特點是生長緩慢，轉移較晚。

3.惡性雀斑型：多發生於老年人，好發於暴露處，尤其是頭頸部、手背。生長緩慢，轉移較遲，病變初起爲雀斑樣，呈扁平、褐色到黑色斑，顏色不均勻，深淺不一。

七、治療

　　惡性黑色素瘤主要以外科手術切除爲主的綜合療法，早期手術爭取切除瘤緣以外 2～3cm 正常組織，深度包括深筋膜，若肢體浸潤較深應行關節斷離術或截肢術。晚期可切除原發瘤或轉移灶，術後進行免疫、中藥或化學藥物治療。

　　中醫中藥辨證論治：

　　1.**毒熱蘊結，肝腎陰虛型**：證見黑色素瘤術後復發或廣泛轉移未能手術治療，呈現局部潰爛，瘡面污穢，氣味惡臭，腫脹疼痛，發熱，盜汗，胃呆納減，消瘦乏力，大便燥結，小便短赤，舌絳紫，脈沉數。

　　治宜：**滋補肝腎，祛毒化瘀。**

　　方劑：**地黃丸合黃精丹加減加白蛇六味散。**

　　藥物：生地 20 克、山萸 10 克、女貞子 30 克、旱蓮草 10 克、土茯苓 20 克、豬苓 20 克、黃精 30 克、當歸 20 克、秦艽 10 克、白英 20 克、龍葵 20 克、蛇莓 20 克、丹參 30 克、紫河車 10 克、仙靈脾 10 克。

　　2.**氣血雙虛，瘀毒未淨型**：證見黑色素瘤外科切除術後，或原發瘤切掉而轉移灶尚存，均應扶正培本治療，或有未經手術切除局部雖然無痛，腫瘤未潰，脈沉苔白者。

　　治宜：**補氣養血，佐以化瘀解毒。**

　　方劑：**八珍益母湯加減。**

　　藥物：黨參 20 克、蒼白朮各 20 克、茯苓 30 克、甘草 20 克、當歸 20 克、赤白芍各 20 克、川芎 10 克、白蘚皮 30

克、山豆根 10 克、草河車 10 克、白花蛇舌草 30 克、黃芪 30 克、黛蛤散 20 克。

　　3.凡用免疫療法與化學綜合治療時，中藥以補腎填髓法辨證加減。

　　(1)出血不止：仙鶴草 30 克、血餘炭 30 克、血見愁 20 克、白芨 15 克、三七粉 6 克。

　　(2)疼痛難忍：白屈菜 30 克、防風 10 克、防己 15 克、元胡 10 克、白芷 20 克、乾蟾皮 15 克。

　　(3)潰爛難斂：外敷可用珍珠粉 10 克、生肌散 20 克、象皮末 20 克、五倍子粉 20 克、黃柏末 20 克、青黛 20 克、枯礬 20 克，混勻過篩備用。

　　單偏驗方：

　　(1)獨角蓮：去皮搗成糊狀，外敷於腫塊處，用於瘡口潰爛不收口。但該藥易引起皮膚反應，充血甚至起泡，故應慎用。

　　(2)白毛藤：將藥搗爛，貼於患處，每日換藥一次。

　　(3)燈籠草：將藥搗爛，貼於患處，每日換藥一次。

　　中成藥：

　　(1)醒消丸，每日服 2 次，每次 3 克。犀黃丸，每日 2 次，每次 3 克。牛黃解毒丸（片）等，用於惡黑的熱毒熾盛型。

　　(2)茯苓丸，每日服 2 次，每次 1 丸。半貝丸，每日服 2 次，每次 1 丸。小金丹，每日服 2 次，每次 1 丸。用於惡黑的痰濕蘊結型。

　　(3)大黃蟅蟲丸，每日服 2 次，每次 1 丸。加味犀黃丸，每日 2～3 次，每次 3～4 粒。用於惡黑的氣滯血瘀型。

(4)六味地黃丸，每日 2 次，每次 20 粒。杞菊地黃口服液，每日 2 次，每次 10c.c.。用於惡黑的肝腎陰虛型。

(5)十全大補丸，每日 2 次，每次 1 丸。人參歸脾丸，每日兩次，每次 1 丸。

(6)附子理中丸，每日 2 次，每次 1 丸。腎氣丸，每日服 2 次，每次 1 丸。用於惡黑的脾腎陽虛型。

八、預防

1.加強有關黑色素瘤知識的宣傳工作，提高大眾對本病的警惕性。

2.定期進行自我檢查，加強對醫務人員的專業培訓，提高認識，特別是早期惡性黑色素瘤及癌前期病變的認識能力。

3.掌握對各類惡性黑色素瘤及癌前期的正確處理方法，是防治惡黑的重要課題。

4.對惡性黑色素瘤患者，術後要堅持隨訪，注意複發和移轉。

5.對有惡性黑色素瘤家族史者，應定期複查血液生化指標，或酌情進行影像學檢查、發現復發轉移者及時處理。

6.平素加強自身的鍛練，注意飲食，保持內環境平衡。

九、預後

惡性黑色素瘤惡性程度較高，預後與組織類型、侵犯深度、淋巴轉移、首次治療等有關。各型預後依次為惡性雀斑

型、淺表擴散型、結節型，其五年生存率分別爲 80％～90％、70％和 50％～60％。

十、隨訪

隨訪對象根據病情區別對待：(1)低危險組（原發灶厚＜0.76mm）每 6 月複查一次血、生化及影像學；(2)高危組（病灶厚度≧3mm）及介於兩者間的中危組，2 年內每 3 個月隨診 1 次，第 3 年每 4 個月隨診一次，第 4 年每 6 月 1 次，每次複查內容同前，五年以後至少每年隨訪 1 次。

第四章　惡性腫瘤放、化療後毒副反應的治療

第一節　惡性腫瘤放療毒副反應的治療

　　放射治療是腫瘤的治療手段之一，其毒副反應與射線的種類、照射部位、面積、速度、劑量以及患者年齡、健康狀況有關。一般來講，大面積、大劑量的快速照射則反應大；頭面部、四肢反應小；胸腹部反應大；上腹部又較胸及下腹部反應大。中西醫結合其對毒副反應的治療各有特色，以下介紹幾種放療後毒、副反應的治療。

一、放射性皮膚損傷

　　臨床表現：局部皮膚紅斑，灼熱微痛，而後變爲深棕色，毛髮脫落。若劑量過大則出現局部乾燥脫屑或焦黑乾性壞死，

嚴重者可致濕性壞死，皮膚脫落破損，疼痛性潰瘍，皮下組織破壞，久不癒合，易致感染。遠期皮損則見皮膚菲薄，毛細血管擴張、斑痕攣縮可影響外觀和功能。

預防：

1.正確掌握時間、劑量因素，選擇適當的放射源。

2.避免射線重疊及「熱點」。

2.放射範圍應適當。

4.肢體放療不可照射全身，應留出一定寬的區域在放射野以外。

5.再程放療應格外慎重。

6.注意保護放射野內皮膚，不在放射野內貼膠布或膠膏，保護局部皮膚清潔、乾燥，但禁用肥皂直接擦洗，亦不得使用其他刺激性化學品，如腐蝕性洗髮劑、染髮劑以及重金屬化學品（如紅汞）等接觸放射野內皮膚。

7.避免對放射野的機械性刺激，如不隨便抓搓、不穿硬領、硬質衣服，不用剃刀剃放射野皮膚。

8.放射野在易受磨擦的部位如腋窩、會陰、胸部、腹股溝等處，應注意減少磨擦。另外還應避免強烈的陽光直接暴曬，避免強風、過熱、過冷等刺激。

9.合理的飲食。放療期間及結束後一段時間，應多食富含維生素 A 的蔬菜，多食牛奶、魚肝油、雞蛋和其他高蛋白質飲食。

治療：

1.乾性脫皮伴明顯搔癢時，用 1% 冰片滑石粉或爐甘石洗劑塗患處。

2.濕性脫皮反應暫停放療，用四環素可體松軟膏、四黃膏、魚肝油、氯黴素、氟美鬆調膏外塗，可用蛋清冰片或白芷油、甘草油外擦。氫地油對濕性脫皮有良好的治療效果，其配方如下：地卡因 5 克、磺胺醋酰鈉 10 克、氫化可體松 12.5 克、丙酸睪丸酮 500 克、蒸餾水 450ml、魚肝油 500ml、西黃芪膠 7 克。配製方法：將氫化可體松溶於適量的 60％乙醇中，將西黃芪膠分散。卡地因、磺胺醋酰鈉溶於蒸餾水中，然後加入上述溶液中，使之形成膠漿，最後加入魚肝油、丙酸睪丸酮搖勻即可。也有報導用跌打萬花油外塗患處，每日 3 次。或用跌打萬花油紗布條外敷，每日一次。或用慶大霉素、氟美鬆、維生素 B_{12} 混合液浸泡的紗布外敷患處，每日一次，效果也較好。

3.潰瘍壞死先抗炎治療並外塗上述藥物，若潰瘍經久不癒且較深，可考慮外科手術治療。其原則是徹底清創，廣泛切除潰瘍及其周圍變性和維纖化組織，然後用血液循環豐富的皮瓣、肌皮瓣和大網膜移植修復。另外，長期不癒的皮膚潰瘍也可試用高壓氧治療。

4.中醫藥治療：外用花椒、白礬水清洗。內服養血滋陰方（當歸、首烏、熟地、阿膠、女貞子、花粉、麥冬、地膚子、白蘚皮）。每日一劑，水煎內服。

二、放射性口腔損傷

放射性的口腔損傷多由於口腔和頭頸部腫瘤，尤以鼻咽、扁桃體、上頜、頰部、舌以及口底等癌症的放射治療合併不可

避免的副反應與損傷，多見於放射性口腔粘膜炎、放射性口腔乾燥症、放射性齲齒、骨壞死及放射性張口困難等。這裡著重介紹前兩種併發症的防治。

1.放射性口腔粘膜炎

臨床表現：其反應在放療後一週出現，口腔粘膜出現紅腫，造成吞嚥不適或疼痛，然後有大小不同、形狀不一的片狀薄層白膜形成，嚴重者粘膜上皮脫落可形成淺表的潰瘍等，當治療劑量達到 30～40Gy 時，炎症可累及全部口腔粘膜，出現瀰漫性糜爛、充血，患者出現口腔、咽喉不適，且有熱感、乾燥、疼痛而影響進食等症狀。

防治：

治療原則是予以流質飲食及各種維生素，保持口腔清潔衛生，定期行鼻腔、鼻咽部冲洗，合理使用鎮靜、止痛、消炎製劑。消毒殺菌含漱等對此有較好效果，常用的為：

⑴復方硼砂溶液（Dobell's Solution）：含硼砂及碳酸氫鈉各 1.5％、液狀酚 0.3％、甘油 3.5％，每日多次嗽口。

⑵洗必泰含漱劑：0.2 洗必泰 10ml／次，2～3 次／日，每次含漱 0.5～1 分鐘，療效良好。

⑶鼻咽清毒劑：每日 3～4 次，含漱。

⑷口腔炎噴霧劑：由中藥皂角、忍冬藤等配製，具有消炎止痛作用。還可應用錫類散、雙料喉風散外用。

⑸口腔局部消炎止痛製劑：可選用華素片、健民咽喉片、草珊瑚含片、杜未芬含片、西瓜霜含片、牛黃解毒片等。

2.放射性口腔乾燥症

臨床表現：多由於放療中使唾液腺受到損傷，而致唾液腺

部分受到抑制或萎縮，唾液分泌減少而造成的。常表現口乾舌燥，影響食慾及進食時吞嚥困難，伴有營養障礙、影響說話功能。

防治：

⑴在放療頭頸部病人時，應盡量避免唾液腺的過量照射，防止其功能的嚴重損傷，同時加強營養支持療法，保持口腔衛生，多飲茶水。

⑵毛果芸香碱（pilocarpine）口服，5～7.5mg／次，每日3～4次，對改善口乾促進唾液分泌有一定療效。

⑶舒雅樂（Sialor）口服（飯前服），1片／次，每日3次。對保護唾液分泌有一定作用，同時又有避免粘膜潰瘍的發生。

⑷金果飲口服，15ml／次，每日3～4次。該藥物由中藥生地、玄參、胖大海等中藥製成，有養陰生津，清熱利咽，潤肺開音等作用，對放療引起的口乾咽乾等有一定療效。

⑸養陰清肺膏 20ml／次，每日3～4次，口服。

⑹知柏地黃丸 9克／次，每日3～4次，口服。

3.放射性骨壞死

又稱放射性骨髓炎，是放療的嚴重併發症之一。在頭頸部腫瘤放療時，其發生率為4％～6％，其發生與放射劑量、放射前骨骼和粘膜的狀況有關，所以在放療前應拔除病牙、保持口腔衛生是十分必要的。

4.放射性的張口困難

放射所致的張口困難，目前尚無特效療法，故預防極為重要。如在腫瘤早期，可適當減少外照射劑量；在放療前、放療

中和放療後，及時有效地預防和治療相關部位的各種炎性病灶；病者在放療期間及治療後，每天要堅持鍛練顳頜關節功能，作開、合口腔動作，對雙側顳頜關節部位按摩或熱敷等，都能減輕症狀、減少併發症的發生。

三、放射性中耳損傷

放射性中耳損傷主要為中耳炎和中耳積液。

臨床表現：放療後出現外耳道、中耳粘膜濕性反應和放射性中耳炎，穿破鼓膜，聽力下降，耳道流液。

防治：

1.放射治療鼻咽癌時，應盡量少用耳前耳後野同時照射，以避免外用及中耳區的大劑量照射所致的損傷。

2.放射性中耳炎穿破鼓膜，耳道溢液，應注意引流通暢，勿進髒水、髒物，防止外來感染，給予抗生素滴耳劑局部滴用。常用 0.5％泰利必妥滴耳液 2 次/日，6～10 滴/次，點耳，連用 4 週。或用 0.25％氯霉素 10ml 加強的松龍 1ml 滴耳，每日數次，必要時全身應用抗生素治療。

3.放療後形成的耳咽管閉鎖中耳積液，應用外耳道鼓膜穿刺抽液法治療，可緩解症狀和改善聽力，一些病人需要多次反覆穿刺抽液。

四、放射性食管炎

胸部腫瘤如食道癌、賁門癌、乳腺癌、肺癌，縱隔腫瘤的

放療均可使食管受到不同程度的照射，從而併發放射性食道炎。

臨床表現：進食梗阻症狀進一步加重，下嚥疼痛和胸骨後疼痛。若食道炎併發潰瘍可出現進食嗆咳，部分飲食和唾液可通過氣管瘻道進入氣管，引起吸入性肺炎，潰瘍累及食道血管，引起嘔血、黑便，若食管向縱隔穿孔，可形成縱隔炎，出現體溫升高，脈搏加快等。

防治：

1.食道癌的外照射劑量不宜過高。

2.愼用腔內放療。

3.食道癌放療中、放療後應注意以下問題：

(1)受放射的食道比較脆弱，應避免機械和化學性刺激，避免進入辛辣、過鹹、過冷、過熱、粗糙的飲食。飲食宜清淡、微溫，以半流質、流質食物爲主。

(2)若進大塊固體食物須細嚼慢嚥，一些水果可榨汁後食用，以免卡在食管狹窄處。

(3)吞嚥動作應緩慢輕柔，每次吞下的食物量應少，避免大口快速吞嚥對食管道成較大衝擊。

(4)受照射部位易感染，因此爲避免或減少食道的細菌感染，每次進食後嚥飲幾口清水，將粘附於食管上的食物殘渣冲入胃中，保持食道清潔。

4.給以抗炎、止痛、對症治療，必要時予以手術治療及糾正電解質紊亂。

5.中醫藥治療：中藥以清熱解毒，養陰降逆方藥如黃連解毒湯、沙參麥多湯、旋復代赭湯、橘皮竹茹湯、五汁飲等加減

選用。也可單用冬凌草治療，也可採用以下驗方：生黃芪 30
克、生地 15 克、射乾 10 克、板蘭根 10 克、山豆根 10 克、
連翹 10 克、玄參 10 克、半夏 10 克、白朮 10 克、焦六曲 15
克、全瓜蔞 1 克，每日一劑，水煎服。

五、放射性肺炎

胸部腫瘤如肺部原發性或轉移性癌、食道癌、縱隔腫瘤、
乳腺癌、何杰金病的放療，多採用斗篷野等照射，但均可引起
放療性肺損害。

臨床表現：早期多發生於放療開始後 3～4 週至放療結束
後 1 個月內或 2～4 個月。患者出現刺激性乾咳、併發感染多
有痰多、胸悶、氣急、心慌、乏力、胸痛、發熱，甚至出現明
顯的呼吸困難及紫紺，少數可出現咯血。晚期發生於放療結束
後 4～6 個月以後，主要表現為咳嗽和肺功能減退，嚴重者出
現端坐呼吸，易併發肺動脈高壓等。有些嚴重的放射性肺纖維
變和肺硬變者可出現胸廓畸形。

防治：

1.放射性肺炎關鍵在於預防，放療中應根據患者的具體情
況周密的制定放療計劃，盡量減少肺組織的照射量，或採用分
段放療，以減少肺部受照射的面積。

2.採用預防照射，用 2.1cm 厚的鉛塊保護肺部，使肺受
照射相當於縱隔劑量的 37％左右。

3.在放療開始後口服磷酸羥基哌喹（HPQP），首次量
500mg，以後每次 250mg，每週 2 次，連續服 3 個月，對放

射性肺炎及肺纖維化有一定的預防作用。

4.已併發放射性肺炎者的治療：

⑴予以抗炎治療及藥物霧化吸入（地塞米松 10mg，慶大霉素8 萬ᵁ、α－糜蛋白酶 10mg 加水 50ml 組成霧化吸入液），對放射性氣管炎有預防作用。

⑵繼發感染和重症患者應給予吸氧，使用大劑量廣譜抗生素和糖皮質激素及支氣管擴張劑，症狀控制後停藥。對放療後合併成人呼吸窘迫綜合症（ARDS）者還應採用高頻噴射給氧，限制液體輸入量，預防彌散性血管內凝血（DIC）的發生。

⑶中醫藥對放射性肺炎應以養陰潤肺，清熱解毒的原則，如合併發熱咯血等症時，則應根據不同情況辨證用藥，常用的養陰潤肺藥有：沙參、桑白皮、瓜蔞、枇杷葉、麥冬、百合、玉竹、生地、玄參等。以下介紹常用的治法和方劑。

①主證：乾咳少痰、口渴不欲飲、咽喉乾燥、鼻燥、身熱心煩、舌質紅、苔薄白少津或無苔，脈細數。

治宜：養陰潤肺止咳。

方劑：清燥救肺湯加減。

藥物：石膏 20 克、冬桑葉 10 克、甘草 10 克、麥冬 10 克、沙參 10 克、胡麻仁 10 克、阿膠 6 克、杏仁 10 克、枇杷葉 15 克。

②主證：喉癢乾咳、痰中帶血、胸脅牽痛、胸腹灼熱，或大便泄瀉、舌質紅苔黃，脈弦數。

治宜：涼血潤燥，清熱止咳。

方劑：阿膠黃芩湯加減。

藥物：阿膠 6 克、黃芩 10 克、杏仁 10 克、桑白皮 10
克、白芍 15 克、甘草 15 克、丹皮 10 克、生地 20 克、車前
草 20 克、沙參 10 克。

③主證：身熱、口渴、煩躁、大便燥結、舌紅苔薄黃、脈
弦或洪大。

治宜：清熱涼營退熱。

方劑：玉女煎加減。

藥物：生石膏 30 克、知母 10 克、玄參 10 克、生地 15
克、麥冬 10 克、淡竹葉 10 克、蘆根 20 克。

④主證：咳黃痰、胸脘痞悶、噁心納呆、苔膩脈弦滑。多
見於放射性肺炎因肺纖維化、肺功能差往往易合併感染。其原
因一為病邪留戀日久，三焦氣化失司、津液停蓄不化成為痰
飲；一為熱邪燔熾、熬煉津液而成痰濁，痰熱互結而致。

治宜：清熱解毒，止咳化痰。

方劑：溫膽湯加減。

藥物：陳皮 10 克、半夏 6 克、茯苓 15 克、甘草 10 克、
枳實 10 克、竹茹 10 克、黃芩 10 克、瓜蔞 20 克、制膽星 6
克、川貝 15 克。

⑤主證：久咳不已、咳則遺溺、動則氣喘、舌紅或淡紅、
苔薄脈沉細。多見於放射性肺炎肺纖維化為不可逆病變，日積
月累，病人呼吸功能較差，往往易感冒、咳喘氣短，久病及
腎，出現一派肺腎兩虛的症狀。

治宜：補肺益腎法。

方劑：百合固金湯加減。

藥物：百合 12 克、生熟地各 15 克、玄參 10 克、桑白皮

10 克、百部 10 克、炙杷葉 15 克、丹草 9 克、五味子 20 克、桑椹 10 克、桑螵蛸 10 克、蛤蚧 6 克。

六、放射性直腸炎

　　盆腔腫瘤主要指子宮頸癌及直腸癌的放射治療，直腸是最常受損傷的臟器，幾乎 100％的直腸發生組織學改變，併發不同程度的放射性直腸炎，而慢性遲發性直腸炎往往是增加死亡率的一個原因。文獻資料中記載子宮頸癌放療後出現併發症的時間多在放療後 6～24 個月，有的可晚到很多年，放療後合併放射性直腸炎者占 9.5％～59.5％，早期反應為 16.1％～65％，慢性遲發性直腸炎為 1.9％～11.9％，有報導為 5％～15％。

　　臨床表現：早期急性直腸炎的主要症狀有腹瀉、腹痛、肛門墜痛、裡急後重、粘液便，嚴重時有便血，多出現放療期，尤以腔內放療後多見；晚期（遲發性）直腸炎常在放療後一年內或數年後發生，主要症狀為腹瀉，每日 3～4 次，有時多達 20 次，粘液樣便，腹痛，裡急後重，反覆便血，有時便秘，病情時好時壞；遷延較久者可導致嚴重貧血，全身衰竭；少數病例因直腸狹窄，排便困難出現梗阻症狀，嚴重者形成直腸陰道瘻等。

　　防治：

　　1.避免直腸受過量照射。

　　2.放療計劃應根據每個患者的具體情況而實施，子宮頸癌放療應注意腔內與體外照射恰當結合，不斷改進放療技術，每

個病人的子宮位置差異較大，在治療中或操作時，宮腔、穹隆放射容器發生移位，特別是向陰道後壁傾倒，能使直腸受到大量照射。所以，放療時為減少直腸放射受量，可適當的調整位置，使直腸最高受量在容許量範圍內。

3.放療前應加強病人的全身情況，採用支持療法，糾正營養障礙，積極治療併發症，排除產生併發症的一些易發因素（如盆腔炎、貧血等）。放療結束後應局部細心地抗感染治療，注意堅持冲洗陰道及引流。

4.已併發放射性直腸炎者，應積極採取下列方法治療措施：

(1)對急性放射性直腸炎

①立即停止放療，進無渣飲食，應用保護腸粘膜藥物，可服用乳酸桿菌製劑：如乳酶生、麗珠得樂及三株口服液等。也可服用思密達（Smeta）每次 3 克，加入 50ml 溫水中，搖勻後服用，每日 3 次。

②有腹痛、粘液便及裡急後重症狀者，可服用氟哌酸、黃連素或新霉素等。腹瀉次數多應配合瀉痢停、易蒙停或復方樟腦酊加顛茄合劑，以上藥物對急性放射性腸炎有較好的療效。

(2)對較重及晚發性直腸炎

①除上述藥物治療外，可加服維生素 C、E、A；有便秘、大便乾結、便血者，給予便秘通、槐角丸、麻子仁丸及雲南白藥等內服；出血嚴重而致貧血者，予以輸血、補液及支持治療。

(3)局部治療對急、慢性直腸炎均可見到較好的療效。方法如下：

①雅片酊 5～6ml、顛茄酊 5～6ml、強的鬆 60mg、黃連素 2g、白芨膠漿加至 200ml，直腸出血加 1％腎下腺素 1ml，以上藥物混勻搖勻，取 20ml 保留灌腸，每日 2 次。也可在上述溶液中加入凝血酶 2000～4000u。

對活動性出血性直腸炎，直腸鏡下局部應用凝血酶 2000～4000u 溶於 20ml 生理鹽水止血後，再給予錫類散 0.6 克、雲南白藥 0.5 克、黃連素 0.3 克，加 60ml 生理鹽水，保留灌腸。

②骶前封閉療法：藥物爲 0.5％普魯卡因 40ml 加維生素 $B_6$100mg、維生素 B_{12}200μg，維生素 $B_1$200mg，鏈霉素 0.5 克。囑病人取胸膝位，於尾骨肛門間用 8cm 長的 7 號或 9 號針先注射一皮丘後，逐漸於骶骨前浸潤注射，每隔 5～7 天封閉一次。一般封閉 3 次即見症狀減輕、疼痛改善。此療法對早期直腸和周圍組織未有形成瘢痕時，療效較好。

(4)中醫藥對放射性直腸也有其獨特療效，治療方法介紹如下：

①主證：大便溏瀉、肛門灼痛，口中乾渴、舌質紅絳，脈弦數或細數。

治宜：清熱涼血。

方劑：清胃散合槐角丸加減。

藥物：黃連 6 克、當歸 10 克、黨參 6 克、升麻 6 克、生地 15 克、丹皮 10 克、地榆 10 克、槐花 10 克、車前子 30 克。

②主證：便溏腹痛、下迫急注、乏力倦怠、舌胖苔白、脈細。

治宜：健脾緩急。

方劑：參苓白朮散加減。

藥物：人參 6 克、茯苓 10 克、白朮 10 克、陳皮 6 克、炙甘草 15 克、山藥 15 克、炒扁豆 12 克、蓮子 20 克、砂仁 9 克、炒薏米 30 克、芡實 20 克、五味子 20 克、赤白芍各 10 克。

③主證：瀉下不止，日數十行、不思飲食、舌淡或淡紅、苔薄白、脈沉細。

治宜：固澀止瀉。

藥物：眞人養臟湯加減。

藥物：訶子 10 克、烏梅 15 克、五味子 20 克、罌粟殼 10 克、當歸 6 克、炙甘草 10 克、炒白朮 10 克、人參 12 克、白芍 12 克、黃連 6 克。

④主證：大便下鮮血、血水樣便、黑急後重、舌質暗、苔白或黃、脈弦細。

治宜：活血止血。

方劑：槐花散合小薊飲子湯加減。

藥物：炒槐花 20 克、側柏炭 10 克、荊芥炭 10 克、當歸 10 克、木香 6 克、阿膠 10 克、枳殼（炒黑）12 克、小薊 15 克、血餘炭 10 克、仙鶴草 30 克、地榆 15 克、椿皮 12 克、馬齒莧 30 克、血見愁 12 克。

七、放射性膀胱炎

應用放射療法治療子宮頸癌和盆腔腫物，膀胱黏膜的放射

敏感性雖然低於腸道粘膜，但經大劑量照射後，發生放射性膀胱炎仍屬難免，發生率爲 2.48％～5.6％。

臨床表現：主要爲膀胱刺激症狀，尿頻、尿急、尿痛、肉眼或鏡下血尿，尿常規檢查常有紅白細胞，伴有腰酸、腰痛或小腹部疼痛，疼痛常向下放射。重度時可出現膀胱陰道瘻的形成，爲嚴重的遲發性放射性膀胱炎的表現。

防治：

1.實施盆腔及子宮頸癌放療時，囑病人排空小便；腔內治療時應於陰道內填塞紗巾，以增加放射源與膀胱間的距離，減少膀胱受量。

2.對輕、中度急性放射性膀胱炎，主要採用保守療法，如抗生素消炎、止血及對症支持治療，以緩解膀胱刺激症狀。藥物可全身使用，方法與一般膀胱炎治療相似。常用的局部治療如下：

⑴藥物膀胱冲洗。藥物爲苯佐卡因 0.3g、顛茄酊 0.5g、慶大霉素 12 萬 u、地塞米松 1.5mg，加生理鹽水至 30ml，每日膀胱灌注 2 次。

⑵對於出血性膀胱炎者採用經導管注入 2％苯佐卡因 50ml 入膀胱，保留 5 分鐘放出，注入 4％甲醛液 150～200ml（用量可根據膀胱容量調整）保留 15 分鐘後放出，隨後注入 50％酒精 200ml，冲洗 2 次。

⑶明礬液膀胱灌注療法。用 1％明礬液 250ml 膀胱灌注，保留 20 分鐘排出。使用前先用生理鹽水經三腔 Foley 管冲洗膀胱，盡量排盡血塊，此法可反覆冲洗 3 次，對局部組織水腫、炎症和滲出減輕而出血停止。

(4)經尿道行電凝固術。對於放射性膀胱炎出血者可採用此種治療方法，而達到止血目的。

(5)骶前封閉療法。藥物為 0.25％ 普魯卡因 80～100ml 作浸潤性封閉，每 5～7 天 1 次。2～3 次治療後可緩解症狀。

(6)其它：α－糜蛋白酶 25u，每日肌注一次，共 2～4 週。也可應用高壓氧治療，對放療而致的膀胱炎有一定的作用。

(7)中醫藥對放射性膀胱炎的治療

中醫藥對放射性膀胱炎治療原則為：補益腎氣，清利膀胱為法則，辨證用藥如下：

①主證：小便急痛、小腹脹痛、鏡下血尿、舌紅苔黃、脈弦數或弦。

治宜：清利下焦，通淋涼血。

方劑：八正散合小薊飲子湯加減。

藥物：木通 15 克、車前子 20 克、萹蓄 10 克、瞿麥 10 克、滑石 10 克、大黃 10 克、甘草稍 10 克、炒梔子 15 克、燈芯草 6 克、生地 15 克、竹葉 15 克、蒲黃 6 克、小薊 20 克、三七 12 克。

②主證：氣短乏力，腰酸倦怠、夜尿增多、小便頻數、自汗肢冷，舌胖有齒痕、苔白質淡，脈沉細。常見於急性期症狀控制後膀胱功能恢復不好的慢性患者。

治宜：健脾益腎，溫補腎陽。

方劑：參苓白朮散合參附湯加減。

藥物：人參 12 克、附子 6 克、生薑 10 克、大棗 10 枚，白朮 15 克、茯苓 10 克、炙甘草 15 克、陳皮 9 克、山藥 10 克、扁豆 10 克、桑螵蛸 20 克、益智仁 30 克。

③主證：尿急、尿黃赤、小便澀痛、咽乾舌紅、脈弦數。

治宜：清利膀胱實熱。

方劑：膀胱實熱方。

藥物：石膏 30 克、梔子 12 克、茯苓 10 克、知母 10 克、生地 12 克、竹葉 10 克、側柏葉 12 克、元參 10 克、蘆茅根各 30 克、石葦 15 克。

④主證：小腹刺痛，尿痛短赤，小便灼熱、尿血、心煩口渴，夜寐不安、舌暗紅、脈數。

治宜：活血散瘀，涼血止痛。

方劑：小薊飲子合五苓散加減。

藥物：小薊 30 克、藕節 15 克、生地 20 克、蒲黃 9 克、木通 12 克、梔子 10 克、竹葉 10 克、滑石 15 克、當歸 10 克、甘草 12 克、側柏炭 10 克、茅根 20 克、茯苓 10 克、大腹皮 10 克。

中醫藥對放射性膀胱炎除上述辨證治療外，還應酌情加入活血化瘀藥改善局部血液循環以減輕組織炎症，改善臨床症狀。如丹參、赤芍、莪朮、沒藥、大黃、丹皮、白頭翁等。現代藥理研究，涼血活血藥如三七、大黃、生地、當歸、牛膝、茅根、石葦、丹參、蒲黃等除具有活血作用外，同時亦有明顯的利尿作用。因此在臨床辨證的基礎上，根據病情適當加入活血藥物，對提高療效有一定作用。在放療前開始服中藥，不僅可減輕放療反應，同時可預防和減少放射性膀胱炎的發生。

八、放射性周圍神經損傷

應用放療射線通過神經根部（或應用化療藥物長春新碱、長春花碱、光輝霉素）均可引起周圍神經損傷。周圍神經包括腦神經、臂叢神經、交感神經幹或神經節、腰骶叢神經等。這些神經的放射損傷是腫瘤放射治療後最嚴重的後遺症之一。對患者的生活質量帶來較大的影響，甚至導致死亡。

頭頸部腫瘤如鼻咽癌、口腔癌、腮腺癌等的放射治療常引起腦神經的放射損傷，其中鼻咽癌放療後合併腦神經損傷發生率爲 3.4% ～ 20.6%。

鼻咽癌伴有頸部淋巴結轉移、喉癌、肺尖癌、乳腺癌、鎖骨上 區等的放射治療可造成交感神經節、神經幹損傷；肺癌、乳腺癌鎖骨上區放療還可造成臂叢神經損傷。尤其是肺尖癌放射劑量要大，最易引起臂叢神經損傷。盆腔癌腫如子宮頸癌、直腸癌；骶尾部腫瘤如骨巨細胞瘤、脊索瘤等，若外照射劑量過量，均可造成腰骶叢神經損傷。

臨床表現：

1.放射性腦神經損傷

多發生在放療後存活 3～5 年以上的患者，以後組織腦神經麻痺症狀爲主。不同的神經損傷會出現相應的臨床表現，見表 4－1。

表 4-1　放射性腦神經損傷臨床表現

放射損傷神經類型	相應臨床表現
舌咽神經、迷走神經受損	聲嘶、語言障礙、吞嚥障礙，飲水、進食嗆咳，繼而易發生吸入性肺炎；
舌下神經受損	伸舌偏斜、舌肌萎縮，說話、咀嚼困難；
Ⅲ、Ⅳ、Ⅵ腦神經受損	眼瞼下垂或閉合不能，眼球突出或凹陷，複視或斜視；
Ⅱ腦神經受損	視力下降、視野缺失、偏盲、甚至失明。莖乳孔外口鄰近的軟組織放射性纖維化累及面神經引起面癱；
Ⅴ腦神經受損	頭痛、三叉神經痛等；
Ⅷ腦神經受損	聽力下降，甚至耳聾；

2.放射性頸交感神經節、神經幹損傷

可出現典型的霍納綜合症，患側眼裂縮小、瞳孔縮小、眼球內陷、面部無汗等徵象。

3.放射性臂神經叢損傷

主要表現是進行性加重患側肩部、椎旁及上肢疼痛，感覺和運動異常則與臂叢損傷的節段有關。臂叢神經包括三個部分，不同部位的損傷，臨床症狀也不相同，見表 4-2。

表 4-2　放射性臂叢神經損傷臨床表現

放射損傷神經類型	相應臨床表現
上部損傷累及 C_5~C_6 神經根	出現上肢下垂、前臂內收，不能外展、外旋，手與手指的運動尚能保存。
中部損傷累及 C_7 神經根	表現橈神經支配的肌肉發生麻痹，前臂、腕、手的伸展動作喪失或減弱，肱三頭肌、拇短伸肌和拇長展肌不完全麻痹。
下部損傷主要累及 C_8、T_1 神經根	使正中神經內側頭和展神經所支配的肌肉發生麻痹，手因掌側肌群萎縮而呈爪形，手臂尺側及前臂內側有感覺缺失。若伴有交感神經受累，則出現霍納綜合症，如瞳孔縮小、瞼裂變狹小等。

防治：

　　1.周圍神經放射性損傷預防十分關鍵。首先應合理制定放療計劃，注意放療劑量分布與分割，避免神經所在區域受照劑量過高或單次劑量過大。

　　2.再程放療須格外小心。對再程放療患者，可採用降低外照射劑量，配合後裝近距離放療技術，提高腫瘤局部照射量，減少正常組織照射量，從而降低周圍神經放射損傷的發生率。

　　3.已併發周圍神經炎患者，應暫時停用放療，予以下列方法治療：

　　⑴給予止痛、鎮靜治療。常用止痛藥為：嗎啡、杜冷丁、強痛定、二氫埃托啡片、曲馬多（HCL）、美散痛、叔丁啡、鎮痛新、芬太尼等；可配合鎮靜藥安定使用。

　　⑵糖皮質激素的治療。常用藥物為：強的松、地塞米松、氫化可體松等。能有效地控制炎性介質的釋放、減輕對神經、血管、淋巴管的壓迫，還可通過直接抗腫瘤作用縮小腫瘤體積，對中樞及外周性疼痛都有良好效果。

　　⑶經皮神經電刺激治療。是 70 年代興起的一種電療法，它應用電池供電的儀器，通過皮膚電極，將特定的低頻脈沖電流輸入人體以治療放療後導致神經損傷性疼痛。

　　⑷神經阻滯治療。該療法屬於麻醉技術，是通過穿刺，在神經幹、神經根、脊髓周圍注射局麻藥、止痛藥或破壞神經的藥物，可逆性地或較持久地選擇阻斷神經傳導通路而達到止痛目的。它包括：非破壞性神經阻滯和破壞性神經阻滯兩大類。

　　⑸手術治療。手術止痛治療主要是指通過選擇性破壞痛覺傳導途徑中的某一環節以阻斷疼痛的神經外科手術。

　　⑹中醫藥治療。治療常用兩大法則，一是補腎填髓，二是

活血通絡。藥用：補骨脂、骨碎補、透骨草、生地、大雲、仙靈脾、仙茅、巴戟天、狗脊、寄生、川斷、丹參、當歸、雞血藤等藥。處方時注意引經藥的應用。頭面部用白芷、川芎引經；上肢用桑枝、薑黃、威靈仙引經；下肢用牛膝、木瓜引經；大便不適用生軍、枳實；小便不利用車前子、六一散。

常用中成藥：天仙丸、腫節風、新癀片、片子癀等內服，對放療後伴發周圍神經損傷有較好的止痛作用。

中藥注射：常用藥物有烏頭、華蟾素、癌寧等。

中醫外治：常用藥物有冰片、乳香、沒藥、元胡、馬錢子、血竭等。根據病情可酌情加減，寒痛加生烏頭、生南星、附子；熱痛加青黛、黃芩、大黃；瘀血加雞血藤、川芎、桃仁；氣滯加香附、紫胡、青皮；濕毒加雄黃、枯礬、陳皮。根據疼痛損傷部位加減，頭痛加白芷、川芎、野菊花、細辛、藁本；四肢痛加牛膝、杜仲、骨碎補等；腰骶部疼痛加川斷、寄生、仙靈脾、狗脊等；胸肋痛加川楝子、八月札；下腹痛加白屈菜、小茴香、台烏、元胡、川椒等。

單偏驗方：（外治）

①金黃散：藥物為大黃、黃柏、薑黃、白芷各 50 克，南星、陳皮、蒼朮、厚朴、甘草各 20 克，天花粉 100 克，研極細末，醋調外敷痛處。具有清熱化濕，消腫止痛之功效。

②陰毒內清散：藥物為麝香 3 克、輕粉 9 克、丁香 6 克、樟腦 12 克、腰黃 9 克、良薑 6 克、肉桂 3 克、川烏 9 克、炒甲片 9 克，胡椒 3 克、制乳香 6 克、阿魏（瓦上炒去油）9 克、牙皂 6 克，研極細末，摻膏藥內敷痛處。具有惡性腫瘤溫經止痛，消堅化瘀之功效。

　　③陽毒內淸散：藥物為麝香、冰片各 6 克、當歸、南星、薑黃、炒甲片、樟冰各 12 克、輕粉、膽礬各 9 克、銅綠 12 克、青黛 6 克、研極細末，醋調外敷痛處。

　　④元胡、丹參、台烏藥、蚤休、地鱉蟲、血竭、冰片。前四味藥與地鱉蟲以 4：1 比例配方，血竭及冰片各按 10％比例加入。所有藥物加入 75％酒精浸泡一週（酒精用量以沒過中藥為度）。過濾後將藥物濃度調至每c.c.含生藥 1 克。棉棒沾藥塗於痛處，面積大於疼痛周邊部位 2～3cm，每日塗藥 3～4 次，見效後可連續使用，無療效限制。

　　針灸治療：針灸療法對放射性周圍神經損傷有一定的治療效果。主要是利用針具或穴位注射，對穴位施以一定的刺激，以達到疏通經絡、週和氣血的目的。體針常選用穴位：足三里、三陰交、合谷；若腦神經損傷可加風池、聽會、下關、阿是穴，若臂叢神經損傷可加曲池、尺澤、肩內陵、外關穴，若腰骶叢神經損傷可加太沖、委中、腎俞、關元、腰陽關穴。耳針取穴：腦神經損傷取面頰區、皮質下、眼交感，臂叢神經損取肩、神門、枕、腎上腺，腰骶叢神經損傷取坐骨神經、神門、肝、腰骶椎、腎。穴位注射：是中西醫結合的治療方法，常用藥物為 0.5 ～2％普魯卡因、醋酸強的松龍、維生素 B_1、維生素 B_{12}、硫酸鎂。在腰背部及四肢肌肉豐厚處用量可達 2 ～20ml，常用阿是穴。

　　氣功治療：應用郭林新氣功、自控氣功、少林功、馬禮堂養氣功、八段錦等，對放射性周圍神經損傷的康復可達到疏通經絡，調理氣血，增強其抗病能力的作用。

九、放射性腦病

隨著放射物理學的發展，高能射線裝置普遍地用於頭頸部惡性腫瘤的放射治療，療效有一定提高，中位生存期延長，但由於射線治療劑量與腦組織可耐受劑量之間差距很小，致使放射性腦病（Radiation encephalopathy）有增加的趨勢。

臨床表現：早期急性反應通常發生於放療後頭幾天，出現頭痛、發熱、嗜睡和原有的局部症狀加重等腦水腫現象，臨床出現顱內壓增高症，形態上是急性炎性反應。早期延遲性反應出現於放療後數周到數月內，依據腦部放射部位產生相應的臨床症狀，表現頭痛、嗜睡，可伴有原來的病情惡化。晚期遲發性反應大多出現於放療後數月或數年甚至 10 多年，包括局部放射性腦壞死和瀰漫性放射性腦損傷。主要表現為大腦功能障礙，即智能低下，記憶力差，認識障礙，精神異常，反應遲鈍，步態障礙。如出現局灶性放射性腦壞死，主要以顱壓增高、及局灶性體徵，如偏癱，失語或伴有癲癇發作及大腦功能障礙，智能低下等。

防治：

1.在放療時要了解影響放射生物效應的多種因素，酌情安排治療計劃。

2.腦部放療時必須考慮治療體積、總劑量、分次量及被照射腦組織的敏感性，正確掌握時間、劑量，分割次數積累放射效應。

3.已合併放射性腦病者，可予以下列方法治療：

⑴糖皮質激素：可以減輕腦水腫，抑制變態反應。對早期反應、早期遲發性反應療效較好，配合應用降顱壓藥物，對晚期遲發性腦病可緩解症狀。一般用地塞米松 10～20mg 加入 20％甘露醇 250ml，每日靜滴 1 次或每 8 小時一次；口服地塞米松每日劑量不低於 16mg，分 3～4 次服用，共用 4～6 週，此後逐漸減量，維持應用 4 個月。

⑵腦組織代謝活化劑：可改善腦的血循環，提供腦細胞能量，增加氧化代謝，激活腦細胞呼吸。常用藥物爲：

①都可喜（Duxil, Almitrine－raubasineml 複合物）：早、晚各口服 1 片。

②胞二磷膽鹼（Citicoline）：0.25～0.5g／日，加入 5％～10％的葡萄糖液 250ml～500ml 中，每日靜滴一次。

③輔酶 Q10 10mg，每日 3 次。

④腦活素（Cerebrolysin）10～30ml 加進 5％葡萄糖液 250～500ml 靜滴，每日一次。

⑤腦通（Sermion）：10～20mg／次，每日 3 次；或 2～4mg 加入生理鹽水 100ml，靜滴，每日 1 次。

⑥乙醯谷醯胺（Acetylglutamine）200mg／次，肌注，每日一次。

⑦其它：腦復新（Pyritinol）0.1～0.2g／次，每日三次口服；腦復康（Piracetam）0.4～0.8g／次，每日三次口服，三樂喜（Aniracetami）0.1～0.2g／次，每日三次口服，均可酌情選用。

幾種藥物聯合應用，可提高療效，如：

①三磷酸腺苷（ATP）40mg、輔酶 A50u、細胞色素 C

30mg 加入 5％葡萄糖液 500ml，每日一次，靜滴，共 10～20次。

②胞二磷膽碱 0.5g、ATP 20mg 加入 5％葡萄糖液 500ml中，每日一次，靜滴，共 10～20 次。

(3)手術治療：對擴張型放射性腦壞死，可以手術切除病灶，消除壞死組織，解除壓迫，改善病灶周圍的血液循環，術後予以藥物治療。若壞死灶廣泛，且爲重要功能區，則應去骨板減壓。

(4)中醫藥治療：中醫治療本病以散風活血通絡，清熱化痰開竅爲原則。常用藥物有：天麻、勾藤、石決明、野菊花、夏枯草、牡蠣、川芎、丹參、牛膝、沙苑子、菖蒲、鬱金、遠志、炒棗仁、黃連、半夏、地龍等；中成藥：安宮牛黃丸、至寶丹、蘇合香丸、黃連清心丸等。

針灸治療：體針取百會、四神聰、風池、心俞、腎俞、迎香穴；耳針取腦點、神門、額、交感、咽喉穴。

按摩推拿療法：常用揉太陽法、揉按印堂法、揑四白法、面部摩挹法、挹風池法等。

十、放射性脊髓病

放射性脊髓病（Radiation myelopathy）又稱放射性脊髓炎。發病率報告不一，低的僅 1.2％，高者可達 25％。本病的發生與脊髓受到的照射量和個體差異有關。

臨床表現：低頭有觸電感（Lhermitte 症），一側下肢麻木、無力或疼痛，向同側上肢伸延，最後出現四肢痙攣性癱

瘓，肢體活動障礙。

防治：

1.對有希望根治性放療治癒的病人，如放射野有部分或全部通過脊髓時，應以最大的努力改進放療技術，把脊髓的劑量限制於正常耐受量以下。

2.控制照射劑量，縮小脊髓照射長度，採取合適的分割次數，對放射性脊髓炎預防是極爲重要的。

3.在頸部必須多野照射情況下，應設置固定頭部的防護支架可以保護脊髓。

4.已併發放射性脊髓炎者，除予以放射性腦病的內科保守治療外，予以下列治療：

(1)對上運動神經元受損出現肢體痙攣性癱瘓、肌張力明顯增高時，選擇性的行脊神經後根切斷手術，可使症狀有所緩解。

(2)中醫藥以補腎填精，益氣養血，活血通絡爲原則，常用藥物有：健步虎潛丸、補陽還五湯、左歸丸、右歸丸等治療。

針灸治療：體針取腎兪、肝兪、曲池、足三里、委中、風市等穴；耳針取神門、內分泌、皮質下、腎、肝穴。

按摩推拿應用於本病可適當使用，也會收到一定效果。

以上介紹十種惡性腫瘤的放療後毒副反應，放療後還可併發眼及附件損傷，骨關節損傷，內分泌腺損傷（腦垂體、甲狀腺、性腺），放療後繼發癌症，心、肝、腎及全身反應，在此就不一一介紹了，後四種心、肝、腎及全身反應在下節化療毒付反應中加以介紹。

第二節　惡性腫瘤化療毒副反應治療

　　化學藥物治療腫瘤簡稱化療。目前在治療腫瘤中已取得長足的進展，已從姑息性治療向根治性方向發展，應用越來越普遍。由於抗癌藥物的選擇性差，毒性大，治療劑量與中毒劑量接近，在治療腫瘤的同時人體的增生活躍組織細胞更易受到損傷，一些藥物對心、肝、腎有明顯的毒性，抑制免疫功能，除易招致感染外，還有潛在性致癌，致畸作用。激素類藥物還可造成分泌紊亂。局部刺激、發熱、過敏反應也很常見。所以對化療毒副反應的正確處理是十分必要的。

一、局部反應

　　應用氮芥、絲震霉素、阿霉素、長春新碱等注射後，因該藥物對血管刺激性較大，可引起栓塞性靜脈炎。或因注射不慎使化學藥物漏於皮下而引起局部組織壞死。

　　臨床表現：栓塞性靜脈炎主要表現局部疼痛，呈索條狀變硬，血流不暢。藥液漏於皮下出現局部紅腫，甚至發生壞死、潰瘍，久不癒合易致感染。

　　防治：

　　1.輸注化學藥物時，應以等滲液稀釋到較低濃度，靜脈選擇從選端開始並不斷更換，不能用帶藥溶液試穿，在確認針頭

在靜脈中，流注通暢方可加入化療藥。

2.一旦發現外漏，必須立即停止。盡快局部用生理鹽水稀釋或注射 1／6 克分子濃度的硫代硫酸鈉，或用 2％普魯卡因或血管擴張劑及激素類藥物，目的是減輕局部刺激，解毒和加快吸收。

3.局部冷敷 6～12 小時。局部紅腫可外敷如意金黃散、化毒散膏、芙蓉膏等。急性期過後可熱敷或用 50％硫酸鎂濕敷，患側抬高，預防感染。

4.全身可內服解毒化瘀湯，藥物：連翹、銀花、丹皮、丹參、赤芍、乳香、沒藥、生芪、雞血藤、地龍。

二、全身反應

臨床表現：許多化療藥物（或放射治療）均可引起頭暈目眩、疲乏無力、精神不振、食欲欠佳，失眠多夢，口乾舌燥，二便失調，舌苔薄黃，脈弦數。

防治：

1.注意休息，給予清淡營養飲食，補充維生素和給予助消化藥物，適當使用鎮靜劑，必要時予以支持治療。

2.中醫藥以平肝潛陽，調理脾胃爲主，常用方藥爲：杞菊地黃丸、硃砂安神丸及歸脾湯加減。虛證明顯者，予以補益扶正中藥如人參養榮湯、十全大補並酌情應用西洋參，若放療全身反應，注意滋陰清熱藥應用。

三、胃腸道反應

臨床表現：是化療中最常見的副反應，主要與藥物刺激和消化道粘膜損傷有關。輕者表現食欲減退，厭油膩食物，脘悶腹脹，噁心噯氣，嘔吐腹瀉也很多見，嚴重者頻頻嘔吐，腹瀉稀便或吐血便血，造成脫水性酸中毒。

防治：

1.化療時常規給予維生素 B_6、胃腹安等藥物，有些藥物宜晚間服用，給藥前加安定、胃腹安。無效時可試用解痙藥如654－2、顛茄等，或用地塞米鬆、冬眠靈。

2.脫水、便血、嘔吐、腹瀉頻繁需停用化療，給予輸液，糾正酸中毒，補充電解質和營養。

3.中醫藥對化療引起的消化道反應有一定療效，常用方劑為：旋復代赭湯、橘皮竹茹湯及藿香正氣散（水）。針灸足三里、內關、中脘、胃俞、天樞、梁門等穴。若放療所致消化道反應，可加養陰藥物。

四、骨髓損傷（骨髓抑制）

很多抗腫瘤的化學藥物都可以引起不同程度的骨髓抑制，表現爲白細胞（尤其是粒細胞）減少，血小板下降，嚴重者血紅蛋白也可下降，各種抗癌藥物對骨髓抑制的程度、出現的快慢，持續的時間都不相同。如：鹽酸氮芥、環磷酰胺對白細胞的影響出現較快，但恢復也較快，而環磷酰胺對血小板的影響

輕微；噻嗒哌、自力霉素對白細胞、血小板抑制出現較慢，程度較深，恢復也緩慢，有些藥物如：爭光霉素對骨髓抑制很小。

臨床表現：頭暈、乏力、面色蒼白或萎黃、四肢酸軟、納差、易感冒、心悸、失眠等症狀。舌質淡或淡紅，脈沉細。

防治：

1.化療（或放療）中，每週檢查血象 1～2 次，白細胞少於 4.0×10^9/L，血小板降至 100×10^9/L，化療應慎重，如分別少於 3.5×10^9/L 和 80×10^9/L 必需停止化療，兩周後不恢復應行骨髓檢查。

2.給予升血藥鯊肝醇、維生素 B_4、利血生、白血生、多抗甲素、復方阿膠漿、紅桃 K 補血冲劑、茜草雙酯、補血片、維生素 B_{12}，可酌情使用。小劑量如地塞米松、已烯雌酚、睪丸酮等選用可能有效。加強營養和支持治療，如輸入蛋白、血漿、氨基酸等可促進血象上升，如血象甚低或必須連續化療可輸以新鮮全血或濃縮白細胞、血小板成份血。如有出血傾向加用止血藥。白細胞過低應隔離以防止感染。

中醫藥對化療導致骨髓損傷使血象下降治療效果較好，根據辨證的治療法則應以益氣養血，健脾補腎為主。常用藥物有：黃芪、黨參、黃精、生地、枸杞子、菟絲子、紫河車、白芍、當歸、龍眼肉、阿膠、鹿角膠、龜板膠、女貞子、何首烏。根據臨床辨證，又可分為以下幾個證型：

(1)心脾兩虛型：證見心悸、氣短、身倦乏力、頭暈、食少、面色不華、寐差、舌質淡、有齒痕、苔薄白、脈細弱。

治宜：補益心脾，養血安神。

　　方劑：歸脾湯或八珍湯加減。

　　藥物：白朮 10 克、人參 10 克、黃芪 20 克、當歸 15 克、甘草 15 克、茯神 15 克、遠志 6 克、龍眼肉 12 克、大棗 10 枚、阿膠 20 克。

　　⑵肝腎陰虛型：證見頭暈、耳鳴、腰膝酸軟、手足心熱、失眠多夢、舌質偏紅或少苔、脈細數。

　　治宜：滋陰涼血，補益肝腎。

　　方劑：歸芍地黃湯加減。

　　藥物：當歸 12 克、白芍 10 克、生地 10 克、山藥 10 克、山萸肉 15 克、丹皮 10 克、茯苓 12 克、澤瀉 12 克、菟絲子 30 克、女貞子 20 克、雞血藤 20 克、龜板膠 25 克。

　　⑶脾腎陽虛型：證見神衰體怠，面色蒼白、畏寒肢冷、納差、便溏、腰膝酸軟、舌淡胖、苔薄白、脈細遲。

　　治宜：溫補脾腎，益氣填精。

　　方劑：左歸飲加減。

　　藥物：熟地 20 克、山藥 10 克、山萸肉 15 克、肉桂 10 克、附子 12 克、枸杞 30 克、甘草 12 克、杜仲 12 克、補骨脂 20 克、當歸 10 克、黃芪 30 克。

　　常用中成藥有：六味地黃丸（或口服液）、升白片、益氣消癥冲劑、升血湯、養血平肝丸、大造丸、健脾補氣丸、歸脾丸、腎氣丸等，對血象下降根據病情服用均有較好效果。

五、中毒性心肌炎

　　應用化學藥物阿霉素、抗癌錦、柔紅霉素常引起心肌損

傷。

臨床表現：心悸、氣短、胸悶、心前區刺痛、發熱、呼吸困難、浮腫等嚴重心肌炎症狀。心電圖可見期外收縮。ST－T 的變化。

防治：

1.應用對心臟有損傷的化療藥物時，應嚴格進行心臟檢查，若有心臟病變者忌用。

2.使用阿霉素要控制累積量在 500mg 以下，在治療過量中定期檢查心臟的情況，同時應用保護心肌的藥物預防心肌炎的發生，常用藥物爲：輔酶 Q10 肌注，每日一次，也可使用能量合劑靜脈滴注治療。

3.中醫藥辨證論治治療如下：

(1)心陰虛損型：證見心悸胸悶、手足心熱或低熱，口乾盜汗，舌紅少苔或無苔、脈細或細數。

治宜：補心陰，益心氣。

方劑：天王補心丹加減。

藥物：柏子仁 20 克、酸棗仁 30 克、天冬 15 克、麥冬 10 克、當歸 12 克、五味子 20 克、生地黃 15 克、人參 10 克、丹參 15 克、遠志 10 克、茯神 10 克、玄參 20 克、桔梗 10 克。

(2)心脾兩虛型：證見心悸氣短，動則加重、怔忡健忘、氣乏倦怠，面色少華，舌質淡胖、脈細弱。

治宜：益氣健脾。

方劑：歸脾湯加減。

藥物：白朮 12 克、茯神 10 克、黃芪 30 克、龍眼肉 15

克、酸棗仁 30 克、人參 10 克、木香 10 克、當歸 10 克、遠志 10 克、炙甘草 20 克。

⑶氣陰兩虛型：證見心悸怔忡，胸悶氣短、心煩失眠、口咽乾燥，自汗盜汗、舌淡紅或少津、脈細弱。

治宜：益氣養陰。

方劑：生脈散加減。

藥物：人參 15 克、麥冬 10 克、五味子 20 克、黃芪 30 克、丹參 15 克、阿膠 15 克。

⑷心陽不足型：證見心悸氣短、面色蒼白、四肢不溫、便溏乏力、舌淡苔薄而潤、脈細。多在氣陰兩虛的基礎上，陰損及陽所致而以陽虛爲主。

治宜：補益氣血，溫煦心陽。

方劑：桂枝甘草湯加減。

藥物：桂枝 6 克、芍藥 12 克、炙甘草 20 克、大棗 10 枚、炮附子 10 克、人參 12 克、煅龍牡各 30 克。

⑸以結代脈爲主，心神不寧，動悸不安，脈律不齊。

治宜：補益氣血，滋陰和陽。

方劑：復脈湯加減。

藥物：人參 15 克、炙甘草 20 克、大棗 10 枚、生地 10 克、麥冬 10 克、阿膠 12 克、桂枝 6 克、丹參 20 克、芍藥 15 克、川芎 10 克。

六、中毒性肝炎

應用化學藥物（或肝區放射治療）均可對肝臟發生損害。

尤其是卡氮芥、苯丁酸氮芥、6－巰基嘌呤、環磷酰胺、阿糖
胞苷、更生霉素、柔紅霉素、左旋門冬酰胺酶、農吉利鹼等對
肝臟均有毒性作用。

臨床表現：多數病人起病急，病程較短，停藥後恢復較
快，放射性肝炎恢復較慢。部分病人可出現黃疸，同時有噁
心、嘔吐、腹脹、腹瀉、乏力、肝區痛等。少數嚴重者消化道
症狀加重，甚至出現腹水、出血、肝昏迷，最後可因肝功能衰
竭而死亡。化驗室檢查：出現肝功能異常，血清轉氨酶－過性
升高、鹼性磷酸酶、轉肽酶增高。

防治：

1.化療前必須明確肝功能情況，不正常者應暫不化療，或
減少藥量。

2.化療中加用保肝藥和維生素類，特別是聯苯雙酯及雲芝
肝泰、肝必復口服液等對肝功能異常效果較好。

3.中醫藥治療：中醫藥主要治則為柔肝養血、調整氣機、
清熱解毒。常用藥物有：丹參、鬱金、虎杖、茵陳、白芍、甘
草、生地、黃精、生芪、甘草、蒲公英、黃芩、田基黃、柴
胡、雞骨草、雞內金、五味子、白花蛇舌草等。辨證治療如
下：

(1)以肝區痛、脅脹不舒為主要症狀。舌質紫暗，苔白膩，
脈弦。

治宜：舒肝解鬱，柔肝養血。

方劑：柴胡疏肝散合四物湯加減。

藥物：柴胡 10 克、鬱金 15 克、薑黃 12 克、甘草 10
克、黃芩 12 克、香附 6 克、當歸 10 克、白芍 20 克、生地 12

克、元胡 12 克、川楝子 10 克、川芎 6 克。

(2)以乏力、腹脹、腹瀉、納差爲主要症狀，舌暗或淡紅、脈弦細或沉細。

治宜：健脾益氣，和胃養血。

方劑：補中益氣湯或四君子湯加減。

藥物：黃芪 30 克、白朮 10 克、茯苓 12 克、甘草 10 克、陳皮 12 克、柴胡 6 克、黨參 12 克、當歸 15 克、砂仁 10 克、炒內金 20 克、神曲 10 克、山藥 12 克。

(3)以血瘀症爲主要症狀，如肝區疼痛，面色黝黑，口唇發紫，肝大，舌暗有瘀斑，脈弦或澀。

治宜：疏肝理氣，活血化瘀。

方劑：逍遙散合膈下逐瘀湯加減。

藥物：柴胡 10 克、當歸 12 克、赤白芍各 10 克、丹參 20 克、生甘草 12 克、川芎 10 克、虎杖 10 克、丹皮 15 克、紅花 10 克、香附 6 克、青陳皮各 12 克、鬱金 12 克、莪朮 10 克、元胡 10 克、鱉甲 20 克、三七粉 5 克（沖服）。

(4)以黃疸爲主要症狀，面色鮮黃伴腹脹，舌紅苔黃或脈弦。

治宜：清熱利濕退黃。

方劑：茵陳蒿湯加減。

藥物：茵陳 30 克、梔子 12 克、鬱金 15 克、薑黃 10 克、金錢草 20 克、赤芍 10 克、大黃 6 克、甘草 12 克、丹皮 20 克、車前子 30 克、虎杖 10 克、五味子 20 克、大腹皮 30 克。

(5)以單項轉氨酶高爲主，其它臨床症狀不明顯者。

治宜：清熱解毒，柔肝養血。

方劑：當歸六黃湯加減。

藥物：當歸 15 克、生地 15 克、熟地 10 克、黃芩 12 克、黃柏 10 克、黃芪 20 克、藿香 12 克、鬱金 10 克、柴胡 12 克、丹參 20 克、甘草 10 克、蒲公英 12 克、五味子 30 克、白花蛇舌草 20 克。

七、腎功能損傷

有些化學藥物容易發生腎臟毒性作用，可在用藥時即發生，也可在長期應用中或停藥後延遲發生。順氯氨鉑、大劑量氨甲喋呤和鏈脲霉素是易致腎臟毒性的藥物，其中以順氯氨鉑最甚。長期應用環己亞硝脲、絲裂霉素和甲環亞硝脲、斑蝥素、柔紅霉素、卡氮芥等也可造成腎臟損害。

臨床表現：早期可出現水腫、貧血、乏力等症狀，有的患者表現為頭昏、噁心、嘔吐、血壓增高或出血傾向，急性期病人可有少尿期和多尿期兩個階段，嚴重者可出現少尿甚至無尿而發生腎功能衰竭，部分病人可有血尿。

防治：

1.使用對腎臟有損傷的抗癌藥物之前首先應檢查腎功能，在腎功能正常情況下方能用藥。

2.應用大劑量順氯銨鉑、氨甲喋呤等藥物，應用時要注意水化和加用鹼性藥物。

3.對急性腎功能損傷者採取臥床休息，減少飲食中的蛋白質，限制食鹽和液體的攝入。

4.嚴重貧血者可予以輸血。

5.浮腫、高血壓患者予以利尿、降壓處理。

6.若發生腎功能衰竭可行血液或腹膜透析。

7.中醫藥的辨證治療如下：

⑴以水腫爲主要臨床表現的辨證治療：

①主證：脾氣虛弱而面色淡黃、納差乏力、腹脹痞滿、大便溏、舌淡邊有齒痕、脈沉細。

治宜：健脾益氣利水。

方劑：參苓白朮散合五苓散加減。

藥物：黨參 15 克、茯苓 10 克、白朮 10 克、陳皮 10 克、山藥 12 克、甘草 12 克、蓮子 20 克、黃芪 20 克、桂枝 6 克。

②主證：面色晦暗、唇紫、舌有瘀斑、脈弦澀。多見於化療後，腎功能受損，影響三焦氣化和腎主開闔的功能，繼而發生小便不利和水腫。

治宜：活血化瘀利水。

方劑：少腹逐瘀湯合五皮飲加減。

藥物：赤芍 12 克、川芎 9 克、當歸 10 克、五靈脂 15 克、蒲黃 10 克、牛膝 12 克、陳皮 12 克、薑皮 10 克、桑白皮 20 克、大腹皮 30 克、車前子 30 克、水紅花子 6 克。

③主證：水腫、腹滿、小便不利、苔膩脈濡，一般適用於水腫初期症狀不重，以停濕爲主要症狀者。

治宜：淡滲利濕祛水。

方劑：五苓散合六一散加減。

藥物：茯苓 20 克、豬苓 15 克、澤瀉 10 克、白朮 12

克、肉桂 6 克、滑石 25 克、甘草 10 克、生苡米 30 克、通草 10 克。

(2)以血尿爲主要症狀的辨證治療：

①主證：小便短赤帶血，色鮮紅，可伴耳鳴、神倦、口乾不欲飲、虛煩不眠、腰膝酸軟、舌紅少苔、脈細數。

治宜：滋陰涼血。

方劑：小薊飲子加減。

藥物：小薊 30 克、蒲黃炭 12 克、藕節 10 克、滑石 20 克、木通 12 克、生地黃 20 克、當歸 15 克、梔子 12 克、甘草 10 克、竹葉 15 克、白茅根 30 克。

②主證：小便赤熱、灼痛、心煩口渴喜飲、面赤口瘡、大便乾燥、舌紅苔黃、脈弦數。

治宜：清熱瀉火。

方劑：導赤散加減。

藥物：生地 20 克、木通 12 克、甘草稍 12 克、竹葉 10 克、大黃 10 克、卷柏 12 克、海金砂 20 克、金錢草 30 克、側柏炭 12 克、血餘炭 10 克、黃芩炭 10 克。

(3)腎功能損害以蛋白尿、BUN 升高爲主的辨證治療：

①治宜：清熱解毒，活血化瘀。

方劑：益腎湯。

藥物：當歸 20 克、赤芍 12 克、川芎 10 克、桃仁 10 克、紅花 6 克、丹參 20 克、益母草 20 克、銀花 15 克、白茅根 30 克、板藍根 15 克、紫花地丁 12 克。

②治宜：健脾利水，補腎固精。

方劑：芡實合劑。

藥物：芡實 30 克、白朮 15 克、茯苓 15 克、淮山藥 15 克、菟絲子 20 克、枇杷葉 10 克、黨參 10 克、生芪 20 克、金櫻子 15 克、黃精 15 克、百合 15 克。

③治宜：溫補腎陽，活血化瘀。

方劑：當歸芍藥散、桂枝茯苓丸合血府逐瘀湯加減。

藥物：當歸 20 克、白芍 15 克、桂枝 6 克、茯苓 15 克、牛膝 20 克、川芎 9 克、桃仁 10 克、熟地 15 克、紅花 10 克。

其它溫補脾腎方如附子合五苓散、真武湯合五苓散、金匱腎氣丸等可酌情使用。

八、閉經

應用多數烷化劑或放射治療均可影響垂體及卵巢功能引起閉經或精子減少。

臨床表現：垂體前葉功能低下可見發育遲緩，生長障礙停滯，內分泌功能紊亂，性器官萎縮，月經紊亂，月經明顯減少，**繼發性閉經**，乳房過早萎縮，性慾減退，陽痿。未成年者第二性徵不發育。垂體後葉功能低下，則主要表現有多飲、多尿等。

防治：

1.應用化學藥物治療時，應密切觀察，若出現症狀，及時停藥。

2.中醫藥治療原則：補腎壯陽，通經破瘀法，如二至丸、金匱腎氣丸及桃紅四物湯加減（女貞子、旱蓮草、肉桂、附

子、仙靈脾、大雲、當歸、川芎、丹參、澤蘭、益母草、桃仁、紅花）加大黃蟅蟲丸。

脫髮

應用6-巰基嘌呤、環磷酰胺、氨甲喋呤、更生霉素、長春新鹼、氮芥、秋水仙鹼、爭光霉素、甲基苄肼、羥基脲均可引起不同程度的脫髮，輕則稀疏，重則脫，直接放射及全身大劑量藥物治療，也能脫髮。治療時局部塗赤霉素軟膏，內服生血丸和美髯丹、華珍冲劑、何首烏片等，常用藥物：生地、女貞子、當歸、阿膠、紫河車、鹿角膠、龜板膠、首烏、仙靈脾等。

十、皮膚色素沉著

應用環磷酰胺、爭光霉素、氟脲嘧啶、馬利蘭及氮芥等化學藥物和大量放療均可引起局部或全身色素沉著，尤其顏面部更爲顯著，女性常有月經不調。治療時溫腎壯陽，活血化瘀爲主（巴戟天、肉桂、鹿角膠、仙靈脾、菟絲子、枸杞子、丹參、當歸、川芎、紅花、玫瑰花、紅雞冠花）。

第三編──下篇「康復篇」

第五章　腫瘤病人康復期防治復發和轉移

第一節　腫瘤康復期的研究內容

　　腫瘤康復的定義是把腫瘤或治療帶來的生理、心理、社會或人生觀的損傷降低到最小限度，其方法包括預防及康復。腫瘤患者康復的很重要部分是幫助病人接受這些不可恢復的殘缺，康復則包括生理、心理、性及人生觀的康復。

　　腫瘤代表一大類疾病，治療或疾病本身可能給病人帶來明顯的外貌損害和缺疾。癌症的診斷在病理上是一個巨大的衝擊，可能會嚴重地改變病人的自我形象，病人必須學習如何置身於一些無法預料的因素下生活，這可能將改變他現有的生活安排或生活方式和人生觀。

　　雖然治癒了的癌症患者的惡性疾病，但卻遺留下了生理或心理上的殘缺，所以腫瘤治療成功是有代價的，就這一點，癌症病人康復得到了重視。

一、生理康復

　　身體某一部分的殘缺或功能喪失需要生理康復。如截肢或半骨盆切除術後需安假肢。近年來科學的進步，對肢體的惡性腫瘤治療方法較多，很多患者得以保存肢體，即使如此，很多病人仍需訓練其肌肉以改進功能。又如，治療乳腺癌切除術後的生理缺損，但這些病人也需要術後體育鍛練才能保證肩部活動自如。淋巴水腫仍時有發生，也需用壓迫等措施，給予適當的建議以及其他的生理治療。對乳腺癌患者康復任務是：如病人想作乳腺重建術或贋復，醫生需幫助作出抉擇及選擇時機。

　　頭頸部腫瘤手術後的病人可能有更多的康復對象，如恢復語言功能的治療、面部贋復以及改善頸部清除術後的肩部下垂。喉切除術後常採用這樣一些康復方法，一些病人可練習食道發音，另一些病人則願意使用電子喉，而一些改良手術則可保持病人正常講話。所以，對病人而言，發揮其主觀能動性是修復成功的決定因素。

　　各種腫瘤患者手術或放療後造成的後遺症也需要進行康復治療。如：腫瘤或放射治療造成的脊髓損傷常導致肌無力，感覺喪失或大小便功能障礙。腫瘤侵犯臂叢、骶神經叢、藥物性神經炎或繼發腫瘤綜合症則造成肌無力或癱瘓。腸造瘻術後的病人是需要給予關心的，他們不得不面對臭味、漏、皮膚激惹等窘迫的境況，使他們感情頹廢，在他們的家庭和社會生活中。對於腸造瘻術患者，醫護人員應指導病人進行康復。有些曾做過大手術的病人並無顯著的功能喪失，然而這些患者應該

需要康復以保證能重新獲得力量和耐力。晚期腫瘤病人從加強
鍛練和保持能量的訓練中得到益處。在康復階段，心理及社會
因素也是十分重要的，配合其生理康復，會取得更好的康復效
果。

二、心理康復

在生理方面康復的腫瘤病人，不一定能適應社會，在這方
面需要系統的檢測，收集資料以確定病人的心理狀態。資料包
括：家庭情況及家庭關係，工作史、社會、宗教、社團、教
育、經濟情況以及其它關係等等，基於上述調查及可能提供的
條件來確定心理治療。有時只需要鼓勵病人恢復正常活動，建
議病人與同樣病友的交談是有益的，可參加癌症俱樂部中組織
的各項活動，常常對腫瘤疾病的康復是有很大幫助的。

三、性康復

癌症從確診開始，病人要忍受失去自由、工作等良好的自
我感覺。機體某一部分功能喪失的痛苦以致最後喪失生命，都
會導致腫瘤患者自我尊嚴的削弱，並且逐漸使病人陷入孤獨的
小圈子裡去。憂慮自己不能再恢復健康的恐懼心理更加重了其
孤獨感，愛人、朋友、子女也可能怕傳染而疏遠他。生理上的
激變、憂慮、猜疑使病人感到無助而喪失希望的危機感，病人
常呈無欲狀。

癌症影響性生活，因爲它吞噬了自我尊嚴。性是一個個人

問題，由於多數醫生及病人對正常性功能或由於癌症造成性功能不良的各種因素缺乏了解，而使性這個問題變得更加複雜。腫瘤醫生要學習分辨性問題，幫助病人合理解決。但必須認識到，性康復遠遠不僅是性交或達到性高潮，為了這樣的性康復，必須涉及性的各個方面，要認識到患癌症以後，患者仍然是有吸引力且值得去愛，應鼓勵子女接近病人。性康復適合於所有癌症患者及其家屬。即使癌症病人，不論早期或晚期都需要性的康復，愈是晚期預後差的腫瘤病愈需心理上的安慰和愛等情感上的關懷，不要因為病人年齡、婚姻狀態及疾病性質或預後而放棄。

四、人生觀康復

工作不僅是為了賺錢，它可以體現個人價值及目標。對於治療過的癌症病人來說，治療後能恢復以前的工作或承擔一個新工作，他心理感到了安慰，也證明社會接受了他。一些年輕人特別是體力勞動者不能適應或保持他的工作，常常可能在於錯誤地認為自己未痊癒或對疾病悲觀所致，也可能對預後有錯誤的估計。如果一個人能工作應鼓勵他盡量去工作，也許需要在技巧上給予幫助，必要時給予特殊照顧，更換一個工作，這樣才能保障癌症病人的康復。

第二節　腫瘤康復採取的方法

腫瘤康復採取方法為：⑴腫瘤病人和家庭的思想負擔很重，需要心理治療；⑵腫瘤病人因為施行了手術或其它原因，改變了就業能力，要求重新訓練其就業技能；⑶腫瘤病人手術後，有些病人需要整形、矯治；⑷患惡性腫瘤後，往往留下慢性疼痛等問題也需處理等等。

第一、預防性康復——腫瘤病人治療前和治療過程中，應盡可能避免或減輕對病人在精神上的打擊，配合臨床，積極治療，預防或減少併發症及各種生理功能障礙。

第二、恢復性康復——經過治療後的腫瘤病人，已達近期治癒，但病人的身體健康已受到影響，應使其盡早恢復，將功能障礙減少到最低程度，為病人提高其生存質量，重返社會創造條件。

第三、支護性康復——經過治療的腫瘤病人（如手術、放療、化療等），腫瘤及功能障礙依然存在，應盡可能改善病人的心理狀況和身體健康，控制或減緩腫瘤的發展，減輕功能障礙的程度，使之能自理生活，預防併發症，延長生存期。

第四、姑息性康復——腫瘤繼續發展惡化時，仍應進行康復，應給予精神心理上的支持，減輕疼痛，改善健康，預防或減輕併發症。

第三節　腫瘤康復研究的意義

腫瘤康復的研究，有利於腫瘤病人如何正確認識疾病，了解其發展規律，利用醫院和家庭條件，遵照醫囑進行康復醫療。

一、社會教育的意義

社會上有一些人對腫瘤的認識不足，認為患腫瘤即意味著死亡，因而消極對待腫瘤病人，甚至嫌棄他們，這樣更加重腫瘤病人悲觀情緒，對腫瘤康復極為不利。因此，必須廣泛宣傳有關腫瘤防治的康復保健知識，使全社會都能正確地認識腫瘤疾病，正確對待腫瘤病人，關心腫瘤病人，使腫瘤病人早日康復。以上說明，加強社會教育，對腫瘤病人康復方面是有至關重要意義的。

二、心理康復的意義

在腫瘤疾病的不同階段，病人的心理狀態也不同，需進行不同內容的心理康復。如：病人確診腫瘤後，由於對腫瘤疾病了解不夠，病人及家屬往往發生劇烈的心理變化，情緒抑鬱、低沉、恐懼，對今後的身體情況、生活能力、經濟來源、家庭

關係、工作安排、個人前途等各方面可能發生問題而產生焦慮，醫生應幫助病人及家屬正確對待腫瘤，穩定情緒，積極治療。所以，心理康復在腫瘤康復研究中占有重要的地位，也有很大的意義。

三、全身性康復治療的意義

主要包括營養康復、康復護理、全身強壯性活動。惡性腫瘤病人往往因食慾減退、攝食困難、消化功能障礙而致營養不良，因此應注意調整病人的食譜，應用藥物提高食慾，增強消化功能，改善營養。做好康復護理，預防各種併發症的發生，可減輕病人的痛苦，加速各種功能的康復有一定作用。全身強壯性活動，充分調動病人的主觀能動性，改善各系統的功能，提高免疫力，增強體質，增強生活的意志和信心。總之，以上說明，腫瘤的康復研究對鞏固療效，預防復發，控制擴散等有十分重要的意義。

第四節　心理康復與腫瘤治療及生存質量的關係

腫瘤病人的心理因素主要指病人的精神狀態，精神狀態積極者，會使病情有改善；精神狀態消極者，則會導致病情的惡化。一般積極、健康的心理狀態爲良性精神心理因素，主要表現：開朗、樂觀、明智、沉著、冷靜、堅定等；消極、不健康的心理狀態爲不良的精神心理因素，主要表現：抑鬱、憂愁、悲觀、焦慮、忙亂、缺乏理智、好發脾氣等。良性的精神心理因素有利于腫瘤病人的治療和生存時間延長和生存質量的提高，有利于病人的治療和康復；不良的精神心理因素有損于腫瘤病人的治療及縮短生存時間和生存質量的降低，會妨礙病人的治療和康復。

不良的精神心理因素，可造成人體的病理反射，免疫、內分泌功能失調，使人體在一定的部位表現病理變化，腫瘤細胞乘虛而入，如無腫瘤病人患得腫瘤，已患腫瘤的病人，更加重了病情，大大降低了生存的時間和質量。良性的精神心理因素正與此相反。

不良的精神心理因素與腫瘤的治療生存時間和質量的關係，在動物實驗中已得到證實。V. 賴利（V. Riley），是研究動物癌與精神刺激關係的先驅者，他認爲大多數動物實驗設備都會使動物承受精神壓力，因此，他設計一套不承受精神刺

激，掩蔽起來的動物實驗設備。結果發現：當給掩蔽實驗設備
裡生下來的老鼠注射腫瘤細胞後，這些老鼠患腫瘤的速度，比
在標準動物實驗設備中生下來的對照組老鼠慢。另一實驗說明
避免精神刺激和心理壓力等因素對腫瘤的影響。加拿大安大
略‧卡勒頓大學 L. 斯科拉（L. Splar）和 H. 安尼斯曼（H.
Anisman）進行了一個引起許多科學研究人員的關注實驗：他
給一組老鼠以疼痛的電擊，電擊後可以逃開；同時給另一組老
鼠以電擊，而老鼠在電擊後無法逃開；第三組（對照組）不電
擊老鼠。然後把這些老鼠放入籠子以前，全部注射同量同種的
腫瘤細胞。結果發現，無法逃開電擊的那一組老鼠腫瘤細胞的
生長和老鼠死亡都快于可以逃開電擊的那組老鼠。而能逃開電
擊的那組老鼠所患腫瘤生長速度大體同不受電擊的對照組老鼠
相同。這個實驗證明，人體受到惡性的精神刺激後，凡精神因
素能予以調節，可以減輕腫瘤的生長速度，提高腫瘤病人的生
存期和生存質量。反之，將加快腫瘤的生長速度，減少病人的
生存期和生存質量。

　　精神心理因素與腫瘤的治療、進展和預後有很大的影響。
癌症病人精神心理狀態積極者，對疾病的結果會有很好的改
善；消極則會使病情迅速惡化。美國癌症研究所對早期進行手
術的惡性黑色素瘤患者作觀察時發現，對治療懷疑、喪失信
心、悲觀、抑鬱者易復發，存活時間比心情開朗，富于勇敢鬥
爭精神的人爲短。特別是某些病人在患癌症後，考慮問題多，
悲觀失望，病中再受到其它打擊，往往病情急轉直下。說明病
後的心理因素對癌症的預後產生很壞的影響。還有在癌症患者
外科切除手術前表現抑鬱絕望的，不僅手術過程容易出現意

外，術後傷口恢復慢，而且術後近期易復發，預後不佳。

患了癌症，常有「憂慮失望，悲觀恐懼」的心理，癌細胞會更快的生長，並發展浸潤擴散，遠處轉移，甚至惡化死亡。易凡（Ivan Barofsky）在研究心理因素與癌症關係指出：癌症是精神與機體失調的結果。

以上說明，心理精神因素與腫瘤的治療、生存時間與質量的關係十分密切，避免其不良的精神刺激和心理因素，將悲痛減到最小程度，提高腫瘤病人心理應付的技巧，分散精神刺激對機體的危害，醫護人員及家屬做好解釋和支持工作，加強心理康復的決策，更有利於提高腫瘤病人的康復治療水平，延長其生存時間，提高其生存質量。

第五節　腫瘤病人康復期的食療藥膳調理

　　食療，是運用某些與日常生活飲食有密切聯繫的食物，它們既可以預防、治療疾病，又可以作為康復保健之品。而藥膳是在食物中加入中藥配製而成的、能發揮明顯保健和醫療功效的食品。藥膳的特點在於將食物與藥物融合在一起，既有養生保健，又有防治疾病的作用。食療及藥膳在腫瘤病人防治及其康復保健應用較為廣泛，盡管有些腫瘤是生在人體某一個局部器官或部位的，但它是一種全身性疾病的局部表現。腫瘤目前有手術、放療、化療及中藥、免疫等綜合治療等方法，然而要獲得理想的療效，尚有一個調理過程，這個過程包括在各種治療方法的全部過程之中，如扶正驅邪，以增加營養，以補益類食療及藥膳為主；調整胃腸道功能，以健脾和胃類食療及藥膳為主；口乾舌燥，五心煩熱，以滋陰生津類食療及藥膳為主等等，通過耐心的調治，增強了患者的體質，使本來不能忍受的治療方法得以實施，由此可見，食療及藥膳調理在整個腫瘤康復治療中的作用。

一、腫瘤藥膳的特點

　　腫瘤藥膳，與其它藥膳一樣，它必須具備藥膳的基本要求，必須考慮色、香、味、形的完美，使藥膳味美可口，讓病

人既能滿足食量之外，還應具備保持原料營養和治病價值，增加人們食慾。其藥膳的特點，可歸納以下幾個方面：

(一)針對腫瘤本身的防治，符合膳食的基本要求。

在配製腫瘤藥膳時，必須根據患者的具體病情，消化、吸收功能的強弱，應選用富有營養的食品，發揮烹調技術的作用，烹調出各種適合腫瘤患者的富有營養並具有一定防禦及治療價值的腫瘤藥膳。

在配製藥膳中所選用的某些原料，本身就具有抑製腫瘤的作用。如刀豆為豆科植物，味甘、性溫，具有溫中下氣、補腎健脾的功能。《本草綱目》中記載：「主溫中下氣，利胃腸，止呃逆，益腎補元」之功效。在民間常用之配伍丁香、柿蒂治療食道癌、胃癌、肝癌等。動物實驗證明，對致癌病毒引起的小鼠移植腫瘤具有抑制作用。因刀豆種子含刀豆素、刀豆胍氨酸，和刀豆素 A、B 等。在腫瘤預防方面，實驗證明，某些中藥對腫瘤的防治有一定的作用。有這樣一個實驗，選用大鼠作實驗動物，將這些動物分成三組：一組為中藥組，餵以中藥；一組為西藥組，餵以具有一定防癌作用的西藥（維生素 C、A、E 混合物）；一組為對照組，餵清水。其間，間隔一定時間把大鼠肝臟切下一部分後繼續飼養致癌。把切下的肝臟作與肝癌形成密切有關的酶類測定，並做病理切片檢查，直到大鼠死亡。其結果表明，中藥組癌發病率最低，西藥組次之，對照組最高。而酶學上也表明，中藥組能改變肝癌形成過程中酶應有的變化。而西藥組雖有部分這種能力，但作用較中藥組差。可以這樣認為，作為對正常人群的防癌處理，把這項研究結果應用於實踐中去，並將這些防癌的中藥適當的方法改變成藥

膳，提供給人們，讓人們在日常飲食中起到防癌作用，降低癌症的發病率，相信易感者對這類腫瘤藥膳會很歡迎的。

㈡相輔相成提高療效並有一定治療價值

營養的補充本身也是一種治療。在配製腫瘤藥膳時，需考慮進食某一特定的藥膳後，對其所存在疾病的治療應有幫助。如腫瘤病人，在接受放射治療期間或結束治療後一段時間內，經常出現口乾舌燥等傷陰症狀，所以此時提供的藥膳應針對解決這一副作用，從而增加腫瘤患者對放射治療的耐受能力，消除和減輕患者因這些症狀而產生的痛苦。又如，某些腫瘤患者應用化療後，而致骨髓造血功能障礙，出現白細胞嚴重下降，並有噁心、嘔吐等消化道症狀，嚴重時迫使放棄化療，從而影響進一步治療的進行，得不到所期望的療效，這時所提供的腫瘤藥膳，應具有消除或減輕上述副作用的能力，使化療能夠正常進行。並且使化療所造成的一系列副作用減輕到最低點，致使取得更好的療效。通過腫瘤藥膳，有利於提高機體的免疫功能，增強機體的抗病能力，在治療腫瘤方面，更有一定的價值。

腫瘤藥膳的原料，包括食品與中藥兩部分。它們之間配製除考慮改善口味外，重要的是使它們相輔相成，提高藥效。要避免只考慮色、香、味、形而忽視效果，若配製不當，會造成害於腫瘤病人的後果，也不符合腫瘤藥膳的配製原則。腫瘤藥膳的配伍必須符合相輔相成提高療效的宗旨。總之，腫瘤藥膳應辨證配膳，才有利於腫瘤病人的康復。

二、腫瘤病人食物及藥膳的分類

(一)平日經常食用的肉類、果蔬根據不同的性、味可分為五類：

(1)熱類食物：羊肉、雞肉、山雀、薑、蒜、茴香、桂皮。

(2)寒類食物：鱉肉、魚肉、蚌肉、銀耳、芡實、菱角、荸薺、烏梅。

(3)溫類食物：驢肉、牛肉、禽蛋、乳品、胡桃肉、桂圓肉。

(4)涼類食物：蝦肉、蛤肉、海帶、海參、綠豆、西瓜、梨、紫菜、杏仁。

(5)平類食物：豬肉、鵝血、生苡米、山藥、香菇、百合。

(二)腫瘤辨證藥膳常可分為以下六大類：

(1)補益類：口蘑炖雞、黃芪煨鴨、冬蟲夏草鴨、雞蛋全蠍、當歸羊肉、人參蝦仁、山楂鮑魚、土豆知了、黃芪豬肝、百合肚肺、滋潤雙花、薺菜炒白果、人參胡蘿蔔、肉糜鯽魚湯、五汁飲、石斛生地飲、黃精玉竹飲、桂花蓮心粥、杞子山楂糕、黃芪山藥飯、人參飯、黃芪八寶飯、玉米橘核羹等。

(2)活血類：當歸黃花瘦肉湯、赤小豆鯉魚湯、茴香花生、山楂汁青魚、清蒸甲魚、雞金菠菜、蓮房魚包、乳香蛋丁、糖醋藕塊、冰凍綠豆湯、青團、當歸黃芪蒸雞、清蒸桃膠、紅橘羹等。

(3)軟堅類：黃藥子酒、海藻昆布湯、菝葜肉湯、守宮粉、斑蝥燒雞蛋、癩蛤蟆粉、豬肝百合散、薑韭牛奶羹等。

　　⑷清熱類：翠衣番茄開洋湯、荷葉乳鴿、蘆根薏米綠豆湯、蒓菜鯽魚湯、決明杞子凍、竹葉鴿蛋、雪羹湯、丹皮芋艿羹、生地粟米薏仁粥、茅根鹽水鴨、銀花鵪鶉、雪梨魚腥草、蔽菜鯉魚湯、紅藤蓮子湯、馬蘭根兔肉、橄欖羅漢果湯、馬齒莧粥、知母綠豆粥、白薇黃瓜肉絲湯等。

　　⑸對症類：可有出血、食慾欠佳、疼痛、發熱、水腫、咳喘等症，需給予對症類藥膳食用。

　　出血常服用藥膳為：阿膠地黃粥、蘆藕柏葉煎、荷葉藕節汁、苓藕飲、荷葉粥、馬齒莧槐花粥、蒸黃鱔豬肉、蕁菜粥等。

　　食慾欠佳服用藥膳為：穀芽麥芽茶、山藥扁豆雞金粥、生地穀芽粥、萊菔粥、山楂飯、橘皮粥、糖漬橘皮、消食茶膏糖、橘棗飲等。

　　疼痛常服用的藥膳為：薤蕘薤白粥、芝麻杜仲粥、檳榔煎、吳茱萸粥、紅花黑豆飲、雞內金赤小豆粥等。

　　發熱常服用的藥膳為：石膏粥、柴胡知母粥、綠豆粥、大麥米粥、天門冬知母粥、生地粥、西瓜飲、鮮香蕉根蜂蜜煎、銀花茱等。

　　水腫常服用的藥膳為：豬腎車前粥、桂心茯苓粥、紅棗茯苓粥、赤小豆冬瓜鯉魚湯、黑豆鯉魚湯、清蒸鯽魚懷茯苓、鯽魚赤小豆湯、黑魚冬瓜蔥白大蒜湯等。

　　⑹抗癌輔助類：為腫瘤病人放化療間出現的消化道反應、白細胞下降以及其它不適的輔助藥膳。如醋浸生薑飲（用於腫瘤放、化療出現噁心、嘔吐者）、決明子茶飲（用於腫瘤病人大便秘結者）、甘蔗白藕汁（宜用於腫瘤病人熱病津傷，反胃

嘔吐，營養攝入不足者）等。這裡就不一一例舉。

三、腫瘤藥膳的辨證配餐

腫瘤藥膳，是以中醫理論為指導，結合現代營養學、藥理學知識，選用有防癌抗癌作用的藥物和食物組成藥膳。根據腫瘤疾病不同的階段，應給予不同的配膳。為了使腫瘤藥膳發揮更大的作用，辨證配膳是不可缺少的一個重要環節。

(一)按中醫辨證論治的理論指導辨證配膳

中醫辨證論治，有它獨特的理論，應用這一理論，指導腫瘤藥膳的配製，以便更有效地在不同腫瘤疾病康復治療階段運用。如應根據患者的症狀，辨清陰陽、表裡、寒熱、虛實。然後針對病情，配製相應的溫、涼、寒、熱不同藥性的腫瘤藥膳。以虛、實而言，若患者虛症明顯，則根據中醫理論「虛則補之」的原則，在配製藥膳時應選用偏補的食物和補益類中藥組成；若是實證，則應採用「實則瀉之」的理論進行配膳，切不能亂用滋補食品或中藥，導致病情加重，造成不良的後果。又如以寒熱為例，若患者是寒證，應選用帶有熱性的藥物和食物配製藥膳；若是熱證，就應選用寒性的藥物和食物來配製。這就是「寒則熱之，熱則寒之」的道理。否則，再用溫熱的藥物和食物，就會加重疾病。例如：狗肉味甘、鹹，性溫，具有壯陽道、暖腰膝、養氣血、溫脾腎作用，故在冬令季節對於術後具有明顯脾腎陽虛者，可以適當配伍他中藥做成藥膳食用，常能收到較滿意的效果。如在盛夏季節又是熱象較盛的腫瘤患者，則不適宜。所以，運用中醫辨證論治的理論指導，進行辨

證配膳，對腫瘤的預防、保健及康復治療，有十分重要的意義。

(二)按腫瘤發病部位的特點辨證配膳

不同藥物或食物，它們的配合而調製成的腫瘤藥膳，對不同腫瘤有不同的保健、治療和康復作用。以單種食品為例，對消化系統腫瘤有防治、康復的食物有韭菜、蒓菜、卷心菜、墨菜、刀豆等，它們都有降逆止嘔和胃的功能，因腑以通為用；對呼吸系統腫瘤有防治、康復保健的食物有燕窩、蕺菜（魚腥草）、銀杏、枇杷、荸薺等，因為它們都具有潤肺滋陰的功能；對甲狀腺瘤或癌有防治、康復保健的食物有海帶、海藻、海參、牡蠣等，因為它有軟堅散結的作用；對皮膚扁平疣和尋常性疣贅有防治、康復保健作用的有生苡米、苦瓜、大蒜等，因它們有解毒化瘀，潤膚生肌作用；也有用花椒、烏梅、山茨菇治療婦科及乳腺腫瘤等，因為它們有燥濕解毒，清熱止血的作用。還有蘑菇、元魚、穿山甲、蜂王漿、魚鰾、白木耳、羅漢果等在防治各種腫瘤，都有一定的扶正袪邪作用，在腫瘤康復中應用十分廣泛。

(三)按腫瘤不同的階段辨證配膳

同一種腫瘤患者，在疾病的不同階段，在應用藥膳方面也不相同。以食管癌為例，若因普查時發現的早期患者，本人無特殊症狀，則腫瘤藥膳重點偏於在加強營養的同時，加強對腫瘤有治療作用的藥物，以提高機體對癌腫的抗病能力，為腫瘤患者下一步治療（手術、放療、化療）創造條件。對於病情已屬晚期的腫瘤病人，藥膳除了以加強營養外，重點應放在減輕患者的飲食不暢、噁心、嘔吐等症狀，增強機體抵抗力，並有

調理脾胃，補益氣血的藥理作用，有利於疾病的康復。

㈣按腫瘤的不同治療辨證配膳

腫瘤患者明確診斷後，應立即採取行之有效的治療方案。不同的治療情況，要給予相應有利的辨證配膳。如對於部分早期腫瘤病人，首選以手術治療，那麼在手術治療前就要選用增加患者體質、預防腫瘤繼續擴散的腫瘤藥膳；如手術後，則應配製積極促進康復的腫瘤藥膳。在手術後3個月到1年期間，腫瘤藥膳應重點在於預防復發和轉移上。再以放射治療為例，鼻咽癌患者主要治療手段以放療為主，放療時常出現口乾舌燥、頸項及面部皮膚放射性的損傷，而致陰虛火旺徵象，此時應進行滋陰清熱降火的藥膳，而在放療結束後，就應把重點放在減輕或治癒因放療所引起的副反應以及防止復發及轉移的康復治療的藥膳。對於接受化療的患者，應把腫瘤藥膳的重點放在減輕化療的副反應，如消化道反應，噁心、嘔吐者；化療後骨髓造血功能受抑制，而致白細胞降低者，這些都需要不同的藥膳配用，才能保證治療的順利進行，加快腫瘤疾病的康復。

四、腫瘤病人各個治療階段的膳食選擇

膳食的選擇，中醫強調因人因病因時而宜。《飲膳正要》中說：「調順四時，節慎飲食，起居不妄，使以五味調和五臟，五臟和平，則血氣資榮，精神健爽，心志安定，諸邪自不能入」。

惡性腫瘤以中國醫學觀點認為多屬陰疽、惡瘡、毒瘤等一類疾病，對人類危害較大。毒熱傷陰，耗傷正氣，造成正虛邪

實。由於病情複雜，採取的治療手段不同，因此膳食選擇也因治療方法而異。

(一)腫瘤病人手術後的膳食選擇

腫瘤病人手術治療後，臨床多見氣血兩虛，脾胃不振，既有營養物質的缺乏，又有機體功能障礙。因而在膳食調治上，既要注意適當補充營養、熱量，給予高蛋白、高維生素類食物，又要調理脾胃功能，振奮胃氣，恢復化生之源，強化後天之本。這是中國醫學固有的理論特點。在膳食選擇上除了牛奶、蛋類之外，一般病人多食用新鮮蔬菜、水果，如紅蘿蔔、胡蘿蔔、菠菜、韭菜、洋蔥、大白菜、柑桔、檸檬、山楂、杏乾等；要補充蛋白質和多種維生素，忌食母豬肉。然後根據外科手術部位不同，膳食選擇也有區別。

(1)頭部手術病人精神緊張，常有恐懼心理。除一般膳食外，多服補腎養腦，安神健智之品，如酸棗、羅漢果、核桃仁、桑椹、龍井茶、西瓜、冬瓜、茭白、蜂蜜、蓮子、香菇、元魚、豬腦、白木耳等。

(2)頸部手術（如甲狀腺癌、喉癌）多服些化痰利咽，軟堅散結之品，如杏仁霜、橘子、枇杷果、枸杞果、鴨梨、荔枝、海帶、海參、牡蠣、海蜇、紫菜、元魚、香菇等。

(3)胸部手術（乳腺癌、肺癌、食管癌等）多服養血補氣，寬胸利膈之品，如橘子、蘋果、枇杷果、羅漢果、桂圓、大棗、冬瓜、海參、元魚、穿山甲、蛤蚧肉、淮藥粉、苡米粥、百合粥、茨菇、糯米粥、杏仁、絲瓜、蓮藕、胡蘿蔔、茭白、荸薺等。

(4)腹部手術（胃癌、肝癌、腸癌、胰腺癌等）多服養血柔

肝，調理脾胃之品，如檸檬、橘子、佛手、香櫞、香蕉、羅漢果、大棗、山楂、菠菜、馬齒莧、鮮薑、蜂蜜、穿山甲、元魚、鮑魚、鵝血、雞肫、鱧魚、黃鱔魚等。

(5)泌尿系統手術（腎癌、膀胱癌、前列腺癌等）多服補腎養肝，通利膀胱之品，如枸杞果、梨、香蕉、木瓜、羅漢果、獼猴桃、核桃仁、桑椹、黑芝麻、西瓜、冬瓜、蓮藕、苡米粥、淮山粉、綠豆、赤豆、鯽魚、鹿胎、鹿鞭、馬齒莧、龍井茶、咖啡、白木耳、南瓜籽、鮑魚等。

(6)婦科手術（宮頸癌、宮體癌、卵巢癌等）多服養血調經，滋補肝腎之品，如石榴、羅漢果、枸杞果、無花果、香蕉、檸檬、桂圓、葡萄、核桃、桑椹、黑芝麻、西瓜、冬瓜、黑木耳、苡米粥、淮山粉、蓮藕、菱角、茴香、花椒、胎盤、綠豆、赤豆、元魚、鯉魚、鯽魚、雞蛋、牛奶等。

(7)四肢手術（軟組織腫瘤、骨腫瘤等）多服強筋壯骨，舒筋活絡之品，如枸杞果、無花果、羅漢果、木瓜、絲瓜、苦瓜、荔枝、核桃、桂圓、桑椹、黑木耳、元魚、穿山甲等。

(二)腫瘤病人放射治療後的膳食選擇

經過放射治療的腫瘤病人，臨床常見灼熱傷陰、口乾舌燥、舌紅光剝、脈弦細數、鬱熱傷津的現象。在膳食調理上，要注意多吃滋潤清淡、甘寒生津的食物，一般病人多用荸薺、菱角、鴨梨、鮮藕、蓮子、冬瓜、西瓜、綠豆、元魚、香菇、銀耳等食品。忌服用辛辣、香燥、油炸、煙酒等刺激性物質。然而由於放射治療腫瘤的部位不同，膳食選擇也有差異。

(1)頭部腫瘤放射治療時，除常用上述一般膳食之外，多服滋陰健腦、益智安神之品，如核桃、栗子、花生、綠茶、咖

啡、桑椹、黑芝麻、石榴、芒果、人參果、菠蘿蜜、紅棗、酸棗、豬腦、海帶等。

(2)頭面部、頸部腫瘤放射治療時，多服滋陰生津、清降火之品，如鴨梨、橘子、蘋果、西瓜、菱角、蓮藕、柚子、檸檬、苦瓜、蜂蜜、綠茶、茭白、白菜、鯽魚、海蜇、淡菜等。

(3)胸部腫瘤放射治療時，多服用滋陰潤肺、止咳化痰之品，如冬瓜、西瓜、絲瓜、橘子、白梨、蓮藕、茨菇、淮山藥、蘇子、紅蘿蔔、黃鱔魚、枇杷果、杏等。

(4)腹部腫瘤放射治療時，多服健脾和胃、養血補氣之品，如橘子、柑子、香櫞、楊梅、山楂、雞肫、鵝血、苡米粥、鮮薑等。

(5)泌尿及生殖系統腫瘤放射治療時，多服育陰清熱、補腎養肝之品，如枸杞果、無花果、西瓜、苦瓜、白日葵子、牛奶、雞蛋、花椒、茴香、香菜（香櫞）、胎盤等。

(三)腫瘤病人化學藥物治療後膳食選擇

經過化學藥物治療的腫瘤病人，臨床常見消化道反應，如噁心、嘔吐等和由於骨髓抑制導致造血功能受損引起血象下降等現象。在膳食調理上要注意增加食欲和食用營養豐富的食品。一般常用蕃茄炒雞蛋、山楂燉瘦肉、黃芪羊肉湯、蟲草燒牛肉以及鮮蜂王漿、木耳、猴頭菇、雞肫、香菜等食品，既補血又健脾胃，減少反應，提高療效，但要忌腥味。然而在化學藥物治療腫瘤時，由於使用藥物、病種及體質不同，膳食選擇也有區別。

(1)淋巴惡性腫瘤及白血病多用大劑量聯合方案治療，藥物副作用較大。在膳食選擇時，除上述一般病人常用的食品之

外，應多服益氣養血、補骨生髓之品，如蘋果、橘子、羅漢果、紅棗、元魚、鵝血、牛奶、雞蛋、菠菜、香菜、核桃、豬骨髓、牛骨髓、鹿胎盤、黃鱔魚、人胎盤、鯽魚等。

(2)實體瘤（肺癌、胃癌、肝癌、腸癌、宮頸癌、卵巢癌等）雖然部位不同，但應用的化療藥物副作用相似，在膳食選擇時除上述一般病人常用食品之外，多服補養肝腎、調理脾胃之品，如橘子、佛手、椰子、石榴、山楂、雞肫、黑木耳、蘑菇、赤豆、胡椒、鮮薑、鯽魚、蜂蜜、紅蘿蔔、蕃茄、馬齒莧菜、向日葵子等。

第六節 腫瘤病人康復期的忌口問題

　　中醫藥學認爲：食物的氣味與藥物一樣，也有寒、熱、溫、涼四氣，酸、苦、甘、辛、鹹五味之分。在一般情況下，人體在一定的幅度下，能自動綜合調節不同食物的性味，但在患病服藥期間，依照不同的病情，禁忌某些食品是非常重要的，這是歷代醫學家長期觀察積累的經驗。在《靈樞·五味篇》中就提出了：「肝病禁辛、心病禁鹹、脾病禁酸、腎病禁甘、肺病禁苦」的食療禁忌法則。臨床證明，某些腫瘤疾病的突然變化、康復期的延長以及癒後復發等等，有的與飲食不妥有關。

一、病情的禁忌

　　某些病需要禁忌一些食物，如疔瘡忌食葷腥發物；肺癆病忌食辛辣；水腫病忌食鹽；黃疸與泄瀉病人忌食油膩；溫熱病忌食一切辛辣熱性食物；寒病忌食瓜果生冷等，這是一般疾病的禁忌原則。腫瘤病人還應注意下列事項：

　　(1)蔬菜、瓜果性質多寒，能清熱解渴，根據「熱則寒之」的原則，適用熱性疾病，如發燒、咽喉病、腫物灼熱、腫脹、大便燥結等疾病。這些食物多爲生冷、性寒、容易使胃腸功能受到影響，故一切虛寒腫瘤病人的胃腹疼痛、嘔吐、泄瀉等症

均應慎忌。

(2)生薑、花椒、大蒜、酒等多屬辛熱，少食有通陽健胃作用，適用于寒性腫瘤病人的胃腹寒痛等症。若多食則生痰動火，刺激腫瘤，故對上焦腫瘤、皮膚腫瘤等病人均應慎忌。

(3)葷肥厚味、油炸食物，因其質地堅硬，且難消化，有損傷消化器官，凡屬口腔、舌、喉癌症以及食道、肝、膽、胃、腸腫瘤病人均應慎用。

二、藥物的禁忌

服用某些藥物，需要忌一些食物。如鱉甲忌莧菜；荊芥忌魚蟹；天門冬忌鯉魚；白朮忌桃子、李子、大蒜；蜂蜜忌蔥；鐵屑忌茶葉；補劑忌萊菔及鹼類食物等。

第七節 腫瘤病人康復期如何使用補藥

　　有人說腫瘤病人不能吃補藥，因爲補藥會促進腫瘤加速生長，容易復發和轉移。這種說法是根據不足的。

　　用補藥治療腫瘤，是中醫的主要治療法則之一，叫扶正培本法。中醫藥學認爲腫瘤的形成爲：「正氣不足而後邪氣踞之」。很多古代醫生認爲，腫瘤的形成與正氣虛弱有關，尤其晚期腫瘤多數是處於氣血不足，肝腎陰虛、脾胃不運的狀態。這樣就爲補法治療腫瘤提供了理論依據。中醫的補法是通過扶正以祛邪。具體對治療腫瘤來講，正氣是機體抵抗能力（包括免疫功能），邪氣是腫瘤的存在。而正邪相爭及消長就是疾病的變化過程。邪盛正衰標誌著腫瘤的進展；正盛邪衰標誌著腫瘤得以控制或縮小。兩者之間，正氣是矛盾鬥爭的主要方面。正氣盛衰是決定矛盾轉化的關鍵，扶正是根本，祛邪是目的，因此，在康復期治療應以祛邪當先，補法爲主，增強機體的抗病能力，防止腫瘤復發和轉移。補法的重要作用在於調理臟腑，補益氣血，增強機體免疫功能，所以一般在手術、放化療後應用，補法對抑制腫瘤復發亦有一定意義。

　　運用補法應注意的是：

　　1.選準補法適應症。辨清眞虛假虛，不可貿然誤投補藥，以免造成虛上加虛，實上加實之弊。古人總結的「至虛有盛候，反瀉含冤。大實有羸狀，誤補益疾」。這個經驗教訓值得

注意。

　　2.運用補藥要注意配伍。補法當中有直接補、間接補、峻補和緩補、滋補與溫補之分。這要根據病情而定，補氣時稍加行氣和補血藥，補血時稍加行血和補氣藥。理由是血屬物質，氣屬功能，氣血互生，氣率血行。補陽方中稍佐陰味，道理是「陰陽互根」、「陰生陽長」。峻補選藥要精，不宜龐雜，劑量要大，不能多服。緩補用于久虛，藥力不宜過猛。補方中要配用調理之品，使其物質與功能相濟並進。滋補藥多屬滯膩厚味，易礙脾胃運化功能，在方中應加入健脾開胃之品，才能充分吸收。添精補髓溫補方中寓以涼藥，以防助邪化熱，熱盛傷陰。這些都是在補法中值得注意的問題。

　　然而補法不是萬能的，它主要治療虛症。如無虛症不可濫用補藥。辨證不當，投予補藥，弊病百出：溫補助熱，滋補礙胃，峻補化火，緩補留邪。如不能掌握其弊病，會給病人帶來不應有的痛苦。

　　近年來，有些人用現代科學方法研究補藥，發現許多補藥都有增強機體免疫功能的作用。它是通過機體內因，調動機體防禦系統的功能，達到遏制腫瘤生長和擴散的目的。如中國吉林人參能大補元氣、調營養衛，治療虛症是卓效的補藥。西方學者經過研究認爲補藥有抗腫瘤的作用。日本人介紹人參提取物——蛋白質合成促進因子，對患癌症的大鼠代謝有良好影響，可增強大鼠的抗癌能力，而不利於癌症的生長。黃芪屬扶正培本藥物，黃芪多糖 FB 具有肯定提高正常人和腫瘤患者淋巴細胞免疫功能的作用，局部 GVH 反應明顯增強，淋巴細胞體外增殖作用顯著提高。

　　此外，健脾補氣的白朮和生苡米，滋陰補腎的女貞子和補骨脂，壯陽補腎的仙靈脾和桑寄生以及靈芝等，都對動物實驗性腫瘤有不同程度的抑制作用。中醫傳統的補腎方六味地黃丸，能抑制用亞硝胺誘發的小鼠前胃鱗癌，用以治療人的食道癌前期病變（上皮細胞輕度增生），好轉率在 85％以上，控制癌變和好轉率與未服藥者相比，均有顯著性差異。中藥十全大補湯能夠顯著減輕化學藥順式鉑毒副作用，對化療後的康復有一定作用。

　　由此看來，腫瘤病人在醫生指導下，可以服用補藥。

第八節　腫瘤病人康復期常用保健藥

腫瘤病人康復療養時，在醫生指導下常用保健藥可分調理機體控制病變和扶正培本預防復發及腫瘤康復家常食用藥物。

一、腫瘤康復、調理機體、控制病變常用藥

表5－1　腫瘤康復調理機體控制病變常用藥

藥　名	來　歷	成　　份	功　　能	主　　治	用　法
降火丸	北京市腫瘤防治研究所	苦參、山豆根、夏枯草、大黃、龍葵、青蒿、乾蟾皮、蜂房、半枝蓮、野菊花、生甘草	降火解毒，清熱散結	腫瘤病人毒火偏盛、咽痛發熱	每次6克（二丸），每日2次
犀黃丸	外科全集	牛黃、麝香、乳香、没藥、黃米飯	清熱解毒、化瘀散結	腫瘤病人毒熱內鬱、咯血發熱	每次2克，每日二次
牛黃清熱散	北京中藥三廠	牛黃、黃連、生寒水石、玳帽、冰片	清熱退燒，涼血止痛	腫瘤病人毒熱蘊結、惡寒發熱	每次3克，每日二次
連翹敗毒丸	中藥製劑手冊	連翹、防風、白芷、黃連、苦參、薄荷、當歸、荊芥穗、天花粉、甘草、黃芩、赤芍、柴胡、麻黃、羌活、金銀花、黃柏、紫花地丁、大黃	解毒化瘀，消痛散結	腫瘤病人瘀毒不化，復感外邪	每次6克（二丸），每日二次

蟾酥丸	外科正宗	蟾酥、輕粉、枯礬、寒水石、銅綠、乳香、沒藥、膽礬、麝香、雄黃、蝸牛、朱砂	化瘀散結，發熱疼痛	腫瘤病人發熱疼痛	每次2克，每日2次
白蛇六味丸	北京市腫瘤防治研究所	白英、龍葵、蛇毒、丹參、當歸、鬱金	利濕解毒，活血化瘀	腫瘤病人腫脹疼痛，胃癌、肺癌、膀胱癌可長期服用	每次6克（二丸），每日三次
內消瘰癧丸	瘍醫大全	夏枯草、玄參、青鹽、海藻、貝母、薄荷、天花粉、海蛤粉、白薇、連翹、熟大黃、桔梗、生甘草、生地黃、枳殼、當歸、硝石	消瘻散結，化痰軟堅	腫瘤病人瘰癧堅硬、甲狀腺癌及淋巴瘤可服	每次3克，每日三次
化瘀丸	北京市腫瘤防治研究所	丹參、當歸、雞血藤、乳香、沒藥、莪朮、艾葉、血餘炭、水蛭、川芎、紅花、桃仁、甘草	活血化瘀，消積除症	腫瘤病人包塊不消、舌紫面黑、痛經量少、合併B型肝炎者可常服	每次6克（二丸），每日二次
丹梔逍遙丸	內科摘要	柴胡、白芍、白朮、當歸、茯苓、甘草、丹皮、梔子、生薑、薄荷	調經解鬱，舒肝理氣	腫瘤病人肝鬱不舒	每次3克，每日三次
醒消丸	外科全生集	乳香、沒藥、麝香、雄精、黃米飯	解毒散結，化痰逐瘀	腫瘤病人陰毒不散	每次2克，每日三次
烏梅丸	傷寒論	烏梅、細辛、乾薑、黃連、當歸、桂枝、人參、附子、黃柏、蜀椒	溫中止痛，化瘀驅蟲	腫瘤病人兩肋疼痛，肝、膽、胰腺腫瘤的局部疼痛	每次3克（一丸），每日三次
白帶丸	良朋匯集	烏賊骨、山藥、芡實、黃柏、柴胡、續斷、香附、白芍、車前子、白果、赤石脂、牡蠣	溫經散寒，利濕止帶	腫瘤病人白帶淋漓，腰酸腿軟	每次6克（二丸），每日二次

耳聾左慈丸	小兒藥證直訣	熟地、山萸、山藥、磁石、丹皮、茯苓、澤瀉、竹葉	養陰潛陽	腫瘤病人放射治療引起耳鳴頭暈	每次6克（二丸），每日三次
朱砂安神丸	壽世保元	黃連、甘草、地黃、當歸、朱砂	清心養血，安神鎮靜	腫瘤病人心煩失眠	每次6克（二丸），每日二次
鐵笛丸	壽世保元	河子肉、茯苓、鳳凰衣、桔梗、青黃、麥冬、貝母、瓜蔞、甘草、玄參	潤肺養陰，清利咽喉	腫瘤病人聲音嘶啞	每次4克（二丸），每日二次
麻仁丸	金匱要略	火麻仁、厚朴、大黃、枳實、白芍、杏仁	潤腸通便	腫瘤病人大便秘結	每次6克（二丸），每日二次
山楂內消丸	醫療藥方規櫃	山楂、麥芽、五靈脂、桂皮、香附、法半夏、青皮、厚朴、砂仁、三棱、莪朮、萊服子	開胃化滯，消食化痰	腫瘤病人聲音嘶啞	每次6克，每日二次
小金丹	外科全生集	白膠香、地龍、當歸、沒藥、草烏、五靈脂、乳香、香墨、木鱉子、麝香	消腫拔毒，化瘀散結	腫瘤病人破潰難收、乳腺癌、淋巴瘤可常服	每次4克（二丸），每日二次
十灰散（丸）	十藥神書	大薊炭、小薊炭、側柏炭、茜草根、荷葉炭、白茅根、梔子炭、大黃炭、丹皮炭、棕櫚炭	涼血止血	腫瘤病人出血	每次6克，每日三次
化堅膏	天津市固有成方統配本	夏枯草、昆布、海藻、乾薑、鹿角、五靈脂、甘遂、大戟、牡蠣、白芥子、雄黃、肉桂、麝香、信石	活血散瘀，消堅止痛	腫瘤病人痰核瘰癧、乳岩堅硬	溫熱化開，貼於患處
梅花點舌丹	外科全生集	冰片、硼砂、蓽蕟子、沉香、血竭、乳香、沒藥、牛黃、麝香、珍珠、蟾酥、明雄黃、熊膽、朱砂	清熱解毒，消腫止痛	腫瘤病人局部紅腫疼痛	每次1克（三粒），每日二次

一粒珠	良方集腋	制穿山甲、乳香、没藥、牛黃、朱砂、珍珠、麝香、冰片、雄黃、蘇合油、蟾酥	活血消腫，止痛解毒	腫瘤病人局部紅腫堅硬	每次2克（一丸），每日二次
夏枯草膏	證治準繩	夏枯草	清火散結，化瘀止痛	腫瘤病人淋巴結腫大、甲狀腺腫大	每次15毫升，每日二次
提毒散	經驗方	煆石膏、紅粉、黃丹、冰片	化瘀拔毒，生肌收口	腫瘤病人局部破潰，久不收口	選擇適量敷於患處包紮或用拔毒膏貼在上面
錫類散	金匱翼	象牙屑、青黛、壁錢炭、人指甲、冰片、珍珠、牛黃	解毒化腐	腫瘤病人放射、化學治療引起口腔潰爛、咽喉糜爛、唇舌腫痛	每用少許，撒於患處

二、腫瘤康復扶正培本、預防復發常用藥

表5－2　腫瘤康復扶正培本、預防復發常用藥

藥　名	來　歷	成　　份	功　能	主　治	用　法
生血片	北京市腫瘤防治研究所	黃精、黃芪、雞血藤、枸杞子、菟絲子、女貞子、當歸、紫河車、生苡米、阿膠、升麻、卷柏、松板歸、白花蛇舌草	滋補肝腎，健脾生血	腫瘤病人放療、化療後骨髓抑制引起貧血	每次3克（六片），每日三次
理氣丸	北京市腫瘤防治研究所	黨參、黃芪、生苡米、柴胡、葛根、鬱金、穿山龍、紫河車、仙靈脾、川朴、白朮、甘草、生甘藥	健脾理氣，補腎強身	腫瘤病人氣虛乏力	每次6克（二丸），每次二次

滋陰丸	北京市腫瘤防治研究所	女貞子、黃精、花粉、赭石、沙參、山萸、肉蓯蓉、太子參、烏梅、石斛、陳皮、生山藥、天冬	滋陰清熱，補腎添髓	腫瘤病人放射治療口乾舌燥者可常服	每次6克（二丸），每日三次
九轉黃精丹	隋宮廷法製丸散膏丹各藥配本	黃精、當歸、黃酒	滋陰養血，健脾補氣	腫瘤病人肝虛貧血、面色失華可常服	每次6克（二丸），每日三次
滋陰補腎丸	北京市腫瘤防治研究所	生地、女貞子、菟絲子、枸杞子、覆盆子、寄生、骨碎補	滋陰補腎，養血生精	腫瘤病人精虧腰痛，低熱盜汗	每次6克（二丸），每日二次
溫腎壯陽丸	北京市腫瘤防治研究所	巴戟天、仙茅、仙靈脾、大雲、川斷、寄生、制附子	溫腎壯陽，補氣添髓	腫瘤病人腎虛腿軟，四肢惡寒	每次6克（二丸），每日二次
托里扶正丸	北京腫瘤防治研究所	川山柳、芫荽、升麻、葛根、牛蒡子、綠豆衣、艾葉、蛇蛻	托里扶正，補氣升血	腫瘤病人放化療引起的血小板減少	每次6克（二丸），每日二次
人參歸脾丸	濟生方	人參、黃芪、白朮、當歸、茯神、棗仁、遠志、木香、龍眼肉、生薑、大棗、甘草	健脾補氣，養血安神	腫瘤病人脾虛失眠	每次6克（二丸），每日二次
八珍益母丸	濟生方	黨參、白朮、茯苓、甘草、當歸、白芍、熟地、川芎、益母草	補氣養血，健脾調經	腫瘤病人月經不調，乳腺癌術後可常服	每次6克（二丸），每日二次
六味地黃丸	小兒藥證直訣	熟地、山萸、山藥、茯苓、丹皮、澤瀉	滋補肝腎，養血育陰	腫瘤病人腎虛盜汗，萎縮性胃炎或食道粘膜重度增生	每次6克（二丸），每日二次
五子補腎丸（五子衍宗丸）	證治準繩	菟絲子、枸杞子、五味子、覆盆子、車前子	滋補腎水，添精補髓	腫瘤病人陽萎、遺精、鬚髮早白	每次6克（二丸），每日二次
雞血藤膏	中國醫學大辭典	雞血藤、冰糖	養血和血	腫瘤病人貧血	每次20毫升，每日二次

養陰清肺膏	重樓玉鑰	地黃、貝母、玄參、丹皮、麥冬、甘草、薄荷、白芍	清熱潤肺	腫瘤病人咳嗽音啞，口渴咽乾	每次15毫升，每日三次
首烏強身片	經驗方	首烏、生地、覆盆子、杜仲、牛夕、女貞子、桑葉、豨薟草、金櫻子、桑椹子、旱蓮草	滋補肝腎，烏鬚黑髮	腫瘤病人腰酸腿痛，腎虛脫髮	每次6克（二丸），每日二次
海參丸	中國醫學大辭典	海參、胡桃肉、羊腰子、枸杞子、杜仲、菟絲子、巴戟天、鹿角膠、補骨脂、牛夕、龜板、當歸、豬脊髓	強精固腎，補氣扶虛	腫瘤病人腰酸腿軟，腎虛貧血	每次6克（二丸），每日二次
補中益氣丸	脾胃論	黨參、白朮、黃芪、甘草、當歸、陳皮、柴胡、升麻	補中益氣，升清降濁	腫瘤病人中氣下陷、內臟下垂、腹墜脫肛	每次6克（二丸），每日二次
虎骨木瓜丸	奇效良方	虎骨、白芷、川烏、海風藤、草烏、威靈仙、木瓜、川芎、當歸、青風藤、牛夕、黨參	舒筋活血，散風止痛	腫瘤病人手足麻木，四肢無力	每次6克（二丸），每日二次
冠心蘇合丸	上海中藥一廠	檀香、木香、乳香、朱砂、冰片、蘇合香	芳香開竅，理氣止痛	腫瘤病人胸悶氣短，胸痛、肋痛	每次3克（二丸），每日二次
愈風寧心片	北京市中藥三廠	葛根	活血化瘀，舒筋止痛	腫瘤病人耳聾、頭暈、頭痛、肩背痛、心絞痛	每次4片，每日三次
刺五加膠丸	黑龍江省一面坡製藥廠	刺五加、五味子	扶正固本，益智安神	腫瘤病人失眠心悸、咳喘乏力	每次2粒，每日三次
結核菌素（卡介苗BCG）	原用於結核病預防		增強抗體，抑制腫瘤生長	黑色素瘤術後、肺癌術後、急性白血病化療後	75毫克皮膚劃痕或注射用，因本藥有一定副作用，須在醫生指導下使用

短小棒狀桿菌菌苗	免疫增強藥		促進網狀內皮系統增生，激活巨噬細胞吞噬活性、抑制腫瘤生長	肺癌、乳腺癌、淋巴瘤及軟組織肉瘤	2毫克，每周一次，皮下或肌肉注射；靜脈滴注。本藥有一定副作用，須在醫生指導下使用。
鹽酸左旋咪唑	原係驅蟲藥		能使抑制的巨噬細胞和T淋巴細胞恢復到正常功能	肺癌、乳腺癌術後	每次50毫克，每日3次，每周3次，休息4天，每兩周爲一療程
茯苓多糖片	免疫增強藥		提高巨噬細胞的吞噬活性，提高抗體生成能力	腫瘤病人化療時合併使用	每次25毫升，每日2次，4~6周爲一療程
轉移因子	免疫增強藥		一般認爲能轉移特異性細胞免疫能力給受者的T細胞	白血病，頭、頸、頜面腫瘤，肝癌，肺癌均可試用	每次2毫升，每周2次，肌肉注射
干擾素（α－干擾素）	生物反應調節劑		爲一類抗病毒和細胞功能調節物質，係重要的抗腫瘤細胞因子，具有直接殺傷作用及免疫應答的調節作用	白血病、惡性淋巴瘤、多發性骨髓瘤、卵巢癌、晚期轉移性腎癌等均有一定療效，也用於腫瘤病人放、化療後手術的輔助用藥	每週3次，肌肉注射，連用數月到1年，可根據病情逐漸增減劑量，在3天內最大劑量可達2.4×10^{6} IU

			能促進活化T、B淋巴細胞的分裂與增殖，又能活化自然殺傷細胞（NK）和已被淋巴因子活化的殺傷細胞（LAK），以及促進T淋巴細胞產生淋巴因子（淋巴細胞素、γ-干擾素），誘導細胞毒性T淋巴細胞（CTL）的產生	對腎癌、惡性黑色素瘤、結腸癌有效。與LAK、手術、放化療相結合用於小腦星形細胞瘤、舌癌、喉癌、鼻咽癌和胃癌手術轉移者	
白細胞介素-2（IL-2）	生物反應調節劑				
胸腺素（Thy-mo-Sinum）	生物反應調節劑	由豬胸腺提取的8～6種不同等電點的蛋白質組成的混合物	可使由骨髓產生的乾細胞轉變爲T淋巴細胞，因而可增強細胞免疫功能，對體液免疫的影響甚微	爲放、化療的輔助藥。還有抗老、防衰的作用	每次2～10mg，每日1次或隔日1次肌肉注射與放、化療合用時每次10mg／㎡，每週2次

泰洛龍（Tilornu）	生物反應調節劑		對多種動物腫瘤有明顯的抑制作用，能促進巨噬細胞吞噬作用，增強抗體的產生，不抑制造血功能	對惡性黑色素瘤、皮膚轉移癌、腎癌有效。臨床多作爲腫瘤輔助治療劑。對抗腫瘤藥物所引起的繼發性血小板減少症有效	每次 0.3～0.5 克，每日1次口服，可連服 7～10 天，一般每天不超過 10 mg／kg
雲芝多糖 K（Krestinum）	生物反應調節劑	含38％蛋白質的蛋白多糖體	是較好的抗腫瘤抑制劑，具有增強巨噬細胞的吞噬作用，減輕抗腫瘤藥物對淋巴細胞轉化的抑制，與放療合用，則可使腫瘤細胞對放射線的敏感性增加	與放、化療合用增強抗腫瘤效果。亦用於肝損傷、慢性B型肝炎、原發性肺癌以及免疫功能低下的老人。對食管癌、肺癌、乳腺癌、宮頸癌術後復發有一定療效	每日 1～3 克，分 1～3 次，口服，連服 3～6 個月
化瘀生肌散	李岩腫瘤驗方選	三七、珍珠、輕粉、爐甘石、生龍骨、冰片	清熱解毒、化腐生肌、安神止痛	乳腺癌、唇癌、皮膚、宮頸癌、陰莖癌	細粉、外敷，每日一次
練金散	同上	赤練蛇粉、白芨、天南星、鳳凰衣、陳皮、瓜蔞皮、西洋參、沙參、灸鱉甲、靈乳香、辰砂、乳沒藥、龍葵、三七粉	解毒息風、燥濕化痰、消腫散結、補氣養陰	肺癌、食道癌、乳腺癌、子宮頸癌	制成細粉，每日3次，每次2克，白開水送下

豬苓飲	同上	豬苓、茯苓、魚腥草、沙參、麥冬、絞股藍、川貝、紫苑、仙鶴草、冬花、人參、太子參、銀花、瓜蔞、甘草、龍葵、女貞子、白毛藤、白花蛇舌草	滲濕利竅、止咳平喘，補氣滋陰抗癌	肺癌、乳腺癌、肝癌、宮頸癌、淋巴瘤	製成口服液，每瓶10毫升，每日一次，每次一瓶10毫升。注射液，每瓶2毫升，每日二次，每次2毫升，肌注
蟾蜍明礬止痛酒	同上	活蟾蜍三隻、冰片2克、明礬30克、高粱酒500克	解毒清熱、止血定痛、化腐生肌	肝癌、胃癌、膽囊癌及晚期疼痛	
玉蜀銀耳煎	同上	玉蜀黍、銀耳、胡核肉、冬蟲夏草、天冬、枸杞子、女貞子、木瓜、桑寄生	扶正培本、補藥抗癌	各種惡性腫瘤、正虛邪實者	煲湯代茶飲

三、腫瘤康復家常食用藥物

表 5－3　腫瘤康復家常食用藥物

名稱	科屬	性味	成分	功能	臨床應用
大蒜	百合科	辛溫，有強烈的刺激性氣味	蒜辣素、大蒜甙、蛋白質、脂肪、磷、鈣、鐵等	降血壓、消炎、健胃、鎮咳祛痰，強壯等 抗菌腸寄生蟲、鎮靜	預防流感、感冒、肺結核，結核性胸膜炎，急性闌尾炎，腸炎，阿米巴痢疾，驅鉤蟲、蟯蟲，高血壓，腦腫瘤，腫瘤病人食慾差者可服，食道癌、胃癌少用
香菜	傘形科	辛溫	胡荽油、沉香、木醇、松萜、二聚戊烯等	芳香健胃、驅風解毒	肉類食物中毒、消化不良、痔瘡腫痛、肛門脫垂、流感。腫瘤病人血象低及食慾差者可服
芹菜	傘形科	甘涼，無毒	黃酮類、揮發油、甘露醇、環己六醇、維生素、菸酸等	降血壓，鎮靜，解痙，健胃，利尿	高血壓、神經精神興奮、頭痛、頭脹、小便灼澀不利。腫瘤病人腹脹、便乾者可服

苦菜	菊科	苦、寒，無毒	蛋白質、脂肪、維生素	消炎解毒	化膿性闌尾炎、癰瘡、蜂窩組織炎、無名腫毒、乳癰、子宮內膜炎、宮頸炎、宮頸糜爛、附件炎、流感、急性咽炎、扁桃體炎、膽道感染、膽囊炎。腫瘤病人炎症難消者可服
油菜	十字花科	辛溫，無毒	蛋白質，維生素B、C、D	癰腫丹毒	丹毒、乳癰、疱瘡、無名腫瘤、蛔蟲性腸梗阻
菠菜	藜科	甘涼、滑，無毒	葉綠素，草酸，維生素A、B、C、鐵	利五臟、通血脈、下氣調中、止渴潤腸、助消化	慢性便秘、高血壓、痔疾、糖尿病、頭痛、風火赤眼、咳嗽氣喘。腫瘤病人貧血者可常服
馬齒莧	馬齒莧科	酸寒，無毒	維生素B、C，胡蘿蔔素，草酸，硝酸鉀，氯化鉀等	解毒殺菌	痢疾、腸炎、急性關節炎、膀胱炎、尿道炎、痔瘡出血、黃疸。腫瘤病人腹瀉者可常服
木耳	木耳科	甘平，無毒	脂肪、蛋白質、多糖類、磷、硫、鐵、鎂、鈣、鉀、鈉等	滋養益胃，和血養營	高血壓、血管硬化、眼底出血、便秘、痔瘡出血。腫瘤病人貧血者可常服
茶葉	茶科	甘苦微寒，無毒	生物鹼（咖啡鹼、茶鹼、可可鹼、黃嘌呤），黃酮類、鞣質，維生素A、B₂、C、麥角甾醇，揮發油等	興奮、強心、利尿、收斂、殺菌、消炎	急性胃腸炎和潰瘍病、細菌性痢疾、心臟病水腫、心力衰竭、外用（洗滌潰瘍瘡面）
海帶	海帶科	鹹寒滑，無毒	碘質、胡蘿蔔素、維生素B₁、B₂，蛋白質、脂肪、糖類	軟堅，利尿	淋巴結核、甲狀腺腫、腳氣浮腫、老年慢性支氣管炎，甲狀腺及淋巴腫瘤可常服

紫菜	紫菜科	甘鹹平	含氮物質，蛋白質，碘質，葉綠素，膠質，半乳糖酶，維生素A、B₂	營養、軟堅	甲狀腺腫、淋巴結核、淋巴瘤、腳氣病
生薑	薑科	辛微溫	薑油酮、薑油萜、水茴香萜、樟腦萜、薑酚、桉葉油精、澱粉、粘液等	溫暖、興奮、發汗、止嘔、解毒	外感風寒、支氣管哮喘、食物中毒、慢性胃炎、跌打扭傷、腰肌勞損、腰痛、肢體關節痛、風寒骨痛。腫瘤病人噁心、嘔吐、呃逆者可服
荸薺	莎草科	苦平甘寒	蛋白質、脂肪、澱粉、鈣、磷、鐵、維生素C	清熱、利尿、降血壓	預防流行性腦膜炎、高血壓、風火赤眼、全身浮腫、小便不利。肺癌可服
茨菇	澤瀉科	甘苦微寒，無毒	蛋白質，脂肪，糖類，無機鹽，維生素B、C，膽鹼，甜菜鹼等	解百毒和惡瘡丹毒	痱疹搔癢、毒蛇咬傷。甲狀腺和乳腺腫瘤可常服
胡蘿蔔	傘形科	甘辛微溫，無毒	胡蘿蔔素、蒎烯、左旋檸檬烯、胡蘿蔔醇	健胃助消化，驅蛔蟲	夜盲症、驅蛔蟲。腫瘤病人可常服
綠豆	豆科	甘寒，無毒	澱粉，脂肪，蛋白質，維生素A、B₁、B₂	利水消腫，清熱解毒	中暑煩渴、食物中毒、藥物中毒、高血壓。腫瘤病人浮腫、腹水、尿少者可常服
菱角	菱科	平，無毒	澱粉，葡萄糖，蛋白質，維生素B、C	止消渴、解酒毒、利尿通乳	食管癌、胃癌、酒精中毒、多發性扁平疣。腫瘤病人咯血、低熱者可服
藕	睡蓮科	甘平澀，無毒	澱粉，鞣質，維生素B、C	止血、化瘀	吐血、下血、衄血、高血壓、血友病。腫瘤病人低熱、咯血者可服
胡椒	胡椒科	辛大溫，無毒	胡椒辣鹼、胡椒辣脂鹼、水茴香萜等	下氣、溫中祛痰、健胃、解痙攣、抗癲癇	心腹冷痛、嘔吐反胃、朝食暮吐、慢性胃炎、胃弛緩胃內停水、宿食不消。婦科腫瘤及腦腫瘤可常服

花椒	芸香科	辛溫，有小毒	檸檬烯、枯醇、香葉醇、甾醇	健胃、驅蟲、溫暖強壯、利尿	關節腫痛、四腫不遂、萎縮性胃炎、慢性腎炎、浮腫腹水、蛔蟲腹痛、蛀牙痛。子宮體、宮頸出血者可服用
小茴香	木蘭科	辛甘溫	茴香腦、茴香酮、甲基胡椒酚	健胃、理氣、興奮、強壯、催乳、消疝氣	小腸疝氣、月經痛、慢性胃炎、胃弛張下垂、蛔蟲腹痛。腫瘤病人小腹下墜者可常服
橄欖	橄欖科	酸甘澀溫，無毒	香樹脂素、維生素C等	解酒、解魚毒、生津	防治流感、魚蟹、河豚中毒、癲癇
苡米	禾木科	甘微寒，無毒	糖類、脂肪油、氨基酸、苡苡素、維生素B_1	利腸胃，消水腫	胃癌、宮頸癌、青年性扁平疣可服
芝麻	胡麻科	甘平，無毒	脂肪油、油酸、亞油酸甘油酯	滋養強壯、潤腸、和血、補肝腎、烏鬚髮	血虛風痹、慢性便秘、髮枯髮落、脂溢性脫髮。腫瘤病人放療口乾舌燥者可常服
冬瓜	葫蘆科	甘微寒無毒	脂肪油，腺嘌呤，蛋白質，維生素B_1、B_2，菸酸，葫蘆巴鹼	利尿、祛痰、鎮咳	中暑煩渴、水腫腹脹、肺癰、腸癰。腫瘤病人胸水、腹水、浮腫及尿少者可常服
西瓜	葫蘆科	甘涼，無毒	磷酸、蘋果酸、果糖、葡萄糖、胡蘿蔔素、維生素C	清暑、解渴、利尿	慢性腎炎、糖尿病、高血壓、吐血、咽喉炎、肝硬化。腫瘤病人發熱、浮腫、尿少可常服
香蕉	芭蕉科	甘寒，無毒	澱粉、蛋白質、脂肪、胡蘿蔔素、維生素、鞣質	止渴潤肺、解酒毒、降血壓	高血壓，痔瘡出血，癰腫、瘰腫、咳嗽。腫瘤病人口渴、便乾者可常服
梨	薔薇科	甘寒微酸，無毒	有機酸，糖類，維生素B、C	潤肺、清心、止熱咳、消痰利水	感冒咳嗽、急性支氣管炎。腫瘤病人口乾、咳喘、咯血者可常服
石榴	石榴科	甘酸溫澀，無毒	鞣質、糖類、石榴皮鹼、生物鹼	驅蟲、殺菌	慢性細菌性痢疾、腸炎、腸結核、大便滑脫不禁、婦女帶下不止。扁桃體炎、急性結膜炎、老年慢性支氣管炎、驅縧蟲

酒	高粱酒或米酒	甘辛溫（燒酒性大熱）	乙醇	通血脈、行藥勢、祛風活止、止痛	腫瘤病人陰寒腹痛、風寒溫痹、神經痛、跌打損傷等可服
醋	米醋又名苦酒，古人稱酢	酸苦溫，無毒	醋酸，維生素 B_1、B_2，菸酸	消癥腫、治瘡癬、熏鼻治失血昏暈	腳癬、鵝掌風、腋下狐臭、凍瘡初起、食魚蟹過敏、膽道蛔蟲、急性傳染性黃疸型肝炎、呼吸道傳染病、高血壓。腫瘤病人包塊堅硬、胃酸缺乏之者可服用
飴糖	麥芽糖	甘溫，無毒	麥芽糖	補虛冷、健脾胃、潤肺止咳、補中益氣、主治虛勞腹痛	慢性萎縮性胃炎。腫瘤病人虛寒性胃痛、氣虛多汗、疲勞無力者可服
鯽魚	鯉科	甘溫，無毒	蛋白質、脂肪、無機鹽、維生素、菸酸	利水和胃、外用解毒、消炎、治癰瘡	慢性胃炎、營養不良性浮腫、腸風下血、噤口血痢、噁心嘔吐、惡瘡。腫瘤病人浮腫、腹水、尿少者可服
黃鱔	鱔科	甘大溫，無毒	蛋白質、維生素、菸酸	補中益血、療虛損	內痔出血氣虛脫肛、子宮脫垂、面神經麻痹。腫瘤病人貧血者可服
鱉	鱉科	鹹平，無毒	蛋白質、脂肪、菸酸、維生素	滋陰退熱	骨蒸勞熱、肝脾腫大。腫瘤病人腫塊堅硬、低熱、貧血脫肛虛弱者可常服
海參	刺參科	甘微鹹，無毒	蛋白質、糖類、脂肪、鈣、磷、鐵、碘、氨基酸	補虛損、理腰膝、止消渴、去黃疸、退水腫	高血壓、血管硬化、痔瘡出血。腫瘤病人貧血者可服
哈什蟆油	蛙科	甘平	蛋白質，脂肪，多種激素，維生素 A、B、C	滋補肝腎，強壯身體	老年性身體虛弱、精力不足、神經衰弱。腫瘤病人貧血者可常服
烏梅	薔薇科	酸澀平	枸櫞酸、蘋果酸、琥珀酸	斂肺、澀腸、生津、安蛔	腫瘤病人久咳不止、痰液稀少、久痢久瀉、煩熱口渴、暑熱煩渴、蛔厥腹痛、胃酸缺乏、膽區疼痛可用

蓮子	睡蓮科	甘澀平	澱粉、穀留醇	健脾止瀉、補腎固澀、養心安神	脾虛久瀉，脾腎虛損的白帶、遺精、遺尿，心脾不足的心悸、失眠、乏力。腫瘤病人放療後口腔潰爛可服
靈芝	多孔菌科	甘平，無毒	麥角甾醇、順蓖麻酸、反丁烯二酸、氨基酸、多糖類	補心安神、鎮靜鎮痛	高血壓、氣管炎、神經衰竭。腫瘤病人免疫功能低下可服
酸棗仁	鼠李科	甘酸平	脂肪油、蛋白質、植物甾醇、皂甙等	養心安神、益陰斂汗	腫瘤病人血虛不能養肝或肝火上炎之心悸失眠、自汗盜汗可用
肉桂皮	樟科	辛甘大熱	桂皮醛、桂皮乙酸酯	祛寒止痛、溫腎補陽、活血通脈	腫瘤病人肝腎脾虛、寒滯不通、虛寒引起胃脘痞滿，命門火衰，畏寒肢冷，陽萎尿頻，虛陽上越，腎不納氣之虛喘可用
鹿胎	鹿科	甘鹹溫	激素、鹿胎精、蛋白質、磷酸鈣、硫酸鈣	補腎助陽、生髓強筋	腫瘤病人腎陽不足，腰腿疼痛、陽萎、遺尿、腎精虧損、髓海不足、眩暈乏力、記憶衰退、帶脈不固、崩漏帶下、陰疽久潰不斂。腫瘤未行根治術者慎用。貧血可用
紫河車	胎盤	甘鹹溫	卵巢激素、黃體激素、乙氨基葡萄酰糖、右旋半乳糖、甘露醇、多種氨基酸	益氣養血、補精	腫瘤病人陰精虛損、氣血雙虛、腎虛喘咳可用
冬蟲夏草	麥角菌科	甘溫	蟲草酸、冬蟲夏草菌素	滋肺補腎、止血化痰	肺虛咳嗽、咯血、陽萎。肺癌、肉瘤可試用
胡桃肉	胡桃科	甘溫	脂肪油、亞油酸、蛋白質、多種維生素	補腎強腰膝、斂肺定喘、潤腸通便、殺蟲	腫瘤病人腎虛腰膝酸痛、兩足痿弱、肺陰不足之虛喘、體虛便秘、腦囊蟲可用
韭子	百合科	辛甘溫	硫化物、甙類、蛋白質、維生素C等	溫腎壯陽、固精	腎陽虛衰、陽萎、遺精、白帶、遺尿、食管癌梗阻不通
阿膠	驢皮熬劑	甘平	明膠蛋白、硫、鈣	補血止血、滋陰潤燥	腫瘤病人血虛萎黃、吐血、咯血、衄血、便血、崩漏可用

枸杞子	茄科	甘平	甜菜碱、胡蘿蔔素、硫胺、核黃素、菸酸、抗壞血酸、鈣、磷、鐵等	滋補肝腎、益精明目	腫瘤病人腰膝酸痛、頭暈目眩、目澀眼花、肝虛貧血可用
龍眼肉	無患子科	甘溫	葡萄糖，蔗糖，酒石酸，維生素B、A等	補心安神、養血益脾	腫瘤病人心脾虛損、失眠健忘、氣血不足、體虛力弱
桑椹子	桑科	甘寒	葡萄糖，鞣酸，果糖，維生素D、A以及無機鹽	滋陰補血	腫瘤病人頭暈目眩、失眠多夢、鬚髮早白、口乾舌燥
蘑菇	傘菌科	甘平無毒	多糖類，維生素 B_1、B_2、C，蛋白質，脂肪，無機鹽，鈣，磷，鐵	健脾養血、抗腫瘤	肝炎、胃潰瘍、糖尿病、白細胞減少症、惡性腫瘤
香菇	傘菌科	甘平無毒	多糖類抗癌物質、蛋白質	益氣健脾、驅風破血	肝炎、胃潰瘍、胃癌、白細胞減少症，腫瘤病人免疫功能低下可用
猴頭菇	齒菌科	甘平無毒	多糖類及多肽類抗癌物質、蛋白質、脂肪	健脾補腎、養血益氣	肝炎、慢性肝炎、胃潰瘍、胃癌以及腫瘤病人免疫功能低下可用
黑芝麻	胡麻科	甘平	脂肪，蛋白質，維生素 B_1、C	滋養肝腎、潤燥滑腸	肝腎陰虛、頭暈眼花、鬚髮早白。腫瘤病人津枯血燥、大便秘結者可用
山藥	薯芋科	甘平	粘液質、膽碱、尿囊素、精氨酸、澱粉、澱粉酶、碘質	補益脾胃、潤肺補腎	脾腎虛弱、食少體倦、泄瀉、白帶。腫瘤病人肺腎氣陰俱虛之久咳、腎虛夢遺滑精、小便頻數可用
大棗	鼠李科	甘溫	蛋白質、脂肪、澱粉等	補益脾胃、安神養營、生血補氣	脾胃虛弱、臟躁症。腫瘤病人氣血不足、血小板減少者可用
桃仁	薔薇科	苦甘平	脂肪、蛋白質武類	活血祛瘀、潤燥滑腸	血滯經閉、癥瘕積聚、肺癰腸癰。腫瘤病人瘀血作痛、腸枯可用

火麻仁	大麻科	甘平	脂肪油、蛋白質、揮發油、維生素E、卵磷脂、植物甾醇等	潤腸通便	適用於腫瘤體虛便秘及熱性病後津枯血少、腸燥便秘
山楂	薔薇科	酸甘微溫	枸櫞酸、蘋果酸、抗壞血酸、糖、蛋白質等	消食化疾、散瘀行滯	腫瘤病人食欲不振、油膩不化、肉積、乳積、腹痛泄瀉、瘀滯出血、疝氣偏墜、脘腹脹痛可用
雞內金	雞胃內膜	甘平	胃激素等	消食積、止遺尿、化石通淋	腫瘤病人飲食停滯、食積不化、脘腹脹滿、遺尿、小便頻數、陽萎遺精、砂淋、石淋可用
桂皮	芸香科	辛苦溫	揮發油、檸檬萜、脂肪酸、硬脂萜、黃酮貳等	理氣健脾、燥濕化痰	腫瘤病人脾胃氣滯、脘腹脹滿、噁心嘔吐、呃逆、消化不良、脾虛濕盛、胸膈滿悶，咳嗽痰多可用
杏仁	薔薇科	甘苦溫，有小毒	苦杏仁貳、苦杏仁酶	止咳定喘、潤腸通便	腫瘤病人咳嗽、氣喘、腸燥便秘，食慾不振可用
蘇子	唇形科	辛溫	脂肪油、維生素B_1等	止咳平喘益氣消痰、利膈和胃	腫瘤病人咳逆痰喘、腸燥便秘可用
枇杷果	薔薇科	酸平	揮發油、皂貳、維生素B_1、葡萄糖、枸櫞酸鹽、鞣質等	化痰止咳、降氣和胃	腫瘤病人肺熱咳嗽、氣逆喘息、胃熱呃逆、嘔吐可用

第九節　腫瘤病人康復期如何　　　　　　應用針灸療法

　　針灸療法是中國醫學的重要組成部分，廣泛應用於各種疾病，取得良好的療效。針法是用金屬製成的各種不同形狀的針具刺入人體；灸法是用艾絨或其它物質點燃後燻灼皮膚。針灸療法在腫瘤的防治研究及康復治療方面也引起人們的重視。近年來，已經開展了針灸療法在腫瘤學的臨床應用和實驗研究。以毫針和艾灸爲例，相對地說，刺法多用於腫瘤病人實證、熱證；灸法多用於虛症、寒證。

　　臨床方面在腫瘤疾病觀察的三類病症爲：(1)腫瘤病人的疼痛、發燒、腹脹、便秘、尿閉、失眠多夢、月經失調等症狀，收到減輕症狀的效果。(2)將瘢痕灸用於肺癌、胃癌，已觀察到改善一般症狀，提高機體免疫功能的現象。(3)對腫瘤病人放療、化療反應有提高血象和減少胃腸道反應的作用。

　　在實驗研究中，針灸對小鼠 Lewis 肺癌有一定的抑制作用，見到瘤體縮小與病理學改變，同時見到巨噬細胞吞噬功能增強。

　　針灸療法在臨床應用雖然有一定的療效，由於難以單獨觀察，很難評定對腫瘤局部具體的效果。但是，對腫瘤病對症治療，減輕痛苦，增強機體的抵抗力，以及康復期鞏固療效，預防復發是有一定作用的。

　　針灸療法康復治療腫瘤方面，一般認爲選穴與手法是取得

療效的關鍵。常用手法的原則爲：迎隨補瀉，調理爲主；常用穴位的原則是，循經取穴，遠隔當先。茲將常用手法及灸法介紹如下：

一、針刺手法

針刺手法包括進針手法，進針後手法，退針手法三種。

1.進針手法：進針前，病人採取適當的體位，使穴位暴露，便於操作。注意針具、醫者手指與針刺穴位皮膚消毒。進針透皮時要快，以減少疼痛。一般採用下面二種手法進針：

(1)單手進針法——用右手拇、食兩指夾住針體，下端留出針尖 1～2 分，迅速刺入皮下。然後將針體刺到一定深度，並行提插捻轉手法。對重要部位則不宜採用快速進針法，如胸肋部穴位，應當緩慢刺入，避免損傷臟器和出血。

(2)雙手進針法——用左手拇、食兩指夾住針體下端，留出針尖 1～2 分，右手持針柄，雙手同時用力，右手向下插，左手協助將針體刺入體內。

2.進針後手法：針體進入體內一定深度之後，用食指和大拇指前後捻轉或上下提插，直到出現感覺，稱「得氣」。針刺必須有感應，才能取得療疾，如果以瀉法爲目的就用強刺激，留針 30 分鐘以上，可起到治療疼痛、痙攣和鎮靜作用。如果以補法爲目的就用輕刺激，留針 10 分鐘以內，可達到醫治麻木、弛緩和興奮的目的。如果使用平補平瀉手法，就用中等刺激，留針 10～20 分鐘，可達到調理目的。

3.退針手法：以鎮靜爲目的，退針時用緩退或速退法，避

免局部遺留感覺。以興奮為目的，退針時用捻轉退針法，搐動局部殘留感覺，以調理為目的，退針時用輕微退針法。

二、艾灸方法

艾灸是用艾絨做成大小不同的艾炷（古人叫「艾壯」），或用紙卷做成艾條，在穴位處或疼痛處燒灼、燻燙的一種治療方法，一般用於虛寒性腫瘤病人。下面介紹幾種常用艾灸方法。

1.艾炷灸：將艾炷放在穴位上，用火點燃，燒至局部紅腫燙痛難忍時，用鑷子挾去。每穴灸 3～5 壯，每次用 2～3 穴，隔日一次。

2.化膿灸：先用大蒜液塗穴位，然後用較大艾炷貼在穴位上點燃。每穴可灸 5～9 壯，每次選灸 1～2 穴。灸後局部出現燙傷現象，皮膚潮紅，中間有一小凹陷，用消毒紗布或乾棉球清洗局部之後敷蓋。5～7 天灸瘡化膿，3～5 周會自行結痂。灸後注意預防感染。

3.隔薑灸：用大片生薑 2 分厚作為間隔，上放大艾炷點燃，待病人覺得灼燙，可將薑片略提起片刻，放下再灸，以出現燙傷為止。再用瓶蓋扣其穴上，保護水泡，使其自行吸收。一般可灸 3～5 壯。也可用隔蒜片灸、隔附子片灸、隔鹽灸等，方法相似。

4.艾條灸：一端點燃後燻灸患處，不著皮膚，以病人感到溫熱為準。一般可灸 10～15 分鐘。穴位根據病情選用。

5.溫針：溫針是在針刺之後，於針尾裹上艾絨點燃加溫。

可燒 1~5 次，以使病人能忍受的最高溫度爲準。

腫瘤病人康復療養針與灸的選擇原則一般爲：實證多用針刺，虛證多用灸法。

三、常見腫瘤康復治療的常用穴位

食道癌：天鼎、天突、膻中、合谷、胸堂（兩乳連線與胸骨相接處）。

胃癌：胃兪、膈兪、脾兪、足三里、條口、上巨虛、下巨虛。

肝癌：肝兪、內關、外關、公孫、足三里。

肺癌：肺兪、心兪、尺澤、曲池。

乳腺癌：乳根、肩井、膻中、三陰交。

鼻咽癌：風池、下關、上星、合谷。

喉癌：天鼎、三陰交、肺兪、風池。

甲狀腺癌：耳後髮際穴、沖陽、通里、少海。

顱內腫瘤：大椎、腎兪、環跳、曲池。

口腔腫瘤：合谷、足三里、下關、沖陽、地倉等。

胰腺癌：肝兪、足三里、中極穴、豐隆穴。

淋巴癌：天井、間使、關元兪、少海。

白血病：足三里、曲池、肝兪、血愁穴等。

脊髓腫瘤：大椎、腎兪、環跳、曲池。

骨髓瘤：腎兪、委中、百會、肩髃。

骨肉瘤：大椎、環跳、三陰交、外關。

宮頸癌：腎兪、關元、中極、三陰交。

膀胱腫瘤：關元俞、三陰交、血海穴、百會。

肛門、大腸癌：積聚痞塊穴、百會、中極、關元俞。

皮膚癌：合谷、大椎、肺俞、足三里。

黑色素瘤：三陰交、腎俞、大椎、尺澤。

四、常用穴位的取法及腫瘤康復應用症

根據其穴位的採法，應用於腫瘤康復階段的治療，參看表5-4。

表 5-4　**常用穴位的採法及腫瘤康復應用症**

穴　名	部位	手法	針感	康復應用症
胃俞	第12胸椎下旁開1寸半	斜刺5分	局部脹麻，放射至腰背部	胃癌術後，放化療後，胃脹、胃痛、呃逆、嘔吐
膈俞	第7胸椎之下，旁開1寸半	斜刺5分	局部脹麻，放射到胸背部	胃癌、肝癌術後、放化療後，腹脹、呃逆、嘔吐
脾俞	第11胸椎下旁開1寸半	斜刺5分	局部酸脹	胃癌、肝癌的胃痛、腹脹、食欲不振、消化不良
足三里	外膝眼下3寸	直刺2寸	酸脹向下放射，有時腹部感覺腸鳴	胃癌、大腸癌手術後或有胃痛、嘔吐、腹脹、腹痛
條口	上廉穴下2寸	直刺1寸	局部麻，放射到足部	下肢麻木，胃癌的胃痛
天鼎	扶突穴下，天突穴上外3寸	斜刺5分	局部脹麻	食管癌、肺癌手術、放化療後或伴咳嗽、咽痛、胸痛

天突	胸骨柄上緣凹陷處	深1寸向下向胸骨柄後緣斜刺	咽部有窒息樣感覺	食道癌的咽痛、咳嗽
膻中	胸骨上，平第四肋間兩乳頭連線中點	斜刺5分	局部脹痛	食道癌、縱膈腫瘤的胸痹痛、乳腺病
合谷	第一、二掌骨間之中點	向勞宮方向刺1~2寸	酸麻傳導至指、肘、肩	鼻咽癌、口腔癌手術、放化療後或伴頭痛、牙痛
肝俞	第9胸椎下旁開1寸半	斜刺5分	局部酸脹	肝癌、胰、腸癌、膽囊癌的呃逆、脇痛
內關	前臂內側正中兩筋間，腕上2寸處	直刺1寸	觸電感向中指放射	肝癌、胃癌伴有心絞痛、心律失常
外關	腕脊橫紋上2寸，兩骨間與掌側內關相對處	直刺1寸半	酸脹向周圍及中指、肘部放散	肝癌的肋間神經痛，前臂神經痛
公孫	足大趾本節後1寸赤白肉際	刺入2寸，可透湧泉穴	足底麻酸脹	肝癌、胃癌手術、放化療後或伴有胃痛、脇痛及痛經
肺俞	第3胸椎下旁開1寸半	斜刺5分	局部酸麻脹	肺癌手術、放化療後或伴咳嗽、喘息
心俞	第5胸椎下旁開1寸半	斜刺5分	局部脹麻放射胸背	食道癌合併心臟疾患、癲癇、食道狹窄
尺澤	肘窩橫紋上，兩肌中間	直刺3分	肘部麻脹，放射中指	肺癌導致前臂痙攣、咳嗽
曲池	曲肘橫紋頭外一橫指	直刺2寸	局部酸脹放射手肩部	肺癌、乳腺癌放化療後或伴咳嗽、痰盛
乳根	乳頭直下乳房下溝凹陷處，當第8肋間	斜向上刺1~2寸，不宜直刺	乳下脹痛	乳腺癌手術或放化療後，或伴發乳腺局部疼痛及增生

肩井	第7頸椎棘突和肩峰連線中點	斜刺1寸	肩背部酸脹，有時麻至手臂前側	乳腺癌合併子宮出血、乳腺增生
三陰交	內踝直上3寸，脛骨後緣一橫指	直刺2寸	酸脹向下放射，有時串膝部	宮頸癌、乳腺癌的尿閉、痛經
風池	項後枕骨下，大筋外側凹陷處	向對側眼窩方向斜刺1寸	局部酸脹，向上放射	鼻咽癌、鼻竇癌、眼部腫瘤的牙痛、頭痛、眼花
下關	耳前顴弓下、閉口凹陷處	直刺1寸	局部酸脹，向下頜關節放射	鼻咽癌、鼻竇癌、口腔癌的牙痛、頭痛
上星	頭部前正中線入髮際10分處	從前向後沿皮橫刺5分	局部酸脹	鼻咽癌、鼻竇癌的頭痛、頭暈
腎俞	第2腰椎下旁開1寸半	直刺1寸	局部酸脹	腎癌、膀胱癌手術後，或伴有腰痛、腰酸
關元	臍下3寸	直刺1寸半	局部酸脹，放射至外生殖器	宮頸癌、膀胱癌的尿閉、尿痛及痛經
中極	臍下4寸	直刺2寸	局部酸脹，向下放射到外生殖器	宮頸癌、膀胱癌的尿痛
天井	肘尖上方1寸	直刺5分	局部麻脹，放射到肘部	淋巴瘤合併淋巴結炎
間使	內關上1寸	直刺5分	局部麻脹，放射到指	淋巴瘤合併心悸、頭痛
關元俞	第17椎下，旁開1寸半	斜刺1寸	局部麻，放射到腰及小腹	膀胱癌、宮頸癌合併尿閉
上廉泉穴	喉結上方	針尖向後上方斜刺深達1寸	舌尖、舌根脹麻	肺癌侵犯喉返神經及舌下神經引起音啞、舌麻痺
止痛穴	翳風穴下1寸半	直刺1寸	局部脹麻沉重感	口腔癌合併頭痛、牙痛
扁桃體穴	下頜內5分	向舌根部直刺1寸	酸、麻、脹，放射至舌根咽喉部	扁桃體癌合併扁桃體炎
喘息穴	大椎旁開5分	向脊柱方向斜刺1寸	酸脹放射至胸、背	肺癌的咳嗽、哮喘

中端穴	第5～6胸椎間旁開5分	直刺1寸	沿脊柱放射，上至肩部	肺癌的咳嗽、哮喘
氣喘穴	第7胸椎旁開2寸	斜刺5分	局部脹感，有時放射至深部	肺癌的咳嗽、哮喘
百會	頭頂中央兩耳尖連線與頭中線相交處	斜刺5分	局部酸麻	頭痛、大腸癌併發脫肛
肩髃	肩之端，舉臂有空	直刺5分	局部麻、串至上肢	乳腺癌術後上肢腫脹、半身不遂
大椎	第1胸椎處	直刺5分	局部麻脹	肺癌的咳嗽、發燒
中脘	臍上4寸	直刺1寸	局部脹麻	胃癌術後併發胃痛、胃脹
天樞	平臍旁開2寸	直刺1寸	局部及全腹麻	胃癌、大腸癌的腹痛、腹脹
環跳	大腿上端關節凹陷處	直刺3寸	酸麻至足尖	脊髓瘤的腰腿痛、麻痹、無力
委中	膕窩中央	直刺5寸	酸麻脹、串至足部	脊髓瘤的腰腿痛、麻痹、無力、關節疼痛
少海	肘內側，曲肘端凹陷處	直刺3分	局部酸脹，上串頸部	淋巴瘤的頸淋巴結腫大
下食關穴	臍上3寸，左右旁開各1寸	直刺1寸	局部麻脹至深部	胃炎、胃癌、腸癌、合併梗阻
臍中四邊穴	臍中一穴及上下左右各1寸處各有穴	直刺5分	局部麻脹至深部	胃癌、腦癌引起的胃痛、腸痙攣
呃逆穴	乳頭直下交第7肋處	斜刺5分	局部麻痛	胃癌肝癌引起的呃逆、嘔吐
積聚痞塊穴	第2～3腰椎旁開各1寸	斜刺1寸	局部麻痛	腹部包塊引起的腹痛、腹脹
胸堂穴	兩乳頭聯線與胸骨體相交處	斜刺5分	局部及胸部麻、重感	食道癌引起的食道狹窄
龍頷穴	鳩尾穴上1寸半	斜刺5分	局部脹麻	食道癌引起的食道狹窄
痞極穴	第1～2腰椎旁開3寸半	斜刺5分	局部脹麻	因某些癌腫而導致的肝脾腫大

興隆穴	臍上1寸，左右旁開各1寸	斜刺1寸	局部脹麻	肝脾腫大
鬼信穴	拇指尖距爪甲3分	直刺2分	局部脹麻痛，出血	腦水腫
二趾上穴	足背第2、3距骨小頭之後緣凹處	直刺3分	局部麻痛	腹水
血愁穴	第2腰椎棘突處	斜刺5分	局部麻痛	出血不止
耳後髮際穴	耳垂後髮際處（顳骨乳突下緣）	斜刺5分	局部麻痛	甲狀腺瘤引起的甲狀腺腫大
冲陽穴	曲池與尺澤之間	直刺5分	局部麻，放射到頸部	甲狀腺瘤引起的甲狀腺腫大
通瘤穴	甲狀腺腫物	腫物上下各一穴針刺瘤體，瘤內相交	局部脹麻	甲狀腺瘤引起的甲狀腺腫大
乳根三針穴	乳頭下方交第5、6肋間處	斜刺向上、內、外各1針	局部麻	乳腺增生、乳腺癌的乳痛

五、腫瘤臨床辨證選穴

甲狀腺腫大：通里穴、冲陽穴、耳後髮際穴。

乳腺結節：乳根三針穴、三陰穴、肩井。

頭痛頭暈：止痛穴、百會、合谷、風池。

失眠多夢：心俞、百會、上星、間使。

噁心嘔吐：呃逆穴、膈俞、內關、脾俞。

食慾不振：足三里、胃俞、中脘、內關。

消化不良：足三里、脾俞、天樞、公孫。

進食不爽：龍頷穴、膈俞、玉堂穴、足三里。

腹痛腹脹：脾俞、足三里、積聚痞塊穴、鬼信穴。

　　大便秘結：足三里、天樞、臍中四邊穴。

　　月經不調：腎俞、關元、三陰交、肝俞。

　　大便減少：關元俞、三陰交、二趾上穴、中極。

　　咳喘：曲池、喘息穴、氣喘穴、肺俞。

　　痰盛：中喘穴、曲池、大椎、天突。

　　咯血：尺澤、喘息穴、血海穴、上廉泉。

　　發燒：大椎、曲池、環跳、合谷。

　　心悸：內關、足三里、心俞、間使。

　　脇痛：公孫、曲池、三陰交、積聚痞塊穴。

　　口乾：上廉泉、合谷、扁桃體穴、足三里。

六、針灸穴位圖：

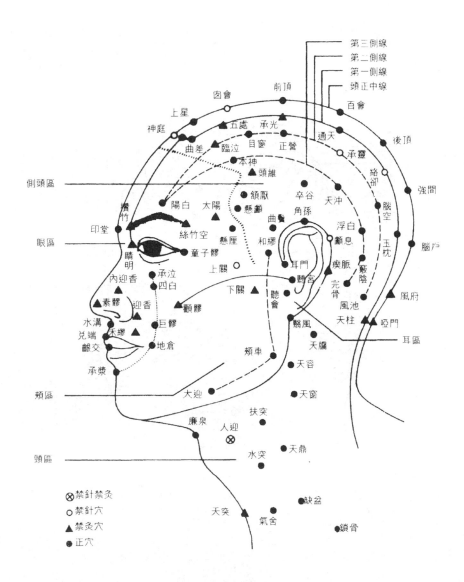

附圖1　頭頸部穴位圖

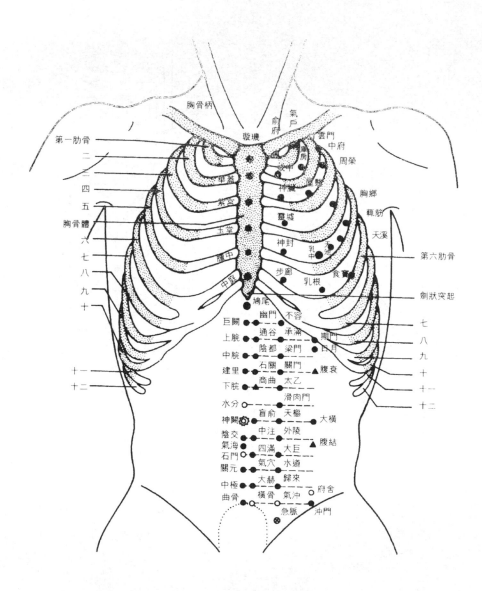

附圖2　胸腹正面穴位圖

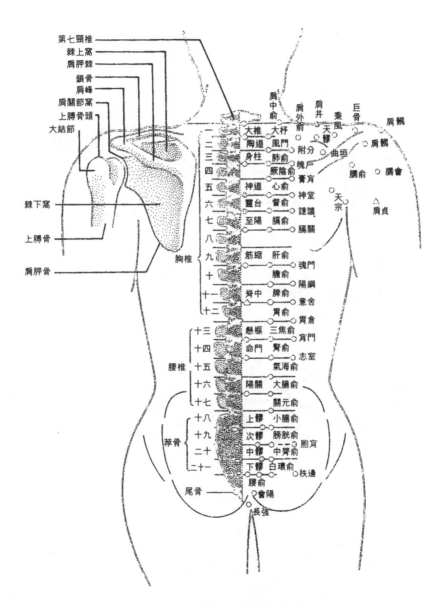

附圖3　背部穴位圖

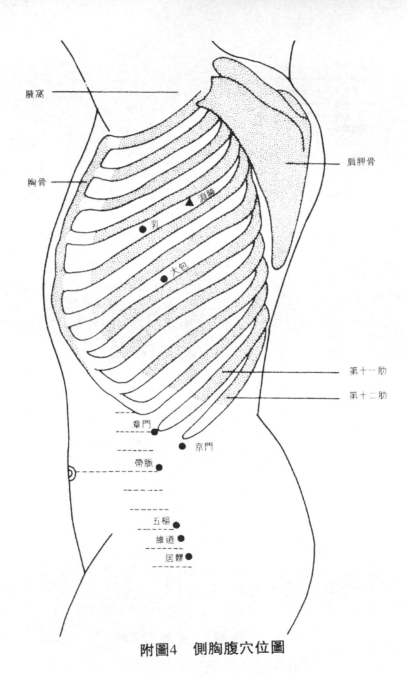

腋窩

胸骨

肩胛骨

淵腋

乳

大包

第十一肋

第十二肋

章門

京門

帶脈

五樞

維道

居髎

附圖4　側胸腹穴位圖

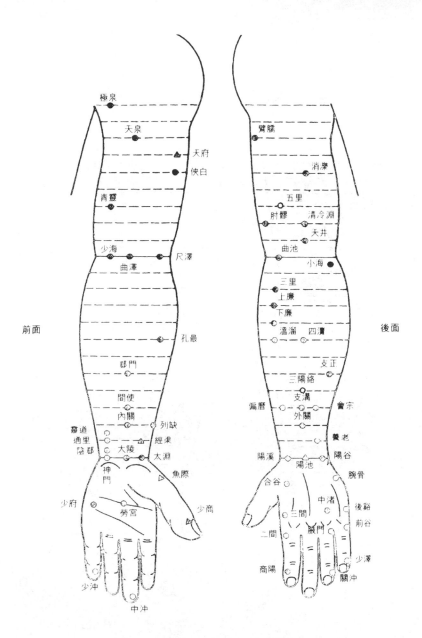

極泉
天泉
天府
俠白
青靈
少海　尺澤
曲澤
前面
孔最
郄門
間使
內關　列缺
靈道　經渠
通里
陰郄　大陵　太淵
神門
魚際
少府　勞宮　少商
少沖
中沖

臂臑
消濼
五里
肘髎　清冷淵
天井
曲池
小海
三里
上廉
下廉
溫溜　四瀆
支正
三陽絡
偏歷　支溝　會宗
外關
養老
陽溪　陽谷
陽池
合谷　腕骨
中渚
三間　後谿
液門　前谷
二間
少澤
商陽　關沖

後面

附圖5　上肢穴位圖

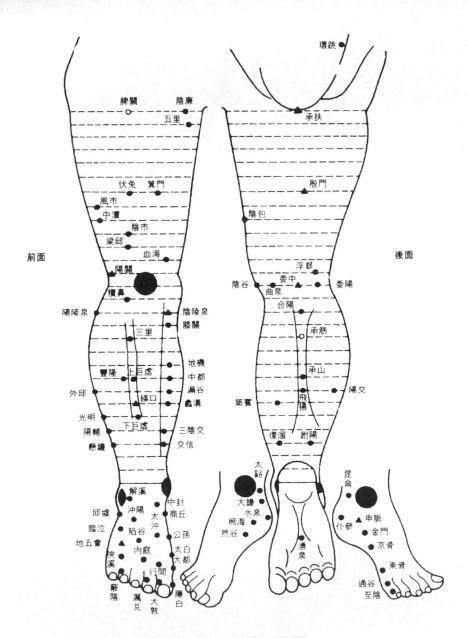

附圖6 下肢穴位圖

第十節　腫瘤病人如何選擇康復練功項目

　　氣功療法是中國醫學寶貴遺產之一。在古代文獻裡稱之謂養生、導引、吐吶、靜坐等方法。二千年前，中國第一部醫書《黃帝內經》中上古天眞論篇記載：「恬澹虛無，眞氣從之，精神內守，病安從來？」這是古代講的養生原理及練功基本原則作用和效果。如《素問‧異法方宜論》中講：「中央者，其地平以濕……故其病多痿厥寒熱，其治宜導引按蹻」。《靈樞‧病傳篇》說：「導引行氣」是治病的許多方法中的一種。《素問‧奇病論》指出：「治積必須服藥加導引」，「藥不能獨治」。同時「氣功」也是防治疾病及康復保健長壽的重要手段。

　　氣功的方法作為一種療法，它是在傳統的中醫理論指導下產生的身心鍛練方法，與現代的心理療法、體育療法、自然療法、信息療法等均有密切的聯繫和相似之處，可以說是這些療法的綜合運用，所以它在康復醫學中能發揮其獨特的作用。氣功問題在於對「氣」的概念要有正確的理解。顧名思義，「氣功」是在練「氣」上用功夫，而這「氣」不單指呼吸之氣，更重要的是指人的機能活動以及能激發和調節，推動機能活動的微觀物質。從形式上看，氣功鍛練離不開調整和鍛練呼吸，但實質上，氣功是以調整思想和鍛練注意力的分配與集中為主，再配合一定姿勢和按摩等導引動作來鍛練肌肉，這就是所謂

「調息練氣」、「調心練意」、「調身練力」的三調。通過三調對能對整個新陳代謝過程產生良好的影響。因此，氣功療法是通過自我調控意識、呼吸和身體，來調整內臟活動，加強機體穩定機制，從而達到祛病延年、康復保健的目的。其要點是發揮人的主觀能動性，通過精神修養和體質鍛練，從精神和物質兩方面來提高人在自然進化中的適應能力，以達到「身」、「心」的高度統一，使「形與神俱」，而達到康復保健盡其延年的作用。

中國氣功的功法盡管很多，但就類型上可以分為四大類：第一類叫祛病功，其功擅長治病，如新氣功、松靜功等；第二類叫強壯功，練這類功強壯身體的作用比較明顯，如武術中的各種內家拳、形意拳、太極拳、八卦拳、硬氣功等；第三類叫周天功，練功以後能使周身的經脈氣血通達，易於打通人們的周天，出現任督二脈的周天、十二經脈的周天；第四類是智能功，主要是能夠開發智慧和潛能。

腫瘤病人康復期常用的功法為：郭林新氣功、內養功、馬禮堂養氣功「六字訣」、自控功、形神莊氣功（智能功）、十二段錦、八段錦、五禽戲、二十四節氣坐功、站樁功、太極拳、練功十八法、按摩功法等。以上功法繁多，康復期的腫瘤如何選擇練功項目呢？以下四點來說明之。

一、根據自己原有基礎和愛好選擇練功項目

腫瘤病人如平時體質較好，作了根治術後又不甚衰弱，對哪一種康復保健方法有興趣，就可以選擇哪一種。如對站樁有

基礎或對五禽戲有了解，當然可以作爲首選項目。如果對以上兩種不熟悉，自己喜歡十二段錦、太極拳、馬禮堂六字訣之類康復保健法，也可以選擇其中的一到二種。

二、根據自己體質和病情選擇練功項目

素日體質強健，腫瘤早期作了根治術，對身體損傷不大者，可選擇運動量大的項目，如練功十八法、廿四節氣坐功、五禽戲等之類項目；如果體質較差，腫瘤治療不徹底，病後恢復較慢，應選擇新氣功、自控療法、太極拳等之類的康復保健法。選其一種，由易到難，循序漸進，也會收到良好效果。

三、根據自己的環境選擇練功項目

如果腫瘤病人在住院期間，缺乏練功場地，可以選擇一般氣功療法。如臥功、坐功、站功或按摩法。一旦病情好轉，出院休養則可根據自己基礎、體質、愛好、環境選擇練功項目，地勢平坦，空氣新鮮，有花草樹木，較爲清靜的地方爲練功優選環境。但如條件所限，還是因地制宜，不可強求。

四、根據腫瘤部位選擇練功項目

根據腫瘤部位，要剛柔結合地選擇練功項目。例如乳腺癌根治術後，往往出現同側上肢腫脹，功能障礙，應選用較強的練功方法。爲使其患肢運動幅度較大，促進血液循環，可選擇

新氣功或練功十八法。肺癌手術（或放射治療）選擇何種練功項目，都要適合自己的實際情況。所謂實際情況，就是從自己的體質和病情出發，旣不高攀，也不強求。譬如，按著練功要求，必須凌晨或拂曉到指定地點，按照規定時間，作到應有強度。這些對一般人來說是應該遵守的。古人有：「心不誠，功不靈」之說。但是，對於腫瘤病人來講，不能千篇一律，急於求成。腫瘤病人素日體質不同，病情不同，治療方法不同，預後不同，所以必須「原則要求，靈活應用」，避免意外情況發生。體質較弱的病人最好在醫生指導下，由家屬陪同進行練功為宜。

第十一節　腫瘤病人康復護理

　　腫瘤康復護理是協助進入康復期的腫瘤病人盡快恢復生理功能的主要目標，對于作業療法、心理療法、飲食療法、針灸按摩療法、氣功導引療法、生活訓練、技能訓練及語言訓練的需要逐漸增多，而藥物療法的需要逐漸減少的康復病人，其臨床價值是十分重要的。中國傳統康復護理的範圍，側重於自我護理和家庭護理方面。

　　康復病人的自我護理，如《素問‧上古天眞論》所記載：「虛邪賊風，避之有時，恬澹虛無，眞氣從之，精神內守，病安從來」。這些都是康復護理的準則。後漢‧張仲景《傷寒論》和《金匱要略》中提出的服藥禁忌，陳濤《三國志‧華佗傳》和梁‧陶宏景《養性延命錄》所載五禽戲，以及散步、服氣、食玉泉等法，都已成爲經久不衰的自我護理和調養方法。以上方法從內容上看，均不越外避虛邪賊風，內重恬澹治心，注意起居飲食，加強身體鍛練等。通過實際證明，對腫瘤病人的康復，確屬有效方法。

　　康復病人的家庭護理方面，病人的家屬爲護理人員，有關這方面的例子，歷代醫書、史書和文學著作皆有許多記載，其中對老年人及腫瘤康復期的家庭護理說得更爲詳細。如宋‧陳直《養老奉親書》提出的老人住室、床褥、起居、飲食安排，行動須人照顧；清‧石光墀等的《仁壽編》中有關對父母、叔

侄、兄弟、夫妻等在疾病康復期的相互照顧和護理等，都屬於傳統康復護理學的範疇。

一、護理在腫瘤康復中的作用

護理是預防、醫療、康復中作為重要的組成部分之一。在腫瘤疾病康復方面，護理工作更是十分重要。要治好一個腫瘤病人，除了醫生的醫療工作外，離不開護理工作。而護理工作的好壞又可直接和間接地影響病人的康復治療效果。護理人員不但在臨床診治工作中發揮作用外，而且在腫瘤康復方面也發揮著重要的作用。

腫瘤病人在康復期，對可能發生的後遺症存在著顧慮和負擔，護士可針對其心理狀態、社會地位、家庭情況等不同給予分析、解決、轉移情緒，並通過語言的鼓勵，樹立戰勝疾病的信心，建立對醫護人員的信賴，解決思想上存在的問題，積極主動地觀察病人康復階段的病情變化，解決病人的具體情況，並為其創造清潔、安全、舒適的康復療養環境，已達到促進腫瘤病人早日康復之目的。

腫瘤護理涉及的範圍很廣，因此，護理人員必須掌握豐富的醫學科學知識、自然科學知識、以及社會科學知識。因為腫瘤康復護理有一定的專業性、技術性。護理人員還須懂得倫理學、心理學、社會學，甚至一般的教學原理，去解決來自各個方面、各種類型腫瘤病人康復的實際問題，才能更好的做好腫瘤病人康復的護理工作，減少其手術、放化療併發症，維持和提高其生存質量，糾正生活習慣，護理人員也應創造有利條

件，以利於病人的康復。

二、康復護理的措施

護理措施是根據病人的需要而總結出來的。所謂的病人，即是身體某部分或某個系統產生障礙的人。因此，在所有實際護理措施的設法使一個人的病殘部分康復，使之恢復對社會有用的人，護士的每個行動、每個護理程序，都是直接針對病人的具體問題而進行的。護士最能了解病人的病情和思想變化，不僅僅是要掌握基礎護理，更關注病人的病情和精神活動，同時要熟悉醫療儀器的使用，掌握康復護理的有效措施，才能使病殘人，成為一個完整的人存在，除了外形以外，是有意識、有理智和具有崇高理想的實體。康復護理有效措施，可歸納以下幾個方面：

1.護士應盡最大努力維護病人身體和精神健康，根據病人病情發展階段制定護理計劃和技術操作程序，包括提供良好的衛生清潔的環境，健康和愉快的氣氛，適當的休息和睡眠，充分的營養和有益的活動等。

2.在康復護理範圍內，運用可靠的康復原則，給病人創造條件進行功能鍛練。為了使病人能早日生活自理，常常在病情稍加穩定即可制定訓練計劃，循序漸進的教給病人洗臉、梳頭、刷牙、在床上活動和從床上轉移床下活動，並幫助病人維持關節正常運動的變動範圍等。

3.預防併發症，這是很重要的環節。如膀胱腫瘤及大腸癌術後，人工尿瘻或假肛，必須加強病人的胃腸及膀胱的護理，

訓練病人按時排泄，告訴病人將要排泄時的指徵，有尿瀦留者可採用按摩及適當的壓力排泄，同時還要通過定時定量的飲食控制、排泄時間，以逐漸恢復功能，達到病人清潔舒適，減輕病人因失禁引起的情緒波動；定時給病人翻身，防止褥瘡的發生，在骨突起部墊氣圈、海棉墊等。

　　4.康復護理在每個護理場所，必須做爲護理全過程的首要部分。任何病人，在疾病發生到一定階段，康復護理即已開始，並要落實在以下三方面：(1)盡最大可能使病人不發生併發症和後遺症；(2)護理人員、病人家屬要共同掌握疾病的轉歸和康復知識，並要具體實行；(3)幫助病人縮短康復時間，保證康復護理的連續性。

　　傳統康復護理的方法也較多，著重注意飲食起居、精神內守、加強身體鍛練以及家庭護理方面等，這裡不一一介紹，請參見有關章節（如飲食藥膳康復方法、心理康復方法及針灸氣功康復方法等）。

　　總之，康復護理的方法較多，認眞做好康復護理、預防各種併發症的發生，可減輕病人的身心痛苦，恢復健康，加速功能的恢復。

三、腫瘤病人康復護理常規

　　對腫瘤病人應該嚴格遵守保護性醫療制的護理。其基本精神在於配合醫療，保護患者。一方面免除一切外來不良刺激的影響，另一方面創造優美舒適的休養環境。護理人員（包括家屬）親切熱誠的關照，可使患者安心休養、增強戰勝疾病的信

心，減少併發症的發生。腫瘤病人無論採取那種治療，都會給病人造成很大的痛苦，如手術後的恢復、放化療後的毒副作用，爲了減輕其毒副作用及術後的身體恢復，加強康復護理，以加速病人的早日康復。

(一)生活環境方面護理

　　1.居室要簡單雅致，清潔整齊。室溫保持 10～20℃，相對濕度 50～60％。保持室內空氣新鮮，經常開窗使空氣流通。避免冷空氣直吹患者，以防受涼。室內陽光要充足。衣被要經常洗曬，定期更換。

　　2.室內保持安靜，減少一切不必要的噪音，保證患者有充分的休息和睡眠。臥床休息每日不少於 11 小時爲好。

　　3.根據病情開展適宜的娛樂活動。病情允許時，可鼓勵患者閱讀報刊雜誌，看電視、聽音樂。病情恢復期可進行適當的戶外體育、娛樂活動，以助恢復身心健康。

(二)腫瘤病人一般護理

　　病人住院期間，根據病情按分級護理醫囑執行。病人在家，也應該根據病情輕重，由家屬給予必要的協助。

　　1.遵照醫生治療用藥的要求，協助病人安排治療、練功、學習、工作、生活等作息時間，並監督執行。

　　2.注意飲食營養和精神生活，解除病人不必要的顧慮。必須給予極大的安慰。

　　3.對腫瘤局部要多加保護，防止壓迫和摩擦。如已破潰，注意保護瘡面，避免感染，經常更換敷料。

(三)腫瘤病人的特殊護理

　　1.腫瘤病人褥瘡的預防及護理：腫瘤病人長期臥床不能自

動翻身者，往往引起褥瘡。因此每日需要用濕熱毛巾揩洗及按摩骨骼隆起受壓處（消瘦者可用 50％酒精或樟腦酊按摩），敷以滑石粉，使皮膚保持適度乾燥。必要時在臀部加放氣墊，肢體處可放棉墊。局部紅腫時，可塗復方安息香酊。破潰者塗 2％龍膽紫藥水，並以消毒紗布包紮。如併發感染，可加服消炎藥。

2.腫瘤病人高熱護理：腫瘤病人發燒原因很多，除了醫生用藥治療之外，家屬應多給病人適口飲料，每日不少於 3000 c.c.。體溫在 39℃ 以上者，應給予溫水或酒精擦浴。對突然退燒、大汗淋漓者，應給人參湯、薑糖水口服，預防虛脫。

3.腫瘤病人大咯血、嘔血、便血的護理：腫瘤病人晚期常見之危象。有條件者急送醫院。大咯血者多屬腫瘤晚期破壞氣管或肺部血管造成。應首先將病人平臥（平臥時頭宜偏向一側），或臥向一側，用冰袋置于患側胸部，如果突然咯血窒息時，要使患者口腔張開，清除血塊，順位引流。頭置低位，傾斜 45～90 度，並叩擊背部，以利血塊或血液排出，並給病人吸氧氣，再速請醫生搶救。如嘔血、便血者，家屬護理時，首先讓病人安靜、平臥。如嘔血，要讓病人側臥，以免血液逆入氣管發生窒息。此時要禁食。如便血（或尿血、子宮出血），可給病人急煎人參湯 30 克和雲南白藥 1 克內服，及時請醫生處理。

4.腫瘤病人疼痛護理：中晚期腫瘤病人，由于瘤體增大，壓迫或侵犯鄰近器官、神經末梢或神經幹，即可產生頑固、持續劇痛。這種疼痛與腫瘤所在部位、生長方式和增長速度有關。在護理時根據疼痛性質、部位及全身情況給予處理。

　　為了使病人情緒安定，可給一般鎮靜劑。如果局部熱痛，可放置冰袋冷敷。若疼痛部位發涼，可用艾灸方法治療。一般情況均可使用針刺療法。但要遠端取穴，長時留針 30～60 分鐘，切忌不可直刺患處。關于按摩療法，一般主張除瘤體局部之外，均可進行。由于腫瘤疼痛較難控制，所以不宜過早給予強力止痛藥，更不能劑量過大，否則造成習慣癮癖，用藥無效，使病人更加痛苦。

　　5.腫瘤病人失眠的護理：腫瘤病人失眠的原因較複雜。多為精神緊張或病情痛苦而造成的。病人要認識到，能吃能睡是恢復健康的重要因素。俗話講心寬體胖是有科學道理的。在護理病人時，要創造舒適的睡眠條件。室溫不宜過高，被褥不宜過厚，晚飯不宜過飽，睡前不飲濃茶和咖啡。中醫講高溫則不眠，胃不和則夜不安，是臨床經驗的總結。如果因消化不良，脘腹脹滿而失眠，可用輕柔按摩催眠法，或針灸神門、足三里穴催眠，也可用耳針貼壓法及磁療等方法。氣功催眠也是行之有效的方法。由於病情加重引起的失眠應進行病因治療。

　　6.腫瘤病人貧血的護理：腫瘤病人可因失血而貧血，也可因治療影響造血功能和吸收營養障礙及腫瘤本身產生貧血。就醫時，要了解貧血的原因，進行有效的治療。護理應注意讓病人充分休息，增加營養，多吃蛋白質、維生素類食品，如雞蛋、牛奶、瘦肉、豆製品、水果及新鮮蔬菜。必要時可紅燒元魚加胎盤，每日一餐。同時調理消化功能，可用大山楂丸和針灸、磁療等方法，護理人員應注意病人因大便用力過猛而突然昏倒。

　　7.腫瘤病人昏迷的護理：腫瘤病人昏迷多由原發或繼發腦

瘤、肝癌以及各種腫瘤晚期衰竭引起。昏迷屬于危象，必須積極搶救和認眞護理。首先，應使患者安臥床上，床旁加用欄杆以防跌下。將患者頭側向一邊，以免口中粘液、痰塊或嘔吐物吸入氣管。如有此物，應及時吸出，保持呼吸道通暢，注意口腔護理，防止褥瘡及肺部併發症的發生，密切觀察病情，隨時做好搶救準備。

四、腫瘤病人治療後的康復護理

(一)腫瘤病人手術後的康復護理

　　1.心理護理：腫瘤病人手術後，由於疼痛、各種不適，以及正常生理功能的改變出現幻覺等情況，更需要護士和家人的關心及體貼。如全喉切除術後，病人出現失語，護士應備好紙和筆，耐心等待病人用書寫提出的主訴；又如對結腸造瘻口開放的病人，要及時更換假肛袋和污染的被服，以消除其焦慮和不安的情緒。

　　2.營養和飲食護理：(1)對於頸部手術病人，爲預防切口感染和發生吻合口瘻，術後多用鼻飼飲食，要特別防止鼻胃管堵塞或脫出和因而行插管有損傷吻合的可能。(2)對舌癌、喉癌術後吞嚥困難的病人，在進餐時，囑病人排除外界刺激，精神高度集中。(3)多數食道癌病人術後，因迷走神經被切斷，消化功能在較長時間內仍不正常，對脂肪吸收差，故應給予少量多餐，進少油易消化的飲食。(4)「傾倒綜合症」多見胃大部分切除術後病人。對此類病人應減少食物中糖的含量，改用高蛋白飲食，宜躺臥進食，並於食後繼續平臥半小時～1小時，同時

向病人說明產生上述症狀的原因，以消除其緊張情緒，此外，注意病人有無低血糖情況，因葡萄糖進入空腸後迅速被吸收，可刺激分泌大量胰島素而致低血糖。胃切除術後病人最初數年內由於吸收不良，易出現維生素 B_{12} 缺乏和貧血，應給予適當補充。(5)結腸造瘻病人瘻口開放後，即可進半流質飲食，如情況良好，2～3 日後改爲少渣飲食，避免進過多的纖維素（如芹菜、韭菜、粗糧等）和易致瀉食物（如油炸食物、果仁等）。病人常因不良氣味和腹脹而加重精神負擔，要協助病人摸索飲食規律，少吃易產氣食物（牛奶、豆漿、大量的白糖、蘿蔔等）和易產味食物（蔥、魚、菠菜、啤酒等）。

　　3.手術後環境和操作技術護理：病房設術後恢復室。對頭頸部及胸部手術行全身麻醉的病人，應制定統一的手術後護理計劃，如測體溫、脈搏、呼吸、血壓，觀察面色皮膚；晨間護理（洗臉、擦背、坐起等）；晚間護理（洗臉、擦背、洗腳、女同胞要洗會陰）、協助病人咳嗽；口腔護理，冲洗胃管、測胃腸減壓器、胸腔引流液；觀察病情（吻合口瘻、切口有無感染、乳糜胸、喉返神經麻痹、肺部併發症等）。一般開胸術後4～5 天，病人胸管拔除，能起床活動時，改二級護理，搬回原來病床。

　　通過臨床觀察，認眞做好術前指導，使病人了解術後活動肢體、更換體位、行深呼吸、咯痰，以及早期起床活動等，對術後能順利康復起決定性作用。術後應指導病人行有效的咳嗽、咳痰，適當活動肢體等，病人會主動配合，按要求去做，從而加速病人的康復階段，並可減少併發症的發生。

　　對口腔手術後不能張口或張口困難的病人，可用壓舌板和

喉鏡顯露口腔，以 1.5％雙氧水棉球擦洗後，再給予冲洗和吸引，吸引頭不可對切口，以免引起出血。面部縫合切口，可用酒精棉棒輕輕擦拭，保持局部清潔、乾燥，促進早期癒合。行皮瓣移植術病人，應密切觀察皮瓣的顏色、溫度，如發現有顏色蒼白或青紫、局部變冷情況，立即通知醫生。行頸、腋、腹股溝淋巴結清掃術病人，常於術後留置引流管接負壓吸引，應注意保持引流通暢，防止皮下積液影響癒合。行喉再造術及氣管形成術後的病人，需固定頭部於前傾位 25～30 度，以減少吻合口的張力。可用中藥桔梗、陳皮、薄荷、野菊花、瓜蔞各50 克作蒸氣吸入，對稀釋痰液、保持呼吸道暢通有良好的效果。

　　4.手術後的功能鍛練的康復護理

　　功能鍛練是提高手術效果，促進機體、器官功能恢復和預防畸形的重要措施。應使病人理解鍛練的意義，提高練功的自覺性。爲使病人術後及早開始練功，防止廢用性萎縮，術前應敎會病人練功方法，並列爲術後護理計劃的重要內容之一，每日按時組織病人練功，記錄練功進度，注意導引病人循序漸進，運動量要適中，防止活動過度，造成損傷。病人練功的情況，應對其功能恢復情況給予評估，指導繼續練功的要求，務使病人機體功能盡快恢復到術前的水平。

　　如乳腺癌根治術後，主要進行握拳、屈腕、屈肘、上舉和肩關節活動範圍的鍛練，要求病人兩週內達到術側手臂能越過頸摸到對側耳部，不致影響自理生活。開胸手術後，由於切口長、肋骨被切除，病人常因怕痛而不敢活動術側手臂，以致肩關節活動範圍受限，並造成肩下垂。因此，術後指導病人進行

肩關節功能鍛練，主要為上舉與外展，逐漸練習術側手扶牆抬高和拉繩運動，使肩活動盡量恢復手術前水平。頸淋巴結清除術後，病人不僅頸部肌肉缺損，並因神經被切斷造成斜方肌不同程度的麻痺而造成肩下垂，肩胛扭轉。因此，切口癒合後立即開始肩關節及頸活動範圍鍛練。如因下肢腫瘤行截肢術，術前教會病人學使用拐杖，以便術後盡早練功，要求不僅在平地上行走，如需要可練習上下樓梯。因安裝義肢有賴於全身肌肉的鍛練和發育，故術前應進行雙臂拉力鍛練及健肢站立平衡訓練；術後盡早借拐下地活動，以預防廢用性萎縮。國外有暫時性的義肢，有助於病人及早開始起床活動又可預防病人產生幻肢痛等。

　　5.手術後重建器官的自理訓練的康復護理

　　對於腫瘤病人重建器官的自理訓練，護理時要支持病人進行其力所能及的活動，只協助其不能自理的部分，並向家屬說明自理訓練的意義，以取得配合。增強自理信心，逐步訓練自理能力，是癌症病人爭取康復的重要內容。

　　如全喉切除術及喉成形術術後，病人依靠永久性氣管造口呼吸，並失去發音功能。因此術後應訓練食道發音，聲音雖低，但足以解決病人生活和工作需要。可於切口癒合後開始練習，讓病人先嚥下一定量的空氣存於食道內，而於食道上端形成假聲門，使食道內的氣流緩緩逸出，即可發出微弱聲音，要督促病人堅持練習，才能掌握自如。利用食道發音，應訓練病人自行處理氣管造口，做到對著鏡子吸痰，清洗導管，更喚喉墊；造口蓋以溫紗布；以濕潤並過濾吸入的空氣。囑病人避免淋浴及游泳以防誤吸，避免重體力勞動和接觸粉塵、煙燻及有

毒氣體的工作。氣管造口後病人排涕困難，咳嗽力弱，應注意保暖，預防感冒，並保持大便通暢，為防造口狹窄，一般病人需佩戴氣管套一年左右，囑病人不可隨意拔出。應用人工喉發音，近年來，頭頸外科手術趨向於減少全喉切除術，以保留較多生理功能，或在全喉截除時進行喉再造，在下咽部與氣管內構成通道或直接吻合，使肺部的氣流經下咽部通向口腔，起到發音作用，但喉再造易引起吸入性肺炎，病人宜進濃稠飲食，並避免使唾液和食物流入呼吸道，術後1周內不可做吞嚥動作，也不能講話，以促進切口癒合。

結腸造瘻術後，因永久性人工肛門位於乙狀結腸，術後初期使用假肛袋，至病人體力逐漸恢復，即可訓練自行處理假肛的方式及養成排便習慣，應注意飲食定時、定量，術後第五天開始每日由瘻口注入少量生理鹽水或使病人喝一杯涼開水以引起排便。囑病人注意保護瘻口周圍皮膚，每日用溫水、肥皂清洗，可服止瀉劑以抑制腸蠕動，並避免做增加腹壓的動作；遇有排便困難，可戴手指套塗油膏擴張瘻口，防止狹窄；出現腸粘膜脫出或回縮，應立即去醫院處理。

人工膀胱造瘻術術後，是在膀胱癌行膀胱全切、回腸代膀胱造瘻術後，因有尿液自瘻口不停流出，較難控制，需用性能較好的防水膠將膀胱造瘻袋粘貼於瘻口，下連橡皮管以隨時接尿，夜間可接於引流瓶上，以便病人安心入睡。換下的尿袋最好為一次性使用，或用稀醋酸浸泡以去其味。

(二)腫瘤病人放射治療後的康復護理

腫瘤病人放療後，常出現一些局部及全身性的放療反應，這些反應常使病人功能障礙、精神痛苦、情緒不安；放療後康

復護理是不可忽視的一方面，下面針對不同的放療反應採取相應的護理措施，加以介紹：

1.全身反應：由於射線殺滅腫瘤細胞及損害正常組織的毒素被吸收，在照射數小時或 1～2 日後出現。臨床表現爲：全身乏力、四肢酸軟、頭暈、頭痛、厭食，個別人有噁心、嘔吐等症狀。對於以上症狀康復護理首先囑病人照射前半小時，不可進食，以免形成條件反射性厭食。照射後使病人靜臥半小時，對預防全身反應有一定的幫助。放療初期，因消化液分泌減少，胃排空機能減弱，不必勉強病人進食，以免食物在胃內瀦留。鼓勵病人多飲水，每日 2000～6000 c.c.，以助毒素排出，注意增強病人的營養，並補充維生素 B_{∞}、B_6 及 C。必要時適當給予止吐劑、鎮靜劑或針刺中脘、內關、曲池、足三里、三陰交等穴。

2.骨髓抑制：放療病人，應每週查血象1～2次，當白細胞 $<4.0×10^9$/L（<4000 /mm^3）、血小板$<80×10^9$/L（8 萬/mm^3）時，給升血藥及家屬在飲食方面多調養，多食些補氣補血類食品，請參見表5－3。血象下降明顯者，需暫停放療。

3.皮膚反應：臨床上主要是大面積照射時或照射皮膚的皺褶及潮濕處，可出現一定的皮膚反應。皮膚反應可分三度：

①一度反應（乾反應）：皮膚有紅斑，有發灼和刺癢感，繼續照射對皮膚由鮮紅色漸變爲暗紅色，以後有脫屑。

②二度反應（濕反應）：皮膚高度充血、水腫、水泡形成，有滲出液、糜爛等。

③三度反應：潰瘍形成或壞死，侵犯至眞皮造成放射性損傷，難以癒合。在臨床上，放療中不允許出現此種反應。

後期反應：放療後數日或更長時間，照射部位可出現皮膚萎縮、淋巴引流障礙、皮膚水腫及深棕色斑點、色素沉著、毛細血管擴張。

對於以上反應的康復護理是十分重要的。照射前應向病人說明保護照射野皮膚及預防皮膚反應的重要性。內衣宜柔軟、寬大、吸濕性強；保護乳房下面、腋窩、腹股溝及會陰部皮膚清潔乾燥，防止乾反應發展爲濕反應。照射野可用溫水和軟毛巾輕輕沾洗，忌用肥皂，不可塗酒精、油膏及刺激性的藥物；照射野內不可貼膠布，因氧化鋅爲重金屬可產生二次射線，加重皮膚損傷；局部不可用熱水袋，要避免冷熱的刺激；外出時防止日光直接照曬。用電刮鬍刀時以免損傷皮膚造成感染。皮膚脫屑期切忌用手撕剝。發生乾反應，可塗以 0.2％薄荷澱粉或羊毛脂止癢；濕反應可塗以2％龍膽紫、冰片蛋清、四黃膏或氫化可體松油後暴露創面；如已形成水泡，應塗硼酸軟膏包紮 1～2 日，待滲液吸收後，再行暴露療法。

對頭部腫瘤病人在照射前應說明有脫髮可能，因毛囊對放射敏感，但停止放療 2～3 個月後可再生。

4.粘膜反應：口腔粘膜照射 10 天左右，可出現水腫，呈灰色、光澤消失，唾液變稠並相對增多；照射 15 日左右，出現充血，呈紅色、疼痛，唾液分泌減少、口乾，照射 20 日左右，出現假膜、味覺消失，約三週左右可恢復正常。

頭頸部照射前需潔齒，拔除短期內難以治癒的壞牙，以免放療後拔牙而導致骨髓炎和骨壞死。放療期間應保持口腔清潔，每次飯後用軟毛牙刷刷牙，最好用氟製牙膏，每日用口潔素含嗽 4 次。出現假膜時改用 1.5％雙氧水，口乾時用 1％甘

草水漱口或含嚼生甘草，亦可用麥冬、胖大海或金銀花泡茶飲。鼻咽或上頜竇照射時，需行鼻咽或上頜竇冲洗。

食道照射後可出現粘膜充血、水腫及炎性反應，使梗阻加重，造成吞嚥困難、疼痛及粘液增多。康復護理方面，囑病人每次飯後喝溫開水冲洗食道。不能進食的高度梗阻食道癌病人，需行胃造瘻或給予胃腸外營養。中晚期潰瘍型食道癌，粘膜壞死易造成穿孔，中段食道癌有穿入主動脈引起大出血的可能，應密切觀察疼痛的性質、有無嗆咳及生命體徵的情況。

全腹部照射 40Gy /4 週，可能出現腸狹窄、粘膜潰瘍、出血甚至壞死。全膀胱照射不宜超過 50～60Gy /6 週，否則會導致膀胱縮小，毛細血管擴張及膀胱刺激症狀及血尿，此時，康復護理應開導病人解除恐懼心理以及對症處理的措施。

5.放射性肺炎：胸部照射 1～6 個月，常發生放射性肺纖維變，臨床表現：氣短、乾咳，需給予對症處理，家庭護理多從飲食上給一些滋陰食品；如繼發感染就會繼發放射性肺炎，主要症狀有發熱、咳嗽、氣短、缺氧等，需給予吸氧及抗菌素治療。康復護理方面注意保暖，預防感冒。

6.放射性脊髓炎：脊髓受到較大劑量照射後，會出現損傷，多發生在放療後數月或數年，主要表現：開始有漸進性、上行性感覺減退，行走或持重乏力，低頭時有觸電感，逐漸發展為四肢運動障礙，反射亢進，痙攣以至癱瘓。治療需給予大量 B 族維生素神經營養藥物、激素和血管擴張劑，同時配合針灸、中藥、氣功氣康復方法。康復護理方面按截癱病人行常規護理，防止褥瘡及局部感染的發生。

7.角膜及晶體反應：在放療中，應注意保護角膜，用魚肝

油滴眼或用可體松軟膏。晶體對射線耐受性很差，照射 5～
10Gy /3～4 週可併發放射性白內障。所以放療期間囑病人保
護眼部。

(三)腫瘤病人化療後的康復護理

腫瘤病人應用化療後，常出現一些毒、副作用，化學藥物
在殺傷腫瘤細胞的同時，對增殖旺盛的正常細胞如造血細胞、
胃腸粘膜上皮、毛囊和生殖細胞等都有影響，常伴有不同程度
的毒性反應。因此，了解病人的治療方案，熟悉各種藥物的作
用原理，密切觀察化療後的病情變化，並採取各種不同的康復
護理措施，對護理腫瘤化療後病人，有著重要的意義。腫瘤化
療後護理，要注意以下幾點：

　　1.首先要了解用的是什麼藥物，在什麼時間、會出現怎樣
的反應，護理人員要心中有數，及時作好準備。

　　2.化療後，病人往往出現食慾減退及噁心、嘔吐等消化道
反應，此時應合理安排好病人的飲食，使病人及時得到足夠營
養。一般化療病人每天供給熱量 4000 千卡、蛋白質 2 克 /公
斤 /日。只要病人食慾好，應盡量鼓勵其進食。烹調口味鮮美
可口的菜肴，進食環境也應該幽靜、舒適；胃部不適時，給病
人多吃些蘇打餅乾。

　　3.出現藥物反應時，如噁心、嘔吐消化道症狀，給予胃腹
安治療；食慾差者，可服多酶片，食山楂餅等；有口腔潰瘍出
現者，則用 4％碳酸氫鈉液及口潔素含漱，每日 4～6 次。並
可在潰瘍處塗錫類散、雙料喉風散等。如應用阿霉素化療藥
物，對心臟有一定的副作用，多表現心慌、心律不齊，康復護
理要注意靜養、少活動，多食補氣補血之品，如大棗、桂圓、

白木耳等。應用大劑量的氨甲嘌呤對肝臟有一定損害，應給予護肝藥進行康復治療，多注意情志上護理，囑病人忌怒，因怒傷肝，從而更加重了肝臟的損害；多開導病人，讓病人情志舒暢，同時多食用動物肝臟等。應用順氯氨鉑化學藥物對腎臟有一定的損害，囑病人多喝水、多排泄，記 24 小時尿量，同時食用補腎之品，如枸杞子、元魚、香蕉、苡米粥等。大部分化學藥物都有抑制骨髓造血功能，其護理請參見放療後骨髓抑制；如應用化學藥物療程較多，用量較大，多次靜脈給藥，引起靜脈炎者，應停止靜脈滴注，局部熱敷、硫酸鎂溫敷或 2%普魯卡因加地塞米松封閉或理療。對於化療後引起脫髮者，多因血虛而致，康復護理時，多做病人思想工作，幫助購買假髮，同時多服補腎補血生髮之品。

4.盡量給病人安排在向陽的房間，日照每日不少於 3 個小時。房間安靜、舒適，可以適當布置書畫及花卉等。

5.要加強體育鍛練，可做適合本人情況的氣功，如內養功、六字訣、智能功，對於體力較好者可做八段錦、練功十八法、新氣功等。做功時不宜過勞，預防感冒。

附錄

一、20 例腫瘤治療有效病例舉例

例一：中藥治療腎盂癌，生存 14 年

金先生，64 歲，1960 年因全程血尿，經寧夏市立醫院作腎盂造影，診斷為腎盂癌，醫生建議作腎切除，患者拒絕手術治療，即給一般藥物處理。到 1972 年病情加重，進行膀胱鏡檢查，發現膀胱有片狀浸潤型腫瘤，經本院泌尿科從尿中找到癌細胞，又去上海某醫院診為膀胱癌，建議手術，病人仍拒絕手術治療。患者家屬當時考慮病人年齡較大，身體狀況較差，要求用中醫中藥治療，給予清熱利濕，解毒化瘀法則，共服中草藥 150 餘劑，症狀有所好轉，經膀胱鏡檢查及肛診，仍見膀胱頸部及三角底部腫部和前列腺肥大。1976 年 10 月來我門診就醫，因排尿困難，小腹疼痛難忍，排尿須彎腰成 90 度，加強腹壓後方可排出，口乾舌燥，舌紅脈弦。化驗檢查，尿鏡檢紅細胞 1～4，白細胞 0～1，蛋白微量，肝功未見異常，酸性磷酸酶為 11 單位，腎超音波檢查示：左右腎大小正常，範圍 11.5×6×5.5 厘米，未見腫大之腎臟。腎圖檢查雙腎輕度引流不暢，X 光胸部正側位片未見異常。證屬瘀熱、灼爍津液，陰虛火旺，血熱妄行；治宜降火滋陰，化瘀止痛；用降火

丸、岩龍抗癌口服液和化瘀通淋湯劑等抗癌藥物。服藥兩個月
後，患者小便較通暢，腹痛減輕，無血尿，尿常規化驗陰性，
未見癌細胞，腹病未發，飲食如常，體重較增加 2 公斤。同
年 12 月 11 日請泌尿科會診檢查，前列腺較大，無結石，無
砂石感，診為前列腺良性肥大，合併膀胱結石，再次行膀胱鏡
複查未見癌腫，病人遵醫囑帶藥回原地觀察，隨訪至 1977 年
膀胱癌無復發轉移，後因心臟病發作病逝，享年 80 歲。

例二：薈薹肺癌，91 歲壽終

楊老先生，80 歲，1966 年因咳痰帶血，發燒達39度，並
有胸悶氣短，食欲不振，逐漸消瘦。經北京協和醫院檢查，發
現左側胸腔積液，用青、鏈霉素抗炎治療兩個月，效果不佳，
病情進一步加重。同年 12 月 4 日給予胸腔穿刺，抽出血性胸
水 600 c.c.，經病理檢查，結果找到癌細胞（病理標本號為
252117），確診為晚期肺癌。於同年 12 月 21 日開始中醫治
療，主症為發熱煩渴，痰中帶血，胸痛氣短，咽乾口燥，不思
飲食，舌紅質暗，苔黃厚膩，脈沉弦數，證屬肺毒血瘀，陰虛
肺熱。治宜養陰清肺湯合岩龍抗癌口服液，處方用南沙參、石
斛、玉竹、元參、竹茹、瓜蔞、杏仁、佩蘭、仙鶴草、銀柴
胡、地骨皮、白英、白花蛇舌草等。連服30劑，燒退咳減，無
痰中帶血，飲食漸增，胸悶氣短減輕，二便正常，可起床活
動，複查胸片胸水無增多。以後間斷服原方，並隨症加減，睡
眠差時原方加朱砂、遠志、炒棗仁；飲慾不振時加神曲、焦三
仙；體力不足時加西洋參、黨參；痰不易咳出時加礞石、海浮
石、鵝管石等；三個月後無明顯症狀，停藥觀察，以後每半年
複查1次，均未見腫瘤複發轉移跡象。於 1972 年 9 月因左胸

痛、咳嗽、心悸、頭暈而突然暈倒；心電圖檢查示：低電壓、不完全左枝傳導阻滯，冠狀動脈供血不全。苔白膩、脈結代。中醫辨證為肺氣不足、胸陽不振、心血不暢，治療用二參湯和瓜蔞薤白白酒湯，症狀減輕，複查心電圖為心律失調，心臟供血不全。X 光胸片檢查肺紋理較深，左下部胸膜肥厚，未見腫瘤（占位性病變及陰影）。直至 1977 年均未發現復發轉移，後因心臟病加重而病故，享年 91 歲。

例三：心肌梗塞合併肝癌，生存 4 年

孫先生，56 歲，患者於 1974 年 2 月 23 日突然出現心前區憋悶，劇痛難忍，送北京醫學院附屬醫院經心電圖檢查示：心肌前壁梗死。遂入院觀察，治療後病情好轉，繼而又出現右上腹脹痛、發熱，體溫38度，皮膚及鞏膜出現黃染，化驗血象均在正常範圍，用抗炎治療無明顯療效，肝區包塊可觸及，而逐漸增大並有噁心；進一步檢查甲胎球蛋白為陽性，肝掃描占位性病變；B 超檢查示：肝左葉增厚、見小波結節波，未見膿瘍平段和膽囊液平。心電圖複查大致正常，X 光胸透未見異常，肝功能檢查膽紅素 1.8 毫克％、轉肽酶 265 單位，尿三膽陽性，診斷為肝癌。又轉北京腫瘤醫院複查甲胎球蛋白仍為陽性，經治療時輕時重，並有間斷發熱。同年 6 月複查肝功麝香草酚濁度試驗 20 單位、麝香草酚絮狀試驗（＋＋＋）、轉肽酶 222 單位，谷丙轉氨酶 100 單位以下，膽紅素總量 5.1毫克％（直接 4.7 毫克％），診斷肝癌。與上述相符。當時醫院建議化療，家屬未同意，而找中醫治療。

來我門診時，患者主症右上腹脹痛，發熱，納差，鞏膜及皮膜黃染，肝右肋下 2 橫指，劍突下包塊 5 橫指，舌質暗

紅，苔白有剝脫，脈弦，辨證為肝瘀毒熱，結成腫塊。治法活血化瘀，清熱解毒；處方：丹參 60 克、赤芍 10 克、鬱金 10 克、川楝子 10 克、紫河草 30 克、山豆根 15 克、白花蛇舌草 30 克、蒲公英 30 克、茵陳 30 克。每日一劑，水煎內服。同時服岩龍抗癌液，每次 20c.c，每日 3 次。服藥 7 劑後熱退，連服 18 劑，諸症均減輕。再服藥 2 個月後，黃疸消退，食慾增加，體重增加 1.5 公斤，肝臟回縮劍突下 3 橫指，質地漸軟。有時腰腿麻木加女貞子、牛膝，繼服原方到 9 月諸症皆退，無自覺不適，肝在劍突下 2 厘米，病情穩定，隔日服藥。複查甲胎球蛋白已轉為陰性。同位素肝掃描報告，肝右葉病變與 2 月份比較有明顯恢復，左葉稍大，鹼性磷酸酶 5 單位，火箭電泳每毫升 20 毫微克，轉肽酶 76 單位，谷丙轉氨酶 225 單位，治療改用黃精丸、六味地黃丸、舒肝止痛丸和複方磷酸脂酶及維生素 C 等。觀察到 1975 年元月，複查甲胎球蛋白定性已轉陰，轉肽酶 118 單位，火箭電泳每毫升 20 毫微克，肝功能已恢復正常，病人無自覺症狀，上班後經體力勞動，每 3 ～6 個月複查一次。但一直服岩龍抗癌液。隨診到 1977 年 11 月，患者因過勞、激動之後，感覺胸脘堵悶，腹瀉，腹脹伴尿少，相繼出現黃疸，皮膚肝區包塊，迅速增大，三週內臍上一橫指，凹凸不平。化驗胎甲球火箭電泳每毫升大於 1000 毫微克。超音波呈現束狀波和複波，轉肽酶 450 單位，谷丙轉氨酶 300～400 單位，經搶救無效於 1978 年 1 月 4 日昏迷一天後死亡，屍體解剖後發現肝臟巨大癌性包塊，破裂出血，並有肺轉移。

　　本患者從診斷肝癌後一直單獨採用中藥活血化瘀，解毒及

針灸治療，生存近 4 年。

　例四：肺癌死於胃穿孔

　張女士，54 歲，患者於 1977 年 12 月在英國皇家醫院因右側肺癌晚期而行姑息性切除術，術前後均予以放射性治療。因病人合併冠心病、糖尿病、支氣管炎和泌尿系感染，在治療肺癌的同時受到影響而加重。1978 年 3 月回中國來本院門診部採用中醫結合治療，當時檢查空腹血糖 128 毫克％、鹼性磷酸酶 2.2 單位、巨噬細胞吞噬試驗 50.5％、淋巴細胞轉化率爲 4.9％。舌質暗少津，苔黃厚膩，脈沉弦。用岩龍抗癌液每日 3 次，每次 20c.c.，加服養陰清肺丸，加味犀黃丸和蟾蜍酒治療。同年 4 月，病人咳鐵銹色痰，X 光胸片見縱隔增寬，並有結節，加清熱解毒藥後得到控制。5 月份檢查好轉，體力增強，體重增加。6 月發現右側坐骨痛，X 光檢查骨質缺損，考慮肺癌併骨轉移，進行局部小野放射治療 5200 拉得，配用補腎填髓中藥，方藥補骨脂、骨碎補、透骨草、元胡、木瓜等，服藥一個月後，疼痛消失，9 月份後複查 X 光坐骨破壞區已得控制，邊緣較前清楚。又因爲右肺近縱隔處陰影增大進行放射治療 4000 拉得，胸壁皮膚呈現嚴重的放射性皮炎，中心潰瘍，先後用蛋淸和膚輕鬆軟膏局部外敷，皮損得以改善。同時，合併化療雙重反應極爲嚴重，乾咳少痰，心悸氣短，自汗盜汗，疲乏無力，舌質紅絳，少苔，脈象沉細而數；血象下降，X 光檢查爲放射性皮炎；又因至親患病手術，而遭受精神創傷，身體過勞，突然血壓升高，心率增快，大汗淋漓，出現幾次虛脫現象，經搶救緩解。中醫辨證氣陰兩虛，心肺衰竭，治宜養陰補氣，強心益肺，方用五參飲加味（太子參、黨參、

丹參、沙參、苦參、麥冬、五味子、女貞子、瓜蔞、芒根、生薏米，寄生、仙靈脾），自服西洋參，羅漢果，繼用岩龍抗癌液及蟾蜍製劑，病情明顯好轉，症狀消失，體力恢復，經常操持家務，加強體育及氣功鍛練。截至 1979 年 7 月初，經檢查，未見明顯體表淋巴結和內臟轉移跡象，冠心病、糖尿病等病情較穩定至 1981 年 4 月死於胃穿孔。

例五：中藥治療壺腹周圍癌，生存 4 年

陳先生，72 歲，該患者於 1978 年 4 月因黃疸、發燒急診入北京醫院，合併感冒與慢性前列腺炎急性發作，平素有胰腺炎、糖尿病、膽道感染、氣管炎及濕疹等。經過抗感染與保肝治療後，發燒好轉，黃疸消退，但大便潛血陽性，血沉 20～35 毫米 /小時，轉肽酶 960 單位、乳酸脫氫酶 310 單位，上消化道造影，發現十二指腸降部潰瘍較前擴大，充盈缺損較前有進展，相當於乏特氏壺腹區可見局部性凹陷，懷疑惡性病變；又進一步以十二指腸纖維鏡檢查發現乏特氏壺腹上下均呈不規則息肉隆起，邊緣呈環形，表面顆粒感，在隆起緣中間呈凹陷潰瘍，高度可疑癌變。即行手術探查，發現十二指腸壺腹有惡性腫物，已浸潤胰頭部，肝左上部有 4 個轉移癌結節，膽囊腫大，總膽管擴張，因此不能切除腫瘤，只做膽囊空腸吻合，胃空腸吻合術。術中發現頻發室性早跳，經用利多卡因靜脈滴注好轉，術後怕影響心臟功能，未能行化學治療。來我門診採用中藥健脾利濕，合用腫節楓片及岩龍抗癌液，每日 3 次，每次 20c.c.。服藥二個月後，病情明顯好轉，出院後一直服藥觀察，無明顯痛苦，飲食好轉，體力增強，可步行到門診治療，經常進行康復鍛練，如打太極拳、舞劍及書法、繪畫

等，精神飽滿。1979 至 1980 年因吃過硬過量食物（山東包子、硬麵條），先後五次出現逆行感染，發冷、發熱甚至噁心嘔吐，胃脘刺痛，大便潛血，經用抗炎、清肝利膽、消導藥及紫雪散後，症狀很快消失。囑病人注意節制飲食，再未復發，但每逢陰雨天，右上腹部悶痛和手術瘢痕處疼痛。

1980 年 10 月檢查，肝於脇下觸不到（原肋下 2 厘米，劍突下 5 厘米），質不硬，無結節，無包塊，無腹水症，未見淋巴結轉移跡象，血糖 153 毫克％，轉肽酶 46 單位，血沉 20 毫米/小時，大便潛血轉陰性，尿常規見少許紅細胞，膽固醇 200 毫克％，一直到 1981 年 2 月患者病情穩定，情況良好。

患者從 1981 年 2 月份起自行停藥半年，又出現上腹部飽脹，食欲差，全身乏力症狀。複查時，上腹部飽滿，臍右上方皮下摸到可疑結節 1～2 厘米，質地較硬，化驗複查轉肽酶到 59 單位，血糖 154 毫克％，尿糖（＋），血尿便常規未見異常。病情日漸加重，體重減輕，上腹部包塊進行性增大，於 1981 年 9 月 5 日急診入院，化驗尿糖（＋＋＋），酮體（＋＋＋＋）、血糖 300～400 毫克％，用胰島素治療，尿糖得以控制。11 月初急性胃腸吻合口梗阻，經過中西醫搶救略有緩解，中醫增用參蘇飲和蟾蜍皮注射液，病人每日可吃了 3～4 兩主食，離床活動，但腫瘤發展較快，用藥難以控制，身體因糖尿病而致免疫功能低下，病情不斷反覆，由於病人呈現全身衰弱，服藥困難，於 1982 年 1 月死於全身衰竭。

例六：原發性肝癌七年後，未死於肝癌

魏先生，64 歲，患者於 1975 年底發現右上腹部腫物，伴有疼痛，腹脹，食慾減退及消瘦，半年來腫塊漸大，於 1976

年 5 月 10 日經密雲縣醫院診爲肝癌，轉來北京腫瘤研究所。檢查肝大，右肋下 10.5 厘米、劍突下 9 厘米、左肋下 2 厘米，胎甲球血凝法陽性，火箭電泳每毫升大於 1000 毫微克，超音波檢查爲密集微波，可見束狀波。肝臟同位素掃描示：左葉占位性病變，確診爲原發性肝癌。採用中西醫結合治療：選用氟脲嘧啶加岩龍抗癌液，每次 20c.c.，每日三次內服及蟾蜍酒治療。經六個月的治療後，自覺症狀消失，複查胎甲球血凝法陰性，火箭電泳每毫升小於 20 毫微克，超音波僅有 2 級微波，肝同位素掃描原占位性病變縮小。病人堅持輕微勞動，間斷服藥一年後住院複查，上述診斷標準均已恢復正常，並到北京腫瘤醫院複查肝臟同位素彩色掃描，證實占位性病變消失。病人後來全日勞動，無任何不適，以後，生存 7 年半，最後病故於腦血管意外。

例七：中心型肺癌中藥有效，預後失訪

陳先生，54 歲，該患者於 1975 年 4 月因胸痛胸悶、咳嗽、咯血伴心悸、氣短等症狀，經天津醫院 X 光胸檢查及斷層攝影，痰液塗片找到鱗狀上皮癌細胞，診斷爲右肺「中心型肺癌」。又到北京腫瘤專科醫院重複檢查，也被證實。因病人同時患高血壓、動脈硬化、冠心病，未行手術及放射治療，曾服中草藥一度穩定，因故中斷，未能及時治療。三個月後病情又見發展。1976 年 4 月來本院檢查，痰中仍有癌細胞，開始服岩龍抗癌液每日三次，每次 20c.c.；清燥救肺湯及乾蟾酒、雲南白藥，半年後症狀明顯改善，偶而咳血；食慾增強，體重增加了 11.5 公斤。1977 年初曾住院複查，仍有咳嗽、咯血。X 光胸片及斷層攝影示：肺右門陰影與前對比不見增大，也未

見縮小，病人屬於帶瘤生存。1977 年 5 月去天津帶藥回家治療。7 月初因感冒、發燒，中毒性休克而致心肺衰竭。急診住院搶救兩周，檢查腫瘤有所發展，繼續用五參飲、雲南白藥、腫節風、蟾蜍皮注射液等藥物治療，病情得以緩解，燒退咳減，檢查腫瘤無明顯縮小，但病變仍在右肺並無遠處轉移，後因病人去外地而失訪。

例八：乳癌肺轉移，生存 8 年

周女士，41 歲，1969 年 5 月 31 日在本院行右側乳癌根治術，並切除雙側卵巢。1973 年 4 月發現咳痰帶血，經 X 光檢查雙肺有散在的腫瘤轉移灶。同年 6 月確診為乳腺癌根治術後併雙肺轉移，開始採用化療（氟脲嘧啶、環磷醯胺等），另加中藥觀察。患者病情時輕時重，肺部腫瘤逐漸增大，長勢較慢。在化療期間，中藥以補氣補血為主，方藥：當歸、生地、黨參、白朮、紅棗、枸杞子、黃芪、雞血藤等；停用化療期間以養陰清肺湯和蟾蜍酒為主。在白細胞極度下降時，用胎盤及生血丸有良好療效。4 年來，病人一直內服岩龍抗癌液，每日 2～3 次，每次 20c.c.，病情較穩定，從未臥床不起，也未住院，並能操持家務，自己能去門診複診。生存 8 年後，死於衰竭。

例九：直腸癌中藥加化療，生存 19 年

李先生，44 歲，患者於 1972 年因大便變形帶血，經北京腫瘤醫院直腸鏡行病理活檢，病理結果為直腸癌，因冠心病常發生心絞痛，未行手術治療，採用化療和中藥治療。化療藥物為氟脲嘧啶、絲鏈黴素等；中藥服岩龍抗癌液每日三次，每日 20c.c.。白頭翁湯加減：白英、馬齒莧、白頭翁、蛇苺、龍葵、

赭石、復花、雞血藤、當歸、川芎、地榆、槐花等，主要以清除下焦濕毒治療法則爲主。因病人合併全身（四肢、胸壁、皮下）多發性神經纖維瘤（直徑爲 1～4 厘米大小），亦有明顯壓痛，同時加用活血化瘀中藥如丹參、元胡、紅花、莪尤等。於 1977 年 5 月隨訪，一般情況較好，一邊內服中藥治療，一邊堅持工作，未見遠處轉移，大便同前，排便無痛苦。生存 19 年，後因腫瘤復發故去。

例十：多發性骨髓瘤早期誤診，又活十年

關女士，45 歲，該患者於 1969 年 7 月突然發冷，右下腹痛，不能站立行走，血沉 39 毫米/小時，按風濕痛治療 2 年，時輕時重。 1977 年，腰背痛加重，化驗血沉升高（60 毫米/小時），尿蛋白（＋＋＋＋），診斷爲腎炎。因發現多處關節疼痛，又診斷爲類風濕性關節炎。越治越重，臥床不起。1972 年12月住北京郵電醫院化驗尿蛋白（＋＋＋＋）、血沉爲 108 毫米/小時、血色素（Hb）爲 8.38 克％、白細胞（WBC）6600 毫米^3、X 光顱骨片（63085 號）見骨質呈彈洞樣破壞，較爲廣泛的肋骨、鎖骨、肩胛骨、脊椎骨、股骨及骨盆皆有小圓形斑片狀骨質破壞現象，骨髓片病理報告有多數原漿細胞，診斷爲晚期多發性骨髓瘤。採用烏拉坦治療後，白細胞急驟下降至 1450 /毫米^3、血紅素 8.9克％，出現噁心、嘔吐，進食困難，徹夜難眠。

在病危通知後，中醫會診停用烏拉坦，改小劑量環磷酰胺及 N－甲酰溶肉瘤素，大劑量溫補腎湯，補骨塡髓湯，每日一劑，口服。服藥 2 週後，血象逐漸回升，疼痛減輕，飲食、睡眠好轉，四週後病人可以下床活動，繼續治療四個月

後，X 光複查骨質破壞得以控制，顱骨片有好轉趨勢，1973
年 5 月出院。病人一直在門診堅持中西醫結合治療。化療時
以中藥補腎養血，減輕毒副作用，配用生血丸，骨膠粒爲主，
療程結束時治以補腎塡髓，化瘀散結，用地黃飲子、三骨湯及
岩龍抗癌液每日三次，每日 25c.c.等。治療 3 年，病情明顯好
轉，血象恢復正常，白細胞（WBC）4700 /毫米³、血色素
（Hb）13 克%，血小板（PC）15.6 萬 /毫米³，血沉 20 毫米
/小時，尿本──周氏蛋白陰性，血漿蛋白電泳，白蛋白
59.8 克，$α_1$5.2%、 $α_2$28.7%、β9.7%、γ1.7%，病人自覺症
狀消失，可料理家務，而且自己兩次帶小孩出遠門探親，病情
穩定，未見復發跡象。病後第七年病人不願服藥，常中斷治
療，一年後（第八年）即 1977 年 7 月跌倒，右側股骨頸骨
折，但腫瘤未見新的發展，斷續服藥，至 1980 年信訪仍健
在。

　　例十一：中藥針灸，使癌性截癱站起來
　　王先生，28 歲，患者於 1965 年發現右腿變細，排便困
難，1966 年腿軟無力，在北京宣武醫院神經外科作脊髓碘油
造影試驗，發現第 2～3 腰椎梗阻，有杯形缺損（X 光號爲
17858），診斷爲脊髓馬尾神經瘤，行手術探查，切除馬尾圓
椎處 6×2×2 厘米大小，病理報告爲纖維星形細胞瘤，術後
放射治療，不久恢復工作。5 年後腰椎腫瘤原處復發，呈現腰
痛腿痛，下半身癱瘓，大便失禁，小便難排，經該醫院脊髓碘
油造影與術前徵象相同，患者要求再次手術。1973 年 7 月探
查發現第 1、2 腰椎處，有灰黃色腫物，部分囊性，腫物由脊
髓腔圓椎處長出，與馬尾神經緊密粘連，周圍境界不清，腫物

不能切除，決定減壓抽液，關閉縫合。出院後仍然下肢癱瘓，二便障礙，腰痛加重，導尿致尿路感染。術後未作放、化療，僅服中藥，因腰痛腿癱，下肢肌肉萎縮，畏寒喜暖，舌質暗紅，苔薄白，脈沉細。綜其脈證，結合病史，證屬腎虛髓傷，督脈不固：治用補腎填髓，強壯督脈；方用地黃飲子，岩龍抗癌液每日 3 次，每次 30c.c.，合用針灸，鼓勵鍛練。服藥一個月後，病人可下床活動，二便能排，兩個月後自己步行，四個月後騎單車門診看病，10 個月後症狀消失，體力恢復，蹲立自如，二便正常。經原手術醫院複查，未見明顯異常，開始恢復工作，經多次隨訪，未見復發跡象。患者病後 12 年，第 1 次術後 10 年，第二次復發治癒後至今，現今仍做鍋爐工。

例十二：晚期乳癌死於合併症

楊女士，57 歲，於 1974 年在密雲縣醫院外科行右乳癌根治術，術後一年發現右鎖骨上淋巴結轉移，病理活檢證實。因合併高血壓（血壓 200 /100 毫米汞柱）、腎炎（蛋白＋＋＋＋）、糖尿病（尿糖＋＋＋＋、血糖 454 毫克％），住院治療效果不明顯，回家療養。1977 年 7 月 4 日檢查病人，臥床不起，飲食難進，噁心、嘔吐，二便少，大汗淋漓，疲倦不堪，頭面部及下肢高度浮腫，舌暗少苔，脈沉細數。右乳切除，局部尚可，同側腋下瘢痕深處有一包塊（1×1 厘米），壓痛，粘連，右鎖骨上內外側各有一包塊（2×1 厘米），淋巴結腫大，較為固定，左側乳腺包塊（2×3 厘米），左側鎖骨上淋巴結 1×0.5 厘米，肝脾不大，少許腹水，頭面及下肢明顯凹陷性浮腫。根據上述，雖屬乳癌術後併淋巴結轉移，預後不良，但目前危及患者生命的是糖尿病、腎炎，如果血糖不

得控制或腎炎進一步發展，出現酮體中毒或尿毒症，病人均可昏迷，可於數日內死亡。腫瘤雖重，但無內臟轉移徵象，不致危在旦夕。

　　按照「急則治標，緩則治本」的原則先予補腎健脾，滋陰清熱，治療糖尿病與腎炎，佐以軟堅散結，控制腫瘤發展。方用六味地黃丸、二至丸加減（生地、雲苓、黃精、元參、寄生、女貞子、旱蓮草、丹參、鬱金、赭石、山慈菇、夏枯草、野菊花），同時服岩龍抗癌液每日 3 次，每次 20c.c.，繼服雙氫克尿噻、D860，20 天後尿糖轉陰，血糖 350 毫克%，血鉀 14.6 毫克，血納 276.6 毫克%，氯 61.2%、尿蛋白（＋＋）。汗止、食增、浮腫見消、下床活動，糖尿病及腎炎稍得控制。於是著重治療腫瘤，湯劑加入黃藥子、海藻、花粉，配用腫節楓、蟾蜍酒。30 天後，鎖骨上淋巴結明顯縮小，活動性增強，左乳包塊及右腋下結節消失而病人浮腫加重，腹水症明顯，食慾減退，胸中堵悶，疲乏無力，脈沉細，尿糖（＋＋＋），蛋白（＋＋＋）。重用補腎健脾，理氣利濕法治療，方用生地、女貞子、生薏米、黃芩、當歸、車前子、茯苓、茅根、萊菔子、冬瓜皮子、花粉、杏仁，併用優降糖、D860，氨苯喋啶、氯化鉀、強的松、環磷酰胺。治療 13 天後腹水，浮腫漸消，食慾改善，體力增加，室外活動。時至嚴冬，感冒發燒，引起浮腫加重，大便秘結，小便減少，誤服大劑量瀉劑，洞瀉不止，昏迷半天後死去。

　　例十三：古稀腎癌，12 年後仍有作畫

　　邵先生，73 歲，該患者於 1984 年初發現尿中帶血，經北京醫院確診為「左腎癌」，同年 5 月行手術切除治療，術後

患者高熱不退，乏力，咳嗽，食慾減退伴有消瘦。經 B 超、X
光攝片、化驗等檢查證實爲腎癌術後併肺、骨轉移，患者一度
處於危險狀態，醫院幾次以病危通知家屬，要求「做好一切準
備」。病人家屬要求用中醫辦法改善一下症狀，延長生命，死
得不痛苦的心理，來我門診求治。同年 6 月中旬，當時病人
一般情況較差，咳嗽氣短，疲乏無力，全身骨骼疼痛，舌質
紅，乾裂，少苔，脈沉細，證屬瘀毒不化，腎陰虛，肝火旺；
治以解毒化瘀，滋補肝腎法則。給予岩龍抗癌液每日 3 次，
每日 25 c.c.，口服，同時服中藥辨證湯劑，方藥爲生地、沙
參、梔子、茵陳、麥多、花粉、杏仁、黨參、木瓜、元胡、補
骨脂、透骨草等。服藥五個月後，自覺症狀減輕，體重增加。
複查 X 光檢查示：轉移灶較前縮小。化驗檢查均在正常範
圍，繼續服藥。中藥湯方以補腎填髓，化瘀解毒爲原則，方藥
爲：寄生、生地、山萸、土茯苓、丹參、女貞子、旱蓮草、蛇
蛻、牛膝、補骨脂、透骨草等，又服藥半年，骨骼疼痛減輕，
患者無其他不適，可自由行走，複查骨骼各處轉移灶消失，病
人院外療養半年後，繼續工作，現仍健在。

　　例十四：晚期鼻咽癌放療過量又復發，中藥治癒

　　陳女士，50 歲，患者於 1987 年 3 月出現鼻塞、頭痛、耳
聾、耳鳴及鼻涕帶血，在廣州腫瘤醫院經鼻咽組織活檢，診斷
爲鼻咽癌，給予放射治療多個療程，病情緩解。至 1988 年 5
月病人又出現頭部劇痛、眩暈、煩躁不安件有噁心、嘔吐，急
診入院檢查，血壓 180 /110 毫米汞柱（ mmHg ），血中 EB
病毒抗體 VCA－IgA，滴度爲 1：20，顱骨 X 線正側位片，
CT 檢查，診斷爲鼻咽癌療後顱底轉移。病情所限，因患者已

存在很嚴重的放療後遺症，如張口困難、口乾、中耳炎等，本病對化療又不敏感，家屬要求中醫中藥治療。來我門診時，患者神志模糊，口苦咽乾，頭痛頭暈，視物不清，心煩失眠，舌質紅絳，脈弦滑，證屬風熱毒邪，蘊結顛頂；治宜熄風涼血，解毒通絡，散結止痛；給予岩龍抗癌液 25c.c.，每日三次，口服，合羚羊鉤藤湯加減。方藥：羚羊片、鉤藤、菊花、生石決、石菖蒲、夏枯草、半枝蓮、丹參、仙鶴草、豬苓、膽南星、淡竹葉等，每日一劑，分 2 次服。連服半年，諸症改善，以後又加針灸治療，一年後複查，顧底浸潤癌灶基本消失，又繼服原方，病人能自理生活，料理家務，現已存活 8 年。

例十五：中西醫結合治療肝癌，8年後繼續工作

胡先生，54 歲，廣州市汽車製造廠工人。患者於 1987 年體格檢查時發現血中胎甲球（AFP）定量較高，B 超檢查示：肝臟有占位性病變，診斷為「原發性肝癌」，在中山醫大孫逸仙紀念醫院行手術切除並化療，術後恢復較好，一年後繼續工作。到 1993 年複查時，發現胎甲球（AFP）有增高的趨勢，B 超下見肝臟有 3.5×3.0 厘米大小的占位性病變，考慮「肝癌術後復發」，其他臟器未轉移。在孫逸仙紀念醫院予以肝動脈插管栓塞化療，術中因肝動脈畸形，化學藥物漏至十二指腸，不但栓塞未得成功，還導致化學性胃腸炎。患者噁心、嘔吐，胃區有燒灼感伴疼痛劇烈，給予止痛藥，抗感染藥物治療無效，後來我門診就醫。初診時病人痛苦面容，呻吟不止、淚流滿面、彎腰捧腹，腹部疼痛難忍。查體：腹部壓痛明顯，肝與右肋下 3 厘米處可觸及，質硬，壓痛，有結節，腹水症

（＋），舌質絳紅，苔黃膩，脈弦細無力。證屬毒熱蘊結，瘀毒不化；治以解毒化瘀，散結止痛。予以岩龍抗癌液每日三次，每日 25c.c.，內服；同服中藥辨證湯劑，方藥爲：茵陳、生薏米、赭石、復花、陳皮、竹茹、元胡、蒲公英、梔子、豬苓、白芍、甘草等。服藥一週後噁心、嘔吐消失，腹部疼痛減輕，能進流質食物，二週後疼痛已止，飲食、睡眠改善，精神狀態較好，腹水消失，一個月後病人無自覺症狀，體重增加 2 公斤，能自由活動。複查 AFP 已降至正常，B 超見肝內占位病灶縮小至 2.0×1.0 厘米，屬瘀毒未淨，正虛邪實，治以攻補兼施爲原則，繼續服岩龍抗癌液及中藥辨證湯劑。二個月後再次複查，B 超見肝內占位性病變已消失，化驗肝功能，血象等各項指標均正常，病人能擔任家務勞動。四個月後，病情穩定，仍服上述藥物治療，一年後恢復工作，每日可騎單車上下班，目前無復發無轉移，至今已二年多。

　　例十六：巨塊型腫瘤，中藥治療 5 年後健在

　　卓先生，75 歲，1990 年 12 月因右上腹部脹痛，發燒達 38℃入解放軍某醫院，經化驗及 B 超、CT 檢查示：肝右前葉有 11.3×8.1 厘米占位病變，血中甲胎蛋白（AFP）高於 8000μg/L，診斷爲原發性肝癌（巨塊型）。因患者年齡較大，又伴有高血壓、心臟病不宜手術，又因肝動脈畸形，栓塞化療失敗而轉診中醫藥治療。患者消瘦、腹脹，不思飲食，面部及鞏膜出現黃染，肝於右肋下 5 厘米處可觸及，質硬，壓痛，右上腹可捫及包塊，舌質紫暗，苔黃膩，脈弦數。中藥辨證爲肝瘀毒熱，肝著癖黃，治以清熱解毒，瀉肝利膽；方藥：龍膽草、茵陳、龍葵、白花蛇舌草、梔子、丹參、鬱金、仙鶴

草、莪朮、乾蟾皮、白英等，同時服岩龍抗癌液每次 25c.c.，每日 3 次。治療3個月後，肝臟占位病變縮小爲 10.3×6.3 厘米，AFP 降至 4500μg /L，症狀減輕。五個月後複查肝臟占位病變縮至 4.3×3.3 厘米，AFP 爲1000μg /L，症狀消失，體重增加3公斤。八個月後肝占位灶只有 2.7×3.0 厘米，AFP100ug /L，無自覺症狀，體力增強，每日凌晨行氣功保健，現屬帶瘤生存，生存質量良好，時常參加適合老人的活動。

例十七：中藥搶救胸膜癌，出現戲劇性效果

潘××，女，83 歲，廣州市人。患者於 1994 年 1 月開始出現咳嗽，有少量白色粘液痰。經服用止咳藥物後症狀無好轉，且漸加重，並出現氣促、胸悶，入中山醫科大學附屬第一醫院，經抗感染，對症，支持，吸氣及中藥等治療，咳嗽好轉，氣促減輕，住院治療二天後出院。此後半年中，仍有間斷咳嗽，從八月份起，咳嗽逐漸加重，白色粘液痰，稠厚，不易咳出，伴氣促，呼吸困難，發熱，噁心，嘔吐等症狀。9 月 25 日再次入中山醫科大學附屬第一醫院，雖又給予抗感染，支持，對症等治療，但病情無好轉，住院期間先後四次於右側腋後線第九肋間隙穿刺，抽出淡紅色胸水，總量約 2300c.c.。9 月 26 日 CT 檢查，考慮爲「支氣管肺癌」。10 月 5 日經胸膜組織穿刺活檢，病理報告：「胸膜癌細胞浸潤」。胸腔內注射絲裂霉素 20 毫克，經治療後，咳嗽咳痰無明顯減輕，並發熱，出現噁心、嘔吐。院方告其家屬，病情加劇，已無他法，請準備後事，故於 10 月 9 日出院回家，聘中山醫院醫學博士王醫師作家庭醫生，請兩位經驗豐富的護士護理。

　　後經中山醫大泌尿外科專家梅教授介紹，遂請李岩教授會診。患者神昏譫語，搓空捻線，痰聲漉漉，舌卷抽動，高燒嘔吐，四肢癱軟，臥床不起，呼吸及張口困難，舌質紅絳，舌乾欲裂，苔黃厚膩，脈弦數無根，沉細欲絕。辨證爲痰凝肺毒，蒙蔽淸竅；治宜強心潤肺，扶正驅邪。給予三劑湯藥，第一劑藥服下後吐出大半，第二劑服後嘔吐即止，第三劑藥後燒退，能順進藥液及流質飲食，神昏轉淸，但問話難答。

　　第二次複診，予以化瘀解毒，降逆止嘔，病情見好。三週後體溫正常，飲食增加，咳嗽、咳痰減輕，呼吸困難減輕，神志淸楚，問話可答，四肢能動，經護士攙扶能離床活動，並參加家人玩撲克、麻將牌等娛樂活動，王博士說：「她出牌一張不錯。」第三次複診時，病人精神狀態較好，飲食及大小便均恢復如病前。繼續化瘀解毒，扶正驅邪治療。一月後病人自覺痊癒，拒絕服藥。現病人在家人陪伴下常外出遊覽市容市貌，並無任何自覺不適。中山醫科大學梅教授說：「這眞是戲劇般效果」。

　　例十八：中西醫結合治療白血病，取得理想療效

　　梁先生，28 歲，英籍華人。患者於 1994 年 3 月因發熱、消瘦、乏力，去醫院檢查，經化驗血中白細胞明顯增高，並有異型細胞出現，經骨髓穿刺診斷爲「急性粒細胞性白血病」。繼在該院行化療三個療程後，病程已達部分緩解（PN），出院繼續口服化療藥物治療，但毒、副作用大，噁心、嘔吐、脫髮、口腔潰瘍不斷發生，醫生建議行骨髓移植術，患者及家屬未遂。適逢香港報刊介紹中醫藥治療惡性腫瘤有效，於同年 10 月 10 日來我處求治，當時病人面色蒼白，頭暈，耳鳴，全

身乏力，心悸，四肢酸軟，自汗，舌質紫暗，苔黃膩，脈沉細數。查體：精神不振，心率 102 次/分，全身皮膚可見散在出血點，雙腹股溝淋巴結腫大，脾臟於左肋下緣 8 厘米，觸及質硬。化驗室檢查：白細胞（WBC）27.0×10^9/L，血紅蛋白（Hb）8.7g/L，血小板（PC）1180×10^9/L，未見幼稚細胞。證屬肝腎陰虛，血中毒熱，虛火上炎；治宜滋腎養肝，清熱解毒為原則，主要口服岩龍抗癌液，每日 3 次，每次 25 c.c.；同時服雄黃散加青蒿鱉甲湯加減。服藥十四劑後，病情及化驗指標均有改善。一個月後，自覺症狀消失，複查血象 WBC 8.08×10^9/L、Hb 10.2g/L、PC 193×10^9/L；繼續鞏固治療，以清血中餘毒，補骨生髓為法則治療，方藥：丹皮、地骨皮、青黛、知母、花粉、黃藥子、豬殃殃、土大黃、草河車、鱉甲、龜板等。繼續服藥二個月，複查血象基本恢復正常，幼稚細胞 5% 以下，查體脾臟稍大，體重增加3磅，食慾增加。帶藥回英國觀察，至 1995 年 9 月來電話告訴醫生病情穩定，繼續服中藥治療，同年 12 月複查未見復發，仍服中藥原方案治療，定期複診。

例十九：前列腺癌併全身多處骨轉移中藥治療 22 個月帶癌生存

馬先生，69 歲，汕頭市某機關幹部。患者於 1995 年 6 月因排尿困難、尿痛經汕頭市某醫院診斷為前列腺炎，前列腺肥大症，並行前列腺手術治療。術後三個月，病人自覺腰痛，雙下肢行動不便，於是來廣州市某醫院治療。經 B 超、CT、MRI 及化驗檢查，確定為：前列腺癌併全身骨轉移（腰椎、骶骨、髖骨等）。患者一般情況較差，面色萎黃、消瘦，不思

飲食，不能行動，腰痛難忍，醫院給予去勢術及全身化療二個療程治療後，症狀未見緩解。三個月後於96年初來我處要求中醫治療，當時症見腰痛難忍，不能站立行走，只能躺在平板床上，活動後腰部及骶髂關節處疼痛加重，小腹脹滿作痛，舌質紅，苔黃厚膩，脈滑數。證屬濕毒蘊結，腎氣虛弱；治宜解毒化瘀，清利濕熱，滋補肝腎，予以岩龍抗癌液每日三次，每次20c.c.，口服；岩龍保健片每日三次，每次 3 片，口服及春蠶膠囊、瘰癧膠囊，特效生血膠囊，每日三次，每次各 2 粒口服；同時服用中藥辨證湯方，藥物為木通 10 克、瞿麥 30克、金錢草 30 克、土元 30 克、白茅根 30 克、土茯苓 20克、滑石 20 克、甘草梢 6 克、牛膝 15 克、狗脊 20 克、寄生10 克、女貞子 30 克、旱蓮草 15 克、生地 15 克、枸杞子 30克、黃芪 30 克、炒內金 20 克、神曲 10 克。每日一劑，水煎分兩次內服；服藥十四劑後，症狀有所改善，患者能下地慢慢行走，食欲增加，骨骼疼痛減輕，繼服原方一個月，病人體重較前增加 2 公斤，能自理生活，仍覺腰骶部疼痛，雙下肢活動較前好轉，繼續治療。以上中成藥繼服，中醫辨證以補腎益氣，補骨生髓，溫陽通絡為法則治療；方藥為三骨湯合腎氣丸加減；藥物為：骨碎補 30 克、補骨脂 20 克、透骨草 20 克、山萸肉 12 克、熟地 15 克、仙靈脾 10 克、仙茅 10 克、炮山甲 15 克、附子 10 克、肉桂 6 克、丹皮 15 克、雞內金 10克、丹參 30 克、刺蝟皮 10 克、山藥 10 克。每日一劑，水煎分兩次內服，連服三個月，自覺症狀基本消失，無其它不適，複查 B 超、CT 示：前列腺癌未見復發跡象，腰椎、骶骨、髂骨仍有部分骨質破壞，X 光胸部正側位片未見肺轉移徵象，以

後病人帶藥回當地繼續治療，每 3～6 個月複查一次。於 97
年 10 月最後一次複診，自覺無其它不適，體重增加 5 公斤，
複查 CT、MRI 仍未見有新的病灶出現，但腰部骨質破壞病
灶仍存在，較前縮小，病人屬帶瘤生存，繼續服藥治療，在生
存質量較高的情況下，密切觀察隨訪中。

例二十：惡性腦瘤γ－刀治療術後復發並右肺轉移，中藥
治療存活 2 年餘

劉女士，58 歲，廣州某公司工人。患者於 94 年 10 月因
頭痛，右手不能持物在廣州某醫院經頭顱 CT 確診為惡性腦
瘤，並予以γ－刀治療，術後症狀緩解，複查頭顱 CT 示：顱
內腫物消失，並帶藥出院。出院後一直服用谷維素、維生素
B_1，腦復康等藥物。病人一般情況較好。幾個月後於 95 年 2
月初患者又出現頭痛，時有噁心，右上肢無力，右手不能持物
症狀，急去醫院治療，經 CT 檢查示：腦瘤γ－刀術後多處復
發並右肺下葉轉移，醫院建議肺部手術及全身化療，病人與家
屬拒絕此項決定，並願意接受中醫藥治療。經我處治療前，患
者精神萎靡，面色晦暗，頭痛，噁心，右上肢無力，右手不能
持物，大便乾，舌質紫暗，苔白厚膩，脈澀而沉。中醫辨證為
氣滯血瘀，阻塞肺絡，凝結腦海；治宜：攻逐凝結，活血化
瘀，開塞肺絡，給予岩龍抗癌液每日三次，每次 20c.c.，口
服；中藥湯方以通竅活血湯合羚羊鉤藤湯加減，藥物：當歸
20 克、生地 20 克、丹參 20 克、川芎 20 克、桃仁 10 克、紅
花 10 克、枳殼 10 克、地龍 10 克、赤芍 10 克、牛膝 15 克、
穿山甲 10 克、麝香 3 克、鉤藤 15 克、生石決 30 克、水蛭 3
克、莪朮 10 克。服藥三十劑後，症狀有所改善。右上肢功能

有所恢復，能自己持筷子進餐，但右上肢有麻木感。頭痛、噁心消失，繼續治療，中藥湯方中去當歸 20 克，加赤芍 10 克、桑枝 15 克、威靈仙 20 克、薑黃 10 克，加用針灸方法：取右側肩髃、曲池、合谷穴針刺，採用瀉法，留針 20 分鐘，隔日一次。服藥加針灸治療半年，患者自覺症狀消失。X 光胸片示：右肺下葉腫物無增大。以上治療說明病情得以控制，繼續服上述中成藥及中藥辨證湯方治療，藥物爲：生石決 30 克、鉤藤 20 克、龍膽草 15 克、薑黃 10 克、桑枝 15 克、佩蘭 10 克、黃芩 10 克、清半夏 10 克、杏仁 6 克、黃芪 30 克、瓜蔞 30 克、豬苓 15 克、枸杞子 30 克、半枝蓮 20 克。每日一劑，水煎內服。服藥近三個月，患者無其它不適，每三個月複查一次，更改辨證湯方，成藥同前。於 96 年 12 月因家中出點事，幾夜未入眠，病情進一步加重，臥床不起，經檢查證實顱內腫瘤廣泛復發，右肺轉移灶較前增大，經治療無效，病人出現一度衰竭狀態，於 96 年 12 月 24 日死亡。

二、常用抗癌中草藥

(一)清熱解毒抗癌中草藥

藥　名	科　屬	性　味	功　能	藥　理	應　用	劑　量（克）
馬勃	馬勃科	辛、平	清熱解毒利咽止血	馬勃素是一種抗癌物質	咽喉癌，肺癌、鼻咽癌、舌癌	6～12（勿煎）
鳳尾草	鳳尾蕨科	苦、寒	清熱利濕涼血止血	對S180、S37有抑制作用	肺癌、腸癌、膀胱癌、婦科腫瘤	15～30
梔子	茜草科	苦、寒	瀉火除煩泄熱利濕	對S180（腹水型）有抑制作用，有抗腫瘤活性作用	譫語躁狂、肺癌、肝癌、白血病、唇癌	3～10
熊膽	熊科	苦、寒	清熱解毒明目止痙	對小鼠腹水型S180有抑制作用	癲癇、肝癌、肺癌、胰腺癌	1～3
牛黃	牛科	苦、甘、寒	解毒定驚開竅豁痰	對S180、S37艾氏腹水癌（實體型）有抑制作用	神昏、癰毒瘡瘍、白血病、肝癌、肺癌、腦腫瘤	1～3
地骨皮	茄科	甘、淡、寒	清熱涼血退骨蒸勞熱		肝癌、肺癌	6～15
黃柏	芸香科	苦、寒	清熱燥濕瀉火解毒	對S180、JTC-26有明顯抑制作用	下痢、黃疸、瘡瘍、肝癌	3～15
胡黃連	玄參科	苦、寒	清熱燥濕除蒸消疳		下痢、痔瘡、腸癌	3～10
仙鶴草	薔薇科	苦、涼	止血、涼血	對S180、肝癌皮下型的腫塊抑制率達50%	出血、寄生蟲、惡性腫瘤	10～20
明礬	礦物明礬石	酸、寒	收斂解毒止血止瀉	對JTC-26抑制率達90%以上	久瀉便血、癌腫瘡毒、癲癇、宮頸癌、皮膚癌、胃癌、舌癌、鼻腔肉瘤	1～3

藥　名	科　屬	性　味	功　能	藥　理	應　用	劑　量（克）
水楊梅根	茜草科	苦、澀、涼	清熱解毒散瘀止痛	對宮頸癌細胞、AK 肉瘤、walker 肉瘤有抑制作用	胃腸道癌、宮頸癌、淋巴肉瘤	15～30
石上柏	卷柏科	甘、平	清熱解毒止血	體外實驗，有較高的抗癌活性作用	絨癌、惡葡、鼻咽癌、肺癌、惡網病、肝癌	10～30
蒼耳草	菊科	甘、苦、溫	祛風通竅散結止痛	對腹水型 S180 抑制率為 50%，體外對 JTC-26 抑制率為 50-70%	腦腫瘤、鼻咽癌、甲狀腺癌、骨肉瘤	15～30
芙蓉葉	錦葵科	微、辛、涼	清熱涼血消腫排膿	對胃癌細胞敏感	肺癌、乳腺癌、皮膚癌、胃癌	15～30
狗舌草	菊科	苦、寒	清熱解毒利尿	對 L1210 有抑制作用	白血病、網狀肉瘤、皮膚癌	
草河車	百合科	苦、微、寒	清熱解毒	對 S180 有抑制作用；體外實驗，對 JTC-26 抑制率為 50-70%	用於各種腫瘤，如腦腫瘤、鼻咽癌、食道癌、脂肪肉瘤等	30～60
青黛	爵床科	鹹、寒	清熱解毒	本品提取出靛玉紅對白血病-7212 小鼠有延長存活期的作用	白血病、宮頸癌、肝癌、食管癌、癌性發熱	1.5～3
豬殃殃	茜草科	辛、苦、涼	清熱涼血利尿消腫	對 S180 有抑制作用	白血病、乳腺癌	30～90
墓頭回	敗醬科	苦、澀、寒	清熱燥濕止血止帶	對艾氏腹水癌有明顯抑制作用	白血病、宮頸癌、肝癌	10～15
漏蘆	菊科	鹹、苦、寒	清熱解毒清腫排膿	對皮膚真菌等有抑制作用	肝癌、胃、乳腺癌	10～15
了哥王	瑞香科	苦、辛、寒、有毒	清熱利水化痰散結	對小鼠淋巴瘤、S180、U14 有抑制作用	肺癌、宮頸癌、乳腺癌、淋巴瘤、癌性胸腹水	10～15
石打穿	茜草科	辛、苦、平	清熱利水散結	對 U14 有抑制作用	食管癌、胃癌等各科腫瘤	15～30
半邊蓮	桔梗科	辛、平	利水消腫解毒	對 S180 有抑制作用	肝癌、胃癌、腸癌	30～60

藥　名	科　屬	性　味	功　能	藥　理	應　用	劑　量 (克)
澤漆	大戟科	辛、苦、微寒	利水消腫化痰散結	對小鼠 S180、S37、L16 等癌株有抑制活性作用	淋巴肉瘤、肝癌、肺癌	15～30
野葡萄藤	葡萄科	甘、平	利水消腫涼血止血	對 S180 有抑制作用	胃腸道、泌尿系癌症、淋巴瘤	20～30
瞿麥	石竹科	苦、寒	清熱利水	體外試驗對人體賁門癌及膀胱癌細胞有抑制作用	膀胱癌、宮頸癌、食道癌	15～30
尋骨鳳	馬兜鈴科	苦、平	祛風化濕通絡止痛	對小鼠 S37 有抑制活性的作用；對艾氏腹水癌有明顯的抑制作用，其所含的生物鹼有明顯的鎮痛作用	肺癌、骨腫瘤、宮頸癌、胃癌、乳腺癌	15～30
鴨膽子	苦木科	苦、寒	解毒消腫治痢抗瘧	對小鼠腹水型肝癌細胞有明顯殺傷作用，有升高白細胞的作用	腸癌、宮頸癌、肝癌、胃癌、體表腫瘤	10～15
雄黃	礦物	辛溫、有毒	解毒燥濕殺蟲	本品體內實驗，有抗動物腫瘤活性作用；體外實對 JTC-26 抑制率達 90%以上	腦腫瘤及各種腫瘤疼痛，更用於白血病，胃癌、肝癌等	1.5～3
大蒜	百合科	辛溫	殺蟲消腫解毒散寒抗癌	對小鼠網織細胞瘤 S180、肝癌實體型、宮頸癌-14 等均有一定的抑制效果；對體外培養 JTC-26 抑制率為 70-90%；並有 64.8%的病人淋巴細胞轉化率提高	蛇咬、胃癌、肺癌、乳腺癌、白血病及癌性腹水	10～20
大薊	菊科	苦、涼	止血消瘀癥解毒利疸	對 U14 細胞有抑制作用	出血、肺癌、肝癌、乳腺癌、甲狀腺癌、淋巴肉瘤	20～30

藥 名	科 屬	性 味	功 能	藥 理	應 用	劑 量（克）
小薊	菊科	甘、涼	涼血、止血	對 EAC 有抑制作用，對小鼠艾氏腹水癌細胞亦有抑制作用	子宮癌、膀胱癌、膽道惡性腫瘤、淋巴肉瘤	15～30
土茯苓	菝葜科	淡、平	解毒除濕利關節	對 JTC-26、S180 有抑制作用	肺癌、白血病、汞中毒、惡瘡、腦膜瘤、惡性淋巴瘤、甲狀腺癌、膀胱癌、鼻咽管瘤	30～40
馬齒莧	馬齒莧科	酸、寒	解毒利尿		痢疾、腸癌、惡瘡	30～60
烏梅	薔薇科	酸、澀	解毒鎮咳殺蟲止痢	對小鼠 S180 有抑制作用，對 JTC-26 抑制率達 90%以上	蟲症、肺癌、腸癌、食管癌	10～15
木鱉子	葫蘆科	溫有毒	消腫解毒止痛生肌		鼻咽癌、胃癌、結核、惡瘡	0.3～0.9
粉防已	防已科	苦、寒	祛風除濕解毒止痛	漢防已甲素對小鼠艾氏腹水癌細胞和大鼠腹水肝癌細胞均有抑活性的作用	蛇咬、骨痛、腫瘤等，如食管癌、賁門癌梗阻、鼻咽癌	10～20
長春花	夾竹桃科	苦、涼	解毒鎮靜降壓抗癌	所含生物碱（長春新碱、長春花碱）對小鼠艾氏腹水癌、白血病-1534 有明顯抑制作；對小鼠 S180 抑制率為 95.7%	何杰金氏病、絨毛膜上皮癌、急性白血病等	10-～20
絲瓜	葫蘆科	甘、寒	清熱，消腫通乳		消化道腫瘤	10～30
佛甲草	景天科	酸、寒	清熱瀉火解毒散瘀	經動物體內篩選証實有抑制腫瘤的作用	疔瘡、蛇咬、乳腺癌、肝癌、胰腺癌、食管癌	20～30
金銀花	忍冬科	甘辛寒	解毒、殺蟲	體內實驗，本品對小鼠 S180 抑制率為 22.2%；金銀花全劑能減輕肝臟中過氧化氫酶及降低膽碱酯酶的活性	鼻腔腺癌、乳腺癌、宮頸癌、瘡瘍	20～30

藥 名	科 屬	性 味	功 能	藥 理	應 用	劑 量（克）
香茶菜	唇形科	苦、寒	清熱、利濕退黃	對小鼠S180、艾氏腹水癌有一定的抑制作用	黃疸、肝癌	20～40
透骨草	透骨草科	澀、涼	清熱解毒抗癌		毒蟲咬、惡瘡、骨瘤	20～30
鴨跖草	鴨跖草科	苦、大寒	解毒、利尿退熱		毒蟲咬、心臟病、喉癌	20～30
冬凌草	唇形科	苦、寒	清熱解毒化痰止痛	冬凌草素對Heal細胞及食管鱗癌細胞株有細胞毒作用	食管癌、賁門癌、肝癌、乳腺癌等	30～120
穿心蓮	爵床科	苦、寒	清熱解毒消腫止痛	使人體滋養葉腫瘤細胞出現退行性改變，增強機體免疫功能	惡性葡萄胎、絨癌	20～30
駱駝蓬	蒺藜科	苦、溫	解毒化瘀		胃癌、食管癌	6
猴菇菌	鬣菌科	甘、寒	解毒、健胃		胃癌、食管癌	6
農吉利	豆科	苦、寒、大毒	清熱燥濕	農吉利甲素對小鼠S180、白血病L615、腺癌755及大鼠WK256有明顯抑制作用	皮膚癌、宮頸癌、食管癌	30～60（注射液50毫升）
三尖杉	三尖杉科	苦、辛、有毒	清熱解毒	對S180、WK256、U14、網織細胞肉瘤、腦瘤-22、L615均有一定抑制作用；對小鼠淋巴細胞白血病-388有顯著的抑制作用	白血病、惡性淋巴瘤	10～30（注射液4毫升）
石蒜	石蒜科	辛、溫	消腫解毒催吐	石蒜鹼對腹水型肝癌AH130和吉田肉瘤有抑制作用；對小鼠S180抑制率較高；偽石蒜鹼對大鼠WK256有明顯的抑制活性的作用	胃癌、宮頸癌、腸癌、體表癌、癌性胸腹水	6（注射液50毫升）

藥 名	科 屬	性 味	功 能	藥 理	應 用	劑 量（克）
白頭翁	毛茛科	苦、寒	清熱解毒涼血止血		消化道腫瘤、肺癌	15～30
野菊花	菊科	甘、寒	清熱解毒涼血消腫	對人類宮頸癌細胞及小鼠艾氏腹水癌有明顯抑制作用	肺癌、腦瘤、肝癌	15～30
白茅根	禾木科	甘、寒	涼血止血清熱利水	噬菌體法實驗表明有抗噬菌體作用，提示對腫瘤細胞可能有抑制活性的作用	膀胱腫瘤及肺癌、鼻咽癌、食道癌、鞍內腫瘤	15～30
半枝蓮	唇形科	辛、寒	清熱解毒利濕消腫	對小鼠S180、艾氏腹水癌、腦瘤 22 有抑制作用	廣泛用於各種腫瘤	30～120
蒲公英	菊科	辛、甘、寒	清熱解毒消腫散瘀	對移植性人體肺癌細胞有明顯抑制作用；對小鼠 S180 抑制率為 43.5%，對小鼠艾氏腹水癌有一定抑制作用	乳腺癌、肺癌、慢性粒細胞性白血病、胃竇癌、宮頸癌、硬頸腫瘤	15～60
魚腥草	三白草科	辛、寒	清熱解毒消腫利尿	本品有抗噬菌體作用，提示有抑癌活性作用；國外用本品全草	肺癌、喉癌、鼻咽癌、甲狀腺癌、乳腺癌、肝癌、絨毛膜上皮癌、癌性胸腹水、肝門癌	15～30
龍葵	茄科	苦、寒	清熱解毒消癰	複方龍葵對胃癌細胞有抑制作用	胃癌、肝癌、肺癌、癌性胸腹水	15～60
白葵	茄科	甘、寒	清熱解毒	對人體肺癌細胞有抑制作用，對S180、WK256 有抑制作用	消化道腫瘤，聲帶癌、骨腫瘤	15～30
白花蛇舌草	茜草科	甘、淡、涼	清熱解毒	對U14 有抑制作用；能刺激網狀內皮，增強白細胞的吞噬能力	肝癌、骨肉瘤、淋巴瘤	30～60
藤梨根	獼猴桃科	酸、澀	清熱解毒	對S180、U14 有抑制作用	各種腫瘤，多用於食道癌、胃癌、腸癌	30～60

藥　名	科　屬	性　味	功　能	藥　理	應　用	劑　量（克）
羊蹄根	蓼根	苦、酸、寒	清熱解毒	體外試驗對急性單核細胞及淋巴細胞性白血病細胞有抑制作用	白血病、淋巴瘤、皮膚癌	30
臭椿樹根	苦木科	寒、苦、澀	收斂止血清熱燥濕	對S180、S37、Hela細胞有抑制作用	宮頸癌、腸癌	30～60
山豆根	豆科	苦、寒	清熱解毒	對Hela、U14、S37、S180有抑制作用	鼻咽癌、肺癌、惡性葡萄胎、白血病、膀胱癌	15～30
苦參	豆科	苦、寒	清熱解毒祛風殺蟲	對S180、U14、EAC有抑制作用	消化道腫瘤、宮頸癌、肝癌、皮膚癌	15～30
黃芩	唇形科	苦、寒	清熱解毒瀉火	所含黃芩素有抗腫瘤作用，用於腫瘤具有熱症候者	肺癌、膽囊癌、喉癌、白血病	9～15
紫草	紫草科	甘、鹹、寒	清熱涼血解毒透疹	對絨毛膜上皮癌及S180有抑制作用	絨癌、白血病、肝癌、肺癌等	15～30
葎草		甘、寒	清熱解毒利尿通淋		各種腫瘤	30～60
貓爪草	毛茛科	辛、寒	清熱解毒消腫散結	對S180、S37、艾氏腹水癌有抑制作用	甲狀腺癌、乳腺癌及其它各種惡性腫瘤	20～30
水楊梅根	茜草科	苦、涼、澀	清熱解毒散瘀止痛	對宮頸癌細胞、AK肉瘤、Walker肉瘤有抑制作用	胃腸道癌、宮頸癌、淋巴肉瘤	30～60
蟬蛻		甘、鹹、寒	清熱解毒	對S180有抑制作用	廣泛用於各種腫瘤	15～30
射干		苦、寒	清熱解毒利咽消痰	對S180有抑制作用	咽喉癌、肺癌、白血病	9～15
美登木	衛矛科	苦、寒	清熱解毒抗癌止痛	對S180、lewis肺癌、L1210、WK256有顯著的抑制作用	鼻咽癌	9～15

(二)軟堅散結抗癌中草藥

藥　名	科　屬	性　味	功　能	藥　理	應　用	劑　量（克）
瓜蒂	葫蘆科	苦、寒	催吐，清風熱，化痰涎		肝癌、胃癌、肺癌	3～10
豬苓	菌科	甘、平	利水滲濕抗癌	豬苓多糖（PGU-1）對S180、小鼠肺癌 7423 有抑制作用；對 JTC-26 抑制率為 33.3%	肺癌、腎癌、水腫	20～30
麝香	鹿科	辛、溫	開竅闢穢活血散結	對Hela及腹水癌細胞有較強的殺滅作用；由麝香等組成的犀黃丸，對小鼠梭形細胞肉瘤有明顯抑制作用	神昏痙厥、腫瘤、瘡瘍、腫瘤多用於食道癌、胃癌、肝癌、大腸癌、宮頸癌、頜竇癌、惡性淋巴瘤等	0.03～0.15
萊菔籽	十字花科	辛、甘、平	行滯消食降氣祛痰		配藤梨根治腸癌	10～30
海蛤殼	蛤科	苦、鹹、平	清熱化痰軟堅散結	提取物抑制Hela細胞及小鼠 S180、K-2 癌細胞生長	甲狀腺癌、乳腺癌、肺癌、胃癌	10～30
牡蠣	牡蠣科	鹹澀、微寒	軟堅散結固澀制酸	體外試驗對腫瘤有抑制作用	肺癌、肝癌、甲狀腺癌、淋巴瘤、神經系統腫瘤	30～60
僵蠶	蠶蛾科	鹹、辛、平	化痰散結息風解痙	本品醇提取物能抑制小鼠 S180 的生長，體外實驗，可抑制人體肝細胞的呼吸	神經系統腫瘤、淋巴瘤、喉癌、肺癌	10～15
半夏	天南星科	辛、溫、有毒	燥濕化痰降逆止嘔	對腹水型肉瘤小鼠腹腔給藥，腫瘤細胞生長抑制為 69%；對 U14、S180、肝實體型以及 Hela 細胞均有抑制作用	食道癌、胃癌、宮頸癌、舌癌	10～15

藥　名	科　屬	性　味	功　能	藥　理	應　用	劑　量（克）
砒石	氧化物類砷華礦石	辛、酸、大毒	蝕瘡去腐祛痰止咳	有使活體細胞崩解、潰壞的作用，對惡性腫瘤細胞亦有殺滅作用	乳腺癌、宮頸癌、皮膚癌、鼻咽癌、脂肪肉瘤、惡網病	0.09～0.15
瓜蔞	葫蘆科	甘、寒	寬胸散結化痰理氣	對實驗動物腫瘤有抑制作用，並有較強的抗菌作用	肺癌、淋巴瘤、縱隔腫瘤、乳腺癌	10～20
皂刺	豆科	辛、溫	化痰排膿消腫止痛	對小鼠 S180 有抑制活性的作用；體外試驗對 JTC 抑制率為 50-70%	乳腺癌、肺癌、食道癌、宮頸癌、腸癌	15～30
天南星	天南星科	苦、辛、溫、有毒	化痰散結祛風定驚	鮮南星提取物對 S180 有抑制作用	宮頸癌、食道癌、肺癌、口腔腫瘤、神經系統腫瘤	15～30
黃藥子	薯蕷科	苦、辛、寒	化痰散結解毒消腫	對小鼠 S180、U14 有抑制作用；有抗噬菌體活性作用	甲狀腺癌、淋巴瘤、胃癌、腸癌、胰腺癌	15～30
蒟蒻	天南星科	辛寒、有毒	消腫解毒化痰散結	藥敏試驗對賁門癌、結腸癌細胞敏感	淋巴瘤、乳腺癌、腮腺癌、腦腫瘤	15～30
八月扎	木通科	苦、平	理氣散結	對小鼠 S180、S37 有抑制活性的作用；對 JTC-26 抑制率為 50～70%	消化道腫瘤、乳腺癌、肺癌、肝癌	10～30
馬錢子	馬錢子科	苦寒、大毒	通絡，消腫止痛	對小鼠 S180 及白血病細胞有一定的抑制作用	食道癌、胃癌、腸癌、肺癌、急性白血病、皮膚癌、宮頸癌、腦瘤、鼻咽癌	炙吞 0.3煎服 1
常山	芸香科	辛、苦、有毒	祛痰，解毒催吐，抗瘧		瘧疾、發燒、胃癌、肝癌	6～10
昆布	海帶科	鹹、寒	消瘀散結	內含藻膠酸有預防白血病的作用	甲狀腺癌、惡性淋巴瘤、食管癌	9～15
菖蒲	天南星科	辛、溫	祛痰，解毒殺蟲	水煎劑在體外試驗中，能殺死腹水癌細胞；動物體內實驗，證明本品有抗癌活性的作用	子宮頸癌及其它各種惡性腫瘤	10～20

藥 名	科 屬	性 味	功 能	藥 理	應 用	劑 量（克）
夏枯草	唇形科	辛、苦、寒	清熱解毒軟堅散結	水煎劑對 JTC-26 抑制率為 50-70%，對小鼠 S180 及艾氏腹水癌的生長有抑制作用	甲狀腺癌、乳腺癌、肝癌、多發性骨血管瘤	15～30
蜂房	胡蜂科	苦、鹹、甘、平	解毒消腫散結	美藍法對胃癌細胞有效；體外實驗能抑制人體肝癌細胞	乳腺癌、舌癌、肺癌、絨毛膜上皮癌、胃癌	6～12
威靈仙	毛茛科	辛、溫	祛風除濕，通絡止痙	對 S180 有抑制作用	食道癌、肺癌、骨肉瘤、喉癌	15～30
山慈菇	百合科	辛、寒、小毒	消腫散結	對 S180、WK256、肝癌實體型、淋巴肉瘤有抑制作用並有抗輻射功能	乳腺癌、淋巴瘤、甲狀腺癌	30～60
柘木	桑科	甘、溫	化痰散結消瘀止痛	柘木根莖和木材中提取的總黃酮對小鼠 S180、U14 有一定抑制作用，且對癌痛有一定作用	消化道腫瘤、子宮癌、卵巢癌晚期	60～120
小茴香	傘形科	辛、溫	祛痰療疝解魚肉毒催乳，		疝氣、宮頸癌、腸癌、卵巢癌	10～20
木瓜	薔薇科	酸、溫	燥濕散結止痛	木瓜中的蘋果酸及蘋果酸鉀均對小鼠腹水癌有較高的抑制率；番木瓜鹼有抗白血病-1210、白血病-388、鼻咽癌腫瘤細胞作用；對 JTC-26 抑制率達 70-90%	廣泛應用於各種癌症	10～15
過路黃	報春花科	辛、甘、寒	化石散結消腫	對艾氏腹水癌有抑制作用	泌尿系腫瘤、肝、膽、胰頭癌	20～30
皂莢	豆科	辛、鹹、小毒	消痰破堅通竅殺蟲		惡瘡、喉癌	5～10

藥　名	科　屬	性　味	功　能	藥　理	應　用	劑量（克）
獨角蓮	天南星科	大溫、有毒	鎮痛祛痰	主要含鬼臼毒素，能抑制細胞中期的有絲分裂，對S180、WK256 有明顯抑制作用	胃癌、食道癌、喉癌、肺癌、皮膚癌	外用3～10
了哥王	瑞香科	苦、辛、寒	清熱解毒化痰散結通經利水抗癌	水煎劑對小鼠淋巴肉瘤-1 號腹水型抑制率達 45.4%，對U14、S180 亦有抑制作用	乳腺癌、惡性淋巴瘤、肺癌、癌性胸腹水等	6～12
鱉甲	鱉科	鹹、平	軟堅散結滋陰退熱	能抑制人體肝癌，胃癌細胞的呼吸；有增強機體免疫功能等作用	肝癌、卵巢癌、胃癌、惡性淋巴瘤、白血病	9～24
兒茶	豆科	苦、澀、涼	清熱化痰斂瘡止血抗癌	體外實驗有較強的殺死腹水癌細胞的作用	直腸癌、宮頸癌、陰道癌、喉癌、鼻咽癌、乳腺癌	10～15
蛇莓	薔薇科	辛、苦、寒	清熱解毒散結抗癌	對 S180 有抑制作用；對 JTC-26 抑制率達 90%以上	甲狀腺癌、肝癌、肺癌、胃癌	15～30
蜈蚣	蜈蚣科	辛、溫	祛風止痛散結	體外實驗，美藍法對人肝癌、胃癌細胞有作用；對小鼠S180、WK256 有抑制作用，對JTC-26 抑制率為 90%以上	腦腫瘤、癌性疼痛、食道癌、鼻咽癌、骨肉瘤、皮膚瘢痕癌	6～12
徐長卿	夢摩科	辛、溫	化痰消腫散結抗癌	有抑制白血病細胞的作用；所含牡丹酚有鎮痛作用	廣泛用於各種腫瘤	15～30
硇砂	鹵化物類礦物硇砂的結晶體	鹹、苦、辛、溫	軟堅散結消積化痰	紫硇砂對小鼠S180、大鼠腹水癌及WK256 均有一定的抑制作用	食道癌、鼻咽癌、腹腔腫瘤、骨肉瘤	0.3～0.6（沖服）
海藻	馬尾藻科	鹹、寒	消痰散結	提取物對腫瘤有抑制作用	甲狀腺癌、肝癌、淋巴瘤、垂體瘤	15～30

藥　名	科　屬	性　味	功　能	藥　理	應　用	劑量（克）
蛇蛻	游蛇科	甘、鹹、平	祛風化痰止痛	本品對動物移植性腫瘤有抑制作用	各種腫瘤，多用於唾液腺腫瘤、唇癌、造釉細胞瘤	3～10
前胡	傘形科	辛、微寒	散邪下氣化痰止痙		肺癌	10～15
穿山甲	鯪鯉科	鹹、寒、涼	軟堅散結破氣行血	穿山甲碱有抗白血病作用；銀甲丸有抗乳突狀癌細胞活性作用	惡性淋巴瘤、乳腺癌、宮頸癌、肛門癌	15～30

(三)活血化瘀抗癌中草藥

藥　名	科　屬	性　味	功　能	藥　理	應　用	劑量（克）
莪朮	薑科	苦、辛、溫	行氣破血消積抗癌	具有抑殺癌細胞和增強機體免疫功能雙重作用，對腹水癌、L615 白血病、S37、U14、EC 有抑制作用	宮頸癌、肝癌、胃癌、白血病	6～15
八角蓮	小檗科	甘、微苦	清熱解毒活血散瘀	本品含鬼臼毒素，能抑制細胞中期的有絲分裂，對S180、WK256 有明顯的抑制作用	肝癌、卵巢癌、皮膚癌、腮腺癌	3～10
大黃	蓼科	苦、寒	清熱涼血化瘀攻積	大黃素對小鼠黑色素瘤有明顯抑制作用；大黃酸對艾氏腹水癌抑制率為15%；對小鼠S180 有抑制作用	消化道腫瘤及梗阻，黑色素癌、子宮癌、急性白血病、卵巢癌等	10～20
水紅花子	蓼科	鹹、涼	活血消積	對艾氏腹水癌（腹水型及實體型）和S180 有抑制作用	胃癌、腸癌、肝癌	10～20

藥　名	科　屬	性　味	功　能	藥　理	應　用	劑　量（克）
水蛭	水蛭科	鹹、寒、有毒	活血化瘀軟堅消腫	水蛭注射液可抑制精原細胞分裂；體內實驗對小鼠肝癌有抑制效果	卵巢癌、食道癌、宮頸癌、肝癌、胃癌、皮膚癌、大腸癌	3～10
石見穿	唇形科	苦、辛、平	活血化瘀清熱解毒	體內實驗，對小鼠S180有抑制作用；體外有抗癌活性作用	各種腫瘤，用於鼻咽癌、肺癌、宮頸癌、皮膚癌破潰等	15～30
壁虎	壁虎科	鹹、寒	祛風定驚化瘀散結	其水溶液對人體肝癌細胞的呼吸有抑制作用	食道癌、胃癌、淋巴瘤、腦腫瘤	2～3.5
留行子	石竹科	苦、平	活血消腫通經下乳	對EAC、人體肺癌細胞有抑制作用	乳腺癌、肝癌、泌尿系腫瘤、軟組織腫瘤	15～30
急性子	鳳仙花科	微苦、溫	活血通經軟堅消積	體外試驗對胃淋巴肉瘤細胞敏感	食道癌、胃癌	10～30
地鱉蟲	鱉蠊科	鹹、寒、有小毒	活血化瘀	體外試驗對白血病細胞有抑制作用	肝癌、骨肉瘤、宮頸癌、多發性骨髓瘤	9～15
葵樹子	棕櫚科	甘、澀、平	消瘀止痛	對實驗腫瘤、腦瘤22有抑制作用	腦腫瘤、絨癌、鼻咽癌、食道癌	30～60
楤木	五加科	甘、微苦、平	活血消腫祛風止痛	對小鼠AK肉瘤、實體型肝癌有抑制作用	胃癌、腸癌、膽囊癌	15～30
菝葜	百合科	甘、酸、平	解毒消腫活血祛風	對小鼠S180、吉田肉瘤腹水型肉瘤-37、腦瘤β-22有抑制作用	胰腺癌、膽囊癌、肝癌、胃腸道腫瘤、鼻咽癌	30～60
蜣螂蟲	金龜子科	鹹、寒	解毒消腫鎮驚破瘀	本品醇提取物對人體肝癌細胞有抑制作用	鼻咽癌、食道癌、胃癌、腸癌、膀胱癌	3～10
毛茛	毛茛科	辛、溫、有毒	破冷氣止痛	毛茛揮發油對腫瘤有抑制作用	惡瘡、梗阻、腸癌、胃癌、肺癌等	搗爛外用適量
白芷	傘形科	辛、溫	活血排膿止痛、抗癌		鼻淵、鼻咽癌、上頜竇癌	10～15

藥　名	科　屬	性　味	功　能	藥　理	應　用	劑　量（克）
紅花	菊科	甘、溫	破瘀生肌活血止痛	對小鼠 S180 有抑制活性的作用，對白血病細胞體外實驗亦有抑制作用	食道癌、胰腺癌、急性白血病、宮頸癌	10～15
牡丹皮	毛莨科	苦、寒	瀉血中伏火散瘀止血		血症、高血壓、肝癌	20～30
丹參	唇形科	苦、微寒	活血祛瘀涼血消癰養血安神	對小鼠艾氏腹水癌有明顯抗癌作用；對小鼠 S180（腹水型）抑制率為 33.6 %	各種腫瘤	15～30
茄根	茄科	苦、辛、平	散瘀解毒		宮頸癌、凍瘡	10～20
柞木	大風子科	苦、澀、寒	散瘀、消腫抗癌	對小鼠 S37 有抑制作用	黃疸、腫瘤惡瘡、胃癌	2～10
赤芍		辛、苦、微寒	祛瘀止痛消腫散結	本品醇提取物，對小鼠 S180 實體瘤有明顯抑制作用	廣泛用於各種腫瘤	10～15
腫節風	節骨金粟蘭科	苦、辛	化瘀止痛祛風通絡	動物實驗証明，對小鼠 S180、SP、B22、U14 及 U27 等瘤株具有明顯抑制作用	胰腺癌、牙痛、胃癌、直腸癌、肝癌、食道癌、急性白血病	10～20
白屈菜	罌粟科	苦、寒	化瘀止痛清熱解毒	對 S180、EAC 有明顯抑制作用	消化道腫瘤	15～30
槓板歸	蓼科	酸平	化瘀補血清熱解毒	對實驗動物腫瘤有抑制作用	食道癌、肝癌、胃癌、前列腺癌	15～30
獼猴桃	獼猴桃科	酸、甘、寒	祛瘀清熱	對小鼠 S180、U14 有抑制作用，尤對消化系統的實驗性動物腫瘤，作用較明顯	廣泛用於各種腫瘤	30～60
艾葉	菊科	辛、溫	燥濕除寒溫經活血	艾葉有抗腫瘤活性作用，野艾葉對Hela 細胞有抑制效果，並對多種移植性腫瘤有抑制作用	婦科腫瘤、甲狀腺腫瘤、鼻腔癌流血	15～30

藥　名	科　屬	性　味	功　能	藥　理	應　用	劑　量（克）
鐵樹葉	蘇鐵科	甘、澀	活血止痛消腫化痰和胃	體外對胃癌細胞敏感	胃癌、肝癌、宮頸癌、肺癌、鼻咽癌	15～30
天葵子	毛茛科	甘、涼	化瘀消腫解毒利濕	對小鼠 S180 有抑制作用	肝癌、乳腺癌、淋巴瘤、膀胱癌、鼻咽癌、肺癌	15～30
鬼箭羽	衛茅科	苦、寒	破血行瘀	對小鼠S180、大鼠WK256有抑制作用	各種腫瘤	15～30
虎杖	蓼科	苦、甘、澀	活血止痛	虎杖根對 JTC-26 有抑制作用	各種腫瘤	15～30
三棱	黑三棱科	苦、平	破瘀行氣軟堅散積	動物體內篩選，對腫瘤生長有抑制作用	甲狀腺腫瘤、子宮癌、卵巢癌、肝癌、腹腔腫瘤	9～15
土鱉蟲	隱翹目科	鹹、寒	活血散瘀		肝癌、骨肉瘤、多發性骨髓瘤	10～15
三七	五加科	甘、苦、溫	化瘀止痛	對小鼠 S180 有抑制作用；對JTC-26抑制率高達 90%以上	廣泛應用各種腫瘤	1～3
全蝎	蝎科	辛、平	通絡散瘀	全蝎的醇制劑能抑制人肝癌細胞呼吸，對結腸癌和人肝癌細胞有抑制作用	肺癌、乳腺腫瘤、大腸癌	6～12
蟾皮	蛙科	辛、平、有毒	化瘀排膿解毒散結	對小鼠 S180、兔 B.P 瘤有效，並能延長患精原細胞瘤、腹水癌和肝癌小鼠的生存期；對 U14、Hela-S3 腫瘤細胞有抑制效果	肺癌、肝癌、胃癌、食道癌	10～15
斑蝥	芫菁科	辛、寒、有毒	破血攻毒	對 S180 及網織細胞肉瘤有抑制作用	肝癌、乳腺癌、食道癌、肺癌、胃癌、宮頸癌、皮膚癌	0.3～1.0
鬱金	薑科	辛、苦、寒	行氣止痛祛瘀利膽		肝癌，膽囊癌、胰頭癌	15～30

藥　名	科　屬	性　味	功　能	藥　理	應　用	劑　量（克）
娃兒藤	夢摩科	辛、溫、有小毒	祛風化痰解毒散瘀	對 P388、L1210、S180、WK256、L615 有抑制作用	急、慢性白血病、惡性淋巴瘤	3～9
老鸛草	牻牛兒苗科	苦、辛、平	祛風活血消腫止痛	對 S180 抑制率為45%，並有抑制癌性霉菌（黃霉菌）活性的作用	肺癌、宮頸癌、喉癌、直腸癌、前列腺癌	6～9
珍珠菜	報春花科	辛、澀、平	活血調經利水消腫	對 S180、S37、U14EAC 有顯著抑制作用	甲狀腺癌、宮頸癌、消化道腫瘤等多種腫瘤	20～90
鐵包金	鼠李科	苦、平	化瘀血祛風濕消腫毒		各種腫瘤	30～100
漆姑草	石竹科	苦、辛、涼	消癥腫瘰癧	對 S180、WK256、U14、L615 有抑制作用	惡性淋巴瘤、粒細胞性白血病	30～40
茜草根	茜草科	酸、鹹、溫	行血活血	對小鼠S180（腹水型）、L1210、B16顯色素瘤、克隆-38 以及 Lewis肺癌、艾氏腹水癌有明顯的抑制活性作用	食道癌、子宮癌、白血病、肝癌	10～20

㈣扶正培本抗癌中草藥

藥　名	科　屬	性　味	功　能	藥　理	應　用	劑　量（克）
人參	五加科	甘、苦、溫	大補元氣生津寧神	能增強機體免疫功能，對某些移植性腫瘤亦有抑制作用	各種腫瘤有氣虛表現者	3～10
黃芪	豆科	甘、溫	補氣止汗托裡排膿	有提高人及小鼠血漿中CAMP含量，提高淋巴細胞功能，並有升血中白細胞作用	各種腫瘤虛症	15～30

藥　名	科　屬	性　味	功　能	藥　理	應　用	劑　量（克）
白朮	菊科	苦、甘、溫	健脾燥濕利水止汗	對 S180、EAC 有抑制作用	消化道腫瘤、肺癌、宮頸癌等各種腫瘤	15～30
苡仁	禾本科	甘、微寒	健脾化濕	對 S180、Yoshida 肉瘤有抑制作用，苡仁酯有抑制 U14、EAC 的作用	肺癌、胃癌、腸癌、扁平疣	30～60
甘草	豆科	甘、平	補脾益氣潤肺止咳	甘草甜素有預防癌症發生作用，又可抑制皮下吉田肉瘤；對 JTC-26 細胞抑制率為 70～90%	食道癌、胃癌、舌癌、脊髓腔腫瘤、絨毛膜上皮癌、女陰癌	10～30
桑寄生	桑寄生科	苦、平	補肝腎強筋骨祛風安胎	寄生蛋白質對惡性腫瘤細胞有抑制作用，其提取物具有增強抗體免疫功能作用	乳腺癌、宮頸癌、卵巢癌、肺癌、胃癌	30～60
薜荔果	桑科	甘、平	活血消腫補腎通乳	有滋養強壯作用。對 WK256、S180 及網狀細胞肉瘤腹水型及皮下型有抑制作用	宮頸癌、乳腺癌、腸癌、前列腺癌、睪丸腫瘤	15～30
核桃樹皮	胡桃科	甘、澀、平	解毒消腫止癢除癥	對小鼠 S37 有明顯的抑制作用；並能提升白細胞和血小板，增強機體防禦能力	消化道腫瘤、肺癌、卵巢癌、宮頸癌、甲狀腺癌、皮膚癌	30～60
紫河車	健康人胎盤	甘、苦、鹹、溫	補氣，養血益精	對 S180、S37 和艾氏腹水癌有抑制作用	食道癌、宮頸癌、腫瘤放、化療後白細胞減少症	10～15
女貞子	木樨科	苦、平	補益精血強筋壯骨		各種腫瘤虛症	15～30
玉竹	百合科	甘、平	養陰潤燥生津止渴		各種腫瘤虛症	15～30

藥　名	科　屬	性　味	功　能	藥　理	應　用	劑　量（克）
大棗	鼠季科	甘、溫	補脾和胃益氣生津調營衛解藥毒	體外試驗對JTC-26細胞生長的抑制率達90%以上	賁門癌、肺癌以及腫瘤病人一切虛症	10～30
冬蟲夏草	菱角菌科	甘、平	補肺益腎	冬蟲草素有抑制細胞分裂及抗癌作用；對人鼻咽癌細胞（KB）的生長有抑制活性的作用	肺癌、前列腺癌、鼻咽癌以及腫瘤虛弱病人和放、化療後	10～30
沙參	桔梗科	甘、寒	生津潤肺止咳養胃		各種腫瘤陰虛症	15～30
火麻仁	大麻科	甘、平	潤燥滑腸滋養補虛		腸燥便秘、腸癌	10～30
旱蓮草	菊科	甘、酸、涼	止血排膿補腎益肝	本品體外、體內實驗，均証明有抑制腫瘤細胞生長的作用	婦科腫瘤、食道癌、皮膚癌前期巨大皮角症	20～30
天冬	百合科	甘、微苦、寒	養陰清熱潤燥生津	對小鼠 S180 和白血病細胞有抑制作用；有增強機體免疫功能的作用；其醇提取物對人體腫瘤有抑制作用	乳腺癌、白血病、肺癌、甲狀腺癌、惡性淋巴瘤	10～15
補骨脂	豆科	辛、苦、溫	溫腎壯陽	對 S180、EAC 有抑制作用，有升高白細胞作用和抑制霉菌的作用	骨肉瘤、肺癌、腸癌以及放、化療後白細胞減少者	10～15
龜板	龜科	甘、鹹、寒	滋陰降火益腎健胃	有提高機體抗腫瘤及免疫能力作用	肺癌、肝癌、腎癌、淋巴瘤	10～30
百合		甘、微溫	潤肺止咳寧心安神	對 S1810、U14 有抑制作用	肺癌、淋巴肉瘤	30～60
靈芝		淡、溫	滋養強壯	對 S180 有抑制作用，對細胞免疫和體液免疫均有增強作用	肺癌、食道癌、胃癌等	6～15

藥　名	科　屬	性　味	功　能	藥　理	應　用	劑量（克）
棉花根	錦葵科	苦、溫	補氣、止咳平喘	對 S180、EAC 有抑制作用，局部應用對潰瘍型、黑色素瘤有明顯抑制作用	肺癌、肝癌、胃癌、精原細胞瘤、食道癌	15～30
扁豆	豆科	甘、微溫	健脾化濕	可刺激體內淋巴細胞轉化為殺瘤細胞	消化系統腫瘤	30
山核桃	胡桃科	甘、平	滋潤補腎		肺癌及各種虛症	30～60
刺五加	五加科	辛、溫	祛風強筋活血止痛補氣健脾	對多種動物移植性腫瘤有抑制作用，能提高機體非特異性免疫功能	骨肉瘤及腫瘤骨轉移疼痛、放化療後的白細胞減少	15～30
岩白菜	虎耳草科	甘、平	滋補、止血		肺癌咯血、胃癌吐血	10～15
韭菜	石蒜科	辛、甘	強壯興奮補肝腎		遺精、食道癌噎膈	20～30
槲寄生	桑寄生科	苦、平	補肝腎健筋骨安胎下乳	實驗証明，對惡性腫瘤細胞有抑制作用，其提取物具有增強機體免疫功能	骨瘤、泌尿系腫瘤	20～30
蜂皇漿	蜜蜂精	甘、平	滋補肝脾	可提高機體的免疫功能	用於各種腫瘤	3～10
桑螵蛸	螳螂科	甘、鹹、平	補腎助陽固經縮尿		遺尿、肝癌	3～10
五倍子	漆樹科	酸、鹹、寒	斂肺降火澀腸止瀉斂汗止血		瀉痢、便血、宮頸癌	2～6

三、常用抗癌方劑

㈠清熱解毒類抗癌方劑

1. 降火丸（北京市腫瘤防治研究所方）
   苦參、山豆根、夏枯草、大黃、龍葵、青黛、乾蟾皮、蜂房、
   半枝蓮、野菊花、生甘草
2. 黃連解毒丸（《證治準繩》）
   黃連、黃芩、黃柏、梔子、升麻、金銀花、防風、牛蒡子、大
   黃、當歸、赤芍、甘草
3. 導赤散（《小兒藥證直訣》）
   木通、生甘草梢、生地、竹葉
4. 茵陳蒿湯（《傷寒論》）
   茵陳蒿、梔子、大黃
5. 犀黃丸（《外科全生集》）
   牛黃、麝香、乳香、沒藥、黃米飯
6. 木瓜丸（《醫學正傳》）
   木瓜末、木香末、麝香、輕粉、檳榔
7. 八正散（《和劑局方》）
   車前子、木通、瞿麥、萹蓄、滑石、甘草、梔子、大黃
8. 馴龍湯（《中醫臨證備要》）
   當歸、生地、白芍、羚羊角、珍珠母、龍齒、蒙花、桑寄生、
   薄荷、鉤藤、獨活、沉香

9. 除濕解毒湯（《趙炳南臨床經驗集》）

白蘚皮、大豆黃卷、生苡米、山梔子、丹皮、連翹、地丁、木通、滑石、生甘草、土茯苓、金銀花

10. 清心蓮子飲（《和濟局方》）

黃芩、麥冬、地骨皮、車前子、白茯苓、黃芪、人參、石蓮肉、甘草

11. 五苓散（《傷寒論》）

豬苓、茯苓、澤瀉、白朮、桂枝

12. 地榆丸（《千金方》）

地榆、當歸、阿膠、黃連、訶子肉、木香、烏梅

13. 牛黃清熱散（北京中藥廠方）

牛黃、黃連、生寒水石、玳瑁、冰片

14. 清咽利膈湯（《喉科紫珍集》）

連翹、生梔仁、黃芩、薄荷、防風、荊芥、元明粉、桔梗、金銀花、玄參、大黃、黃連、甘草

15. 龍蛇羊泉湯（《上海常用中草藥》）

龍葵、蛇莓、蜀羊泉

16. 治肝粉（北京市腫瘤研究所方）

白礬、白屈菜、火硝、硫磺、血餘炭、無名異、氟脲嘧啶

17. 連翹敗毒丸（《中藥製劑手冊》）

連翹、防風、白芷、黃連、苦參、薄荷、當歸、荊芥穗、天花粉、甘草、黃芩、赤芍、紫胡、麻黃、羌活、金銀花、黃柏、紫花地丁、大黃

18. 羚羊鉤藤湯（《通俗傷寒論》）

羚羊片、霜桑葉、川貝、鮮生地、鉤藤、滁菊花、生白芍、生甘草、淡竹葉、茯神木

19. 萆薢分清飲（《丹溪心法》）

川萆薢、烏藥、益智仁、石菖蒲

20. 白頭翁湯（《傷寒論》）

白頭翁、黃連、黃柏、秦皮

21. 清骨散（《證治準繩》）

銀柴胡、胡黃連、秦艽、鱉甲、地骨皮、青蒿、知母、甘草

22. 十灰散（《十藥神書》）

大薊、小薊、荷葉、側柏葉、茅根、茜草根、大黃、山梔、牡
丹皮、棕櫚皮

23. 蟾酥丸（《外科正宗》）

蟾酥、輕粉、枯礬、寒水石、綠銅、乳香、沒藥、膽礬、麝
香、雄黃、蝸牛、硃砂

24. 龍膽瀉肝湯（《醫宗金鑒》）

龍膽草、黃芩、梔子、澤瀉、木通、車前子、當歸、柴胡、生
地、甘草

25. 三妙丸（《醫學正傳》）

黃柏、蒼朮、牛膝

26. 消噎膏（北京市腫瘤防治研究所方）

乾蟾皮、牛黃、硼砂、硇砂、冰片、牙屑、威靈仙、皂角、柿
蒂、明礬、紫金錠、赭石

27. 清肝止淋湯（《中醫臨證備要》）

白芍、當歸、生地、阿膠、丹皮、黃柏、牛膝、香附、黑豆、
大棗

28. 完帶湯（《傅青主女科》）

蒼朮、白朮、人參、山藥、白芍、陳皮、甘草、荊芥炭、柴
胡、車前子

29. 小薊飲子（《濟生方》）

　　生地黃、小薊根、滑石、通草、蒲黃、淡竹葉、當歸、山梔仁、甘草

30. 白蛇六味散（北京市腫瘤防治研究所方）

　　白英、龍葵、蛇莓、當歸、丹參、鬱金

31. 羌活勝濕湯（《內外傷辨惑論》）

　　羌活、獨活、藁本、防風、川芎、蔓荊子、炙甘草

32. 犀角地黃丸（《千金方》）

　　犀角、生地黃、芍藥、牡丹皮

33. 防風通聖散（《宣明論》）

　　防風、荊芥、連翹、麻黃、薄荷、川芎、當歸、白芍、白朮、黑山梔、大黃、芒硝、石膏、黃芩、桔梗、滑石、甘草

34. 青蒿鱉甲湯（《溫病條辨》）

　　青蒿、鱉甲、細生地、知母、丹皮

35. 清燥救肺湯（《醫門法律》）

　　冬桑葉、石膏、人參、甘草、胡麻仁、阿膠、麥門冬、杏仁、枇杷葉

(二)軟堅散結類抗癌方劑

1. 治胃膏（北京市腫瘤研究所方）

　　白屈菜、海螵蛸、海蛤粉、白朮、甘草

2. 滌痰湯（《濟生方》）

　　半夏、橘紅、茯苓、膽南星、枳實、人參、菖蒲、竹茹、生薑、甘草、大棗

3. 薏苡附子敗醬散（《金匱要略》）

　　薏苡仁、附子、敗醬草

4. 通氣散堅丸（《醫宗金鑒》）

人參、桔梗、川芎、當歸、天花粉、黃芩、枳實、陳皮、半夏、白茯苓、膽南星、貝母、海藻、香附、石菖蒲、甘草

5. 海藻玉壺湯（《醫宗金鑒》）

海藻、陳皮、貝母、連翹、昆布、半夏、青皮、獨活、川芎、當歸、海帶、甘草節

6. 消瘰丸（《醫學心悟》）

玄參、牡蠣、貝母

7. 平胃散（《和劑局方》）

陳皮、厚朴、蒼朮、甘草

8. 蘇合香丸（《和劑局方》）

白朮、青木香、烏犀角、香附子、硃砂、訶子、白檀香、安息香、沉香、麝香、丁香、蓽撥、龍腦、蘇合香油、熏陸香

9. 羚羊釣藤湯（《通俗傷寒論》）

赤腳蜈蚣、鉤藤、羚羊角、硃砂、僵蠶、全蠍、麝香

10. 鉤藤熄風飲（《中醫臨證備要》）

鉤藤、犀角、天麻、全蠍、木香、僵蠶、甘草

11. 清氣化痰丸（《醫方考》）

陳皮、杏仁、枳實、黃芩、瓜蔞仁、茯苓、膽南星、制半夏

12. 陽和湯（《外科全生集》）

熟地、白芥子、鹿角膠、肉桂、炮薑炭、麻黃、生甘草

13. 枳實消痞丸（《蘭室秘藏》）

生乾薑、炙甘草、麥芽曲、白茯苓、白朮、半夏曲、人參、厚朴、炙枳實、黃連

14. 清瘰丸（《醫學心悟》）

玄參、牡蠣、貝母

15. 三仁湯（《溫病條辨》）

杏仁、飛滑石、白通草、竹葉、厚朴、生苡米、半夏、白蔻仁

16. 內消瘰癧丸（《瘍醫大全》）

夏枯草、玄參、青鹽、海藻、貝母、薄荷、天花粉、海蛤粉、
白蘞、連翹、熟大黃、桔梗、生甘草、枳殼、當歸、硝石

17. 旋復代赭湯（《傷寒論》）

旋復花、人參、生薑、代赭石、甘草、半夏、大棗

18. 貝母瓜蔞散（《醫學心悟》）

貝母、瓜蔞、天花粉，茯苓、桔紅、桔梗

㈢活血化瘀類抗癌方劑

1. 化瘀丸（北京市腫瘤防治研究所方）

丹參、當歸、雞血藤、乳香、沒藥、莪朮、艾葉、血餘炭、水
蛭、川芎、紅花、桃仁、甘草

2. 丹梔逍遙散（《內科摘要》）

柴胡、當歸、白芍、白朮、茯苓、甘草、丹皮、梔子、生薑、
薄荷

3. 通竅活血湯（《醫林改錯》）

赤芍、川芎、桃仁、紅花、老蔥、鮮薑、紅棗、麝香

4. 膈下逐瘀湯（《醫林改錯》）

五靈脂、當歸、川芎、桃仁、紅花、丹皮、赤芍、烏藥、延
胡、香附、枳殼、甘草

5. 血府逐瘀湯（《醫林改錯》）

當歸、生地、桃仁、紅花、枳殼、赤芍、柴胡、甘草、桔梗、
川芎、牛膝

6. 大黃蟅蟲丸（《金匱要略》）

大黃、黃芩、桃仁、杏仁、芍藥、乾地黃、牛膝、虻蟲、水蛭、蠐螬、蟅蟲、甘草

7. 逐血破瘀湯（《趙炳南臨床經驗集》）

水蛭、蟅蟲、地龍、黑丑、路路通、透骨草、水紅花子、盤龍參、紫草、虻蟲

8. 神效瓜蔞散（《醫宗金鑒》）

瓜蔞、當歸、乳香、甘草、沒藥、黃酒

9. 活絡效靈丹（《醫學衷中參西錄》）

當歸、丹參、乳香、沒藥

10. 化瘀通淋湯（《經驗方》）

丹參、赤芍、桃仁、紅花、土鱉蟲、澤蘭、龍葵、金銀花、女貞子、寄生、刺蝟皮

11. 逍遙散（《和劑局方》）

當歸、柴胡、白芍、白朮、茯苓、甘草

12. 當歸四逆散（《傷寒論》）

當歸、桂枝、芍藥、細辛、甘草、通草、大棗

13. 醒消丸（《外科全生集》）

乳香、沒藥、麝香、雄黃、黃米飯

14. 參赭培氣逐瘀湯（《大盛公社方》）

生赭石末、太子參、生山藥、天花粉、天冬、桃仁、紅花、土鱉蟲、水蛭、白花蛇舌草、田七末

15. 失笑散（《和劑局方》）

五靈脂、蒲黃

16. 活血逐瘀湯（《醫宗金鑒》）

當歸尾、赤芍、桃仁、大黃、川芎、蘇木、丹皮、枳殼、瓜蔞、檳榔

㈣扶正培本類抗癌方劑

1. 生血丸（北京市腫瘤防治研究所方）
   黃精、黃芪、雞血藤、枸杞子、菟絲子、當歸、紫河車、女貞子、生苡米、阿膠、升麻、鹿角霜、卷柏、槓板歸、白花蛇舌草、青鹿茸

2. 理氣丸（北京市腫瘤防治研究所方）
   黨參、黃芪、生苡米、柴胡、葛根、鬱金、穿山龍、紫河車、仙靈脾、川朴、白朮、甘草、生山藥

3. 滋陰丸（北京市腫瘤防治研究所方）
   貞子、黃精、天花粉、赭石、沙參、山萸、肉蓯蓉、太子參、烏梅、石斛、陳皮、生山藥、天冬

4. 黃精丹（《清內廷法製丸散膏丹各藥配本》）
   黃精、當歸、黃酒

5. 補髓丹（《中醫臨證備要》）
   鹿茸、杜仲、補骨脂、沒藥、核桃仁

6. 補氣健脾丸（北京市腫瘤防治研究所方）
   黨參、白朮、黃芪、山藥、生苡米、炙甘草

7. 養血柔肝丸（北京市腫瘤防治研究所方）
   當歸、雞血藤、白芍、阿膠、丹參、何首烏、骨膠

8. 滋陰補腎丸（北京市腫瘤防治研究所方）
   生地、女貞子、覆盆子、寄生、骨碎補、枸杞子、菟絲子

9. 溫腎壯陽丸（北京市腫瘤防治研究所方）
   鹿角膠、巴戟天、仙茅、仙靈脾、大雲、川斷、寄生、制附子

10. 托里扶正丸（北京市腫瘤防治研究所方）
    川山柳、芫荽、升麻、葛根、牛蒡子、綠豆衣、艾葉、蛇蛻

11. 參茸衛生丸（《江蘇省中成藥標準暫行規定匯編》）

人參、鹿茸、巴戟天、桑寄生、黨參、蓮子、白芍、鎖陽、乳香、牛膝、制附子、甘草、香附、杜仲、首烏、枸杞子、補骨脂、茯苓、沒藥、龍眼肉、山茱萸、琥珀、紅棗、黃芪、大雲、山藥、炒棗仁、覆盆子、牡蠣、麥冬、當歸、續斷、地黃、肉桂、蒼朮、砂仁、龍骨、沉香、遠志、桔梗、木香、白朮、硃砂

12. 香貝養榮湯（《瘍醫大全》）

香附、貝母、人參、茯苓、陳皮、熟地、川芎、當歸、白芍、白朮、桔梗、生薑、大棗、甘草

13. 香砂六君子（《和劑局方》）

木香、砂仁、黨參、白朮、茯苓、半夏、陳皮、甘草

14. 二至丸（《證治準繩》）

女貞子、旱蓮草

15. 三骨湯（《經驗方》）

骨碎補、補骨脂、透骨草

16. 寄生腎氣丸（《方劑學》）

附子、肉桂、熟地、山藥、山萸肉、澤瀉、茯苓、丹皮、牛膝、車前子

17. 人參歸脾湯（《濟生方》）

人參、當歸、黃芪、白朮、茯神、棗仁、遠志、木香、龍眼肉、生薑、大棗、甘草

18. 內補丸（《女科切要》）

鹿茸、菟絲子、沙蒺藜、紫苑草、黃芪、肉桂、桑螵蛸、肉蓯蓉、制附子、白蒺藜

19. 生脈散（《內外傷辨惑論》）

人參、麥冬、五味子

20. 補中益氣湯（《脾胃論》）

　　黃芪、人參、白朮、當歸、陳皮、柴胡、升麻、甘草

21. 大補陰煎（《丹溪心法》）

　　黃柏、知母、熟地、龜板

22. 參苓白朮散（《和劑局方》）

　　山參、茯苓、白朮、甘草、白扁豆、陳皮、山藥、桔梗、蓮子
　　肉、縮砂仁、薏苡仁

23. 八珍益母丸（《濟生方》）

　　黨參、茯苓、白朮、當歸、白芍、熟地、川芎、益母草、甘草

24. 三才湯（《衛生寶鑒》）

　　天冬、熟地、人參、黃柏、砂仁、甘草

25. 地黃飲子（《宣明論》）

　　乾地黃、巴戟天、山茱萸、石斛、肉蓯蓉、五味子、官桂、白
　　茯苓、麥門冬、附子、菖蒲、遠志

26. 六味地黃丸（《小兒藥證直訣》）

　　熟地、澤瀉、丹皮、山茱萸、乾山藥、茯苓

27. 十六味流氣飲（《和劑局方》）

　　人參、黃芪、當歸、肉桂、厚朴、白朮、紫蘇、桔梗、防風、
　　烏藥、檳榔、芍藥、枳實、木香、甘草

28. 虎潛丸（《丹溪心法》）

　　黃柏、龜板、知母、熟地、陳皮、白芍、鎖陽、虎骨、乾薑

29. 當歸補血湯（《內外傷辨惑論》）

　　黃芪、當歸

30. 麥門冬湯（《金匱要略》）

　　麥門冬、半夏、人參、粳米、大棗、甘草

31. 一貫煎（《柳州醫話》）
　　北沙參、麥冬、當歸身、生地黃、甘杞子、川楝子
32. 十全大補湯（《和劑局方》）
　　黃芪、肉桂、人參、茯苓、白朮、當歸、甘草、川芎、地黃、
　　芍藥

常用外語縮寫及代號

A	動脈
A – 139	癌抑散（亞胺醌）
Ab	抗體
ACTH	促腎上腺皮質激素
ADP	二磷酸腺苷
A /G	白 /球蛋白比率
AKP	鹼性磷酸酶
AKr	白血病
Ara – C	阿糖胞苷
ARS	網狀細胞肉瘤
ASP	L –門多酰胺酶
AT – 1840	石蒜鹼內銨鹽
ATP	三磷酸腺苷
B^{16}	黑色素瘤16
B^{22}	黑色素瘤22
B.P.	血壓
CA	阿糖胞苷
Ca	癌
C – AMP	環 –環腺苷酸
Ca – 615	癌細胞 –615
CNS	中樞神經系統
CoA	輔酶 A

COLC	秋水仙鹼
COLM	秋水仙酰胺
CPT	喜樹鹼
CR	完全緩解率
CTD	斑蝥素
DNA	去氮核糖核酸
DPN	輔酶 I
E.	嗜酸性細胞
E.C.	嗜酸性細胞計數
EC（EAC）	艾氏腹水癌
ED_{50}	半數有效量
5－FU	5－氟脲嘧啶
GABA	γ－酪氨酸
G.G.	丙種球蛋白
GOT	谷－草轉氨酶
GPT	谷－丙轉氨酶
GS	葡萄糖
G_0	細胞停止分裂休止期
G_1	細胞分裂後期
G_2	細胞分裂前期
Hb	血紅蛋白（血色素）
HCG	絨毛膜促性腺激素
5－HT	5－羥色胺
HU	羥基脲
ID_{50}	半數抑制量

im	肌肉注射
ip	腹腔注射
iv	靜脈注射
KB	人鼻咽上皮癌細胞
LAP	亮氨酸轉肽酶
LD	致死量
LD_{50}	半數致死量
LL	小鼠路易斯肺癌
Ly	淋巴細胞
L_{615}	網狀細胞白血病615
L_{1210}	淋巴細胞白血病1210
M	細胞分裂期
MM	田鼠黑色素瘤
mmHG	毫米汞柱
6-MP	巰嘌呤
mRNA	信使核糖核酸
MS	大鼠淋巴肉瘤
N	神經
NA	煙酸
NAA	煙酰胺
NAD	輔酶 I
NADP	輔酶 II
OPT	羥基喜樹鹼
OS	小鼠骨肉瘤
OTD	羥基斑蝥胺

P_1	田鼠漿細胞Ⅰ號
P_{388}	淋巴細胞白血病388
P_4	小鼠白血病4號
PH	酸鹼度
PO	口服
PPm	百萬分之一
PRⅠ	部分緩解Ⅰ級
PRⅡ	部分緩解Ⅱ級
PS	小鼠淋巴白血病
RBC	紅血球（紅細胞）
Rf	比移值
RIS	同位素掃描
RNA	核糖核酸
RNAase	核糖核酸酶
S	染色體合成期
S_{37}	肉瘤37
S_{180}	肉瘤180
SC	皮下注射
S－RNA	可溶性核糖核酸
T	體溫
T_4	甲狀腺素
TF	轉移因子
TFT	麝香草酚絮狀試驗
TI	毒性指數
T.T.T	麝香草酚濁度試驗

U_{14}	子宮頸癌14
U_{27}	子宮頸癌27
UD	超音波檢查
VCR	長春新鹼
VLB	長春花鹼
WBC	白細胞數
WK^{256}	瓦克氏癌256
Wt	體重
ZnT.T	硫酸鋅濁度試驗
7562	猴菇菌株
爭光－81	秋水仙鹼
爭光－81A	秋水仙酰胺
EB	EB 病毒
EGC	早期胃癌
ER	雌激素受體
ERCP	內鏡逆行性胰膽管造影
FAB	法美英協作組（分類）
FCM	流式絕緣體檢查
HACE	肝動脈栓塞化療
HAI	肝動脈灌注
HAL	肝動脈結紮
MR	好轉
QOL	生活質量
PR	部分緩解
SD	穩定

主要參考書目

《甲乙經》　　　　　　　　　　　　公元前 16～11 世紀

《黃帝內經》　　　　　　　　　　　公元前 221 年

《神農本草經》　　　　　　　　　　公元 5 年

《傷寒雜病論》　　　　張　機　公元 196～204 年

《玉函方》　　　　　　葛　洪　公元 265～241 年

《諸病源候論》　　　　巢元方　公元 610 年

《千金方》　　　　　　孫思邈　公元 581～682 年

《食療本草》　　　　　孟　洗　公元 621～714 年

《脾胃論》　　　　　　李　杲　公元 1249 年

《本草鋼目》　　　　　李時珍　公元 1578 年

《醫學裡中參西錄》　　張錫純　公元 1909～1924 年

《中醫臨證備要》　　　秦伯未　公元 1963 年

《腫瘤臨症備要》　　　李　岩　公元 1980 年

《腫瘤病人自家療養》　李　岩　公元 1980 年

《惡性腫瘍の臨床治療》　李　岩　公元 1984 年

（中醫中藥の免疫學的應用）（日文版）

《中國氣功の介紹》（日文版）　李　岩　公元 1987 年

《腫瘤預防治療保健》　李　岩　公元 1992 年

《諮詢心理學》　　　　張人駿　公元 1987 年

《中國食療》　　　　　錢伯文　公元 1987 年

《康復醫學》　　　　　　　中國康復醫學研　公元 1984 年
　　　　　　　　　　　　　究會
《中國藥膳大全》　　　　　彭銘泉　　　　　公元 1987 年
《中國傳統康復醫學》　　　陳可冀　　　　　公元 1988 年
《中國傳統健身術》　　　　閻　海　　　　　公元 1990 年
《精神因素與癌》　　　　　趙景芳　　　　　公元 1991 年
《中國耳針療法》　　　　　徐以經　　　　　公元 1991 年
《李岩腫瘤驗方選》　　　　潘萍·王豔玲　　公元 1994 年
《最新抗癌指南》　　　　　劉長年　　　　　公元 1994 年
《腫瘤學詞典》　　　　　　武廣華·于百　公元 1993 年
　　　　　　　　　　　　　川·曹健
《中西醫結合臨床腫瘤內科　邵夢楊　　　　　公元 1994 年
學》
《丹田呼吸健康法》　　　　村木弘昌　　　　公元 1990 年
《ガンを法す大事典》　　　帶津良一　　　　公元 1991 年
《ガンじ勝フ「食·息·　帶津良一　　　　公元 1992 年
動·考」強健法》
《戰勝潛伏癌》　　　　　　張永新　　　　　公元 1992 年
《腫瘤標記》　　　　　　　（法）阿蘭·菲　公元 1991 年
　　　　　　　　　　　　　納著胡志林譯
《臨床腫瘤手冊》　　　　　孫燕譯　　　　　公元 1992 年
《現代腫瘤學》　　　　　　湯釗猷　　　　　公元 1994 年
《腫瘤預後學》　　　　　　劉振華　　　　　公元 1995 年
《腫瘤本草圖譜》　　　　　歐明·徐鴻華·　公元 1990 年
　　　　　　　　　　　　　李衍文·駱和生

《中醫腫瘤防治大全》　　　李家庚・屈松柏　公元 1994 年

《中醫治癌大成》　　　　　盈琳升　　　　公元 1995 年

《中華中草藥治癌全集》　　李　岩　　　　公元 1996 年

《腫瘤醫護錦囊》　　　　　李岩・王豔玲　公元 1997 年

《腫瘤心理錦囊》　　　　　李岩、何其梅　公元 1997 年

《現代腫瘤學診療手冊》　　黃信孚・林本耀　公元 1995 年

《針灸臨床手冊》　　　　　朴聯友・張學麗　公元 1996 年

《實用腫瘤併發症診斷治療　陳振東・孫燕・　公元 1997 年
學》　　　　　　　　　　王肇炎

《中西醫腫瘤診療大全》　　鄭玉珍・韓新巍　公元 1996 年

國家圖書館出版品預行編目(CIP)資料

別讓癌症賴上你：中西醫腫瘤預防錦囊 / 李岩
作 .-- 第一版 . -- 臺北市：樂果文化, 2013.1
　　冊；　公分 . -- (治癌中醫；4)
ISBN 978-986-5983-27-7(平裝).

1.腫瘤 2.預防醫學 3.中西醫整合

417.8　　　　　　　　101025047

治癌中醫 04
別讓癌症賴上你—中西醫腫瘤預防錦囊

作　　者 / 李岩
編　　者 / 王艷玲、王曉華
責任編輯 / 廖為民
行銷企畫 / 張雅婷
封面設計 / 上承文化有限公司
內頁設計 / 上承文化有限公司

出　　版 / 樂果文化事業有限公司
讀者服務專線 / （02）2795-3656
劃撥帳號 / 50118837 號 樂果文化事業有限公司
印 刷 廠 / 卡樂彩色製版印刷有限公司
總 經 銷 / 紅螞蟻圖書有限公司
地　　址 / 台北市內湖區舊宗路二段 121 巷 19 號（紅螞蟻資訊大樓）
　　　　　　電話：（02）2795-3656
　　　　　　傳真：（02）2795-4100

2013 年 1 月第一版　定價 / 380 元　ISBN：978-986-5983-27-7

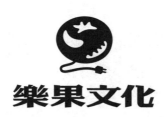

樂果文化

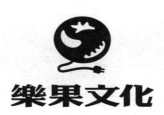

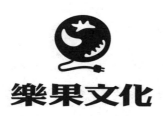

樂果文化

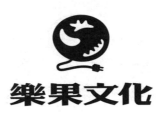